RECURSOS TERAPÊUTICOS OCUPACIONAIS

OCUPACIONAIS

TEORIA E PRÁTICA

Editora Appris Ltda.
1.ª Edição - Copyright© 2024 das autoras
Direitos de Edição Reservados à Editora Appris Ltda.

Catalogação na Fonte
Elaborado por: Josefina A. S. Guedes
Bibliotecária CRB 9/870

R311r 2024	Recursos terapêuticos ocupacionais: teoria e prática / Angela Maria Bittencourt, Elisa Cressoni Martini, Míriam Barrozo de Almeida (orgs.). 1. ed. – Curitiba: Appris, 2024. 372 p. ; 23 cm. – (Multidisciplinaridade em saúde e humanidades). Inclui referências. ISBN 978-65-250-5708-8 1. Terapia ocupacional. I. Bittencourt, Angela. II. Martini, Elisa Cressoni. III. Almeida, Míriam Barrozo de. IV. Título.
	CDD – 615.8515

Livro de acordo com a normalização técnica da ABNT

Appris _editora_

Editora e Livraria Appris Ltda.
Av. Manoel Ribas, 2265 – Mercês
Curitiba/PR – CEP: 80810-002
Tel. (41) 3156 - 4731
www.editoraappris.com.br

Printed in Brazil
Impresso no Brasil

Angela Maria Bittencourt
Elisa Cressoni Martini
Míriam Barrozo de Almeida
(org.)

RECURSOS TERAPÊUTICOS OCUPACIONAIS

TEORIA E PRÁTICA

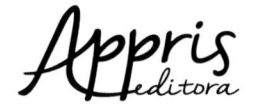

FICHA TÉCNICA

EDITORIAL	Augusto Coelho
	Sara C. de Andrade Coelho
COMITÊ EDITORIAL	Marli Caetano
	Andréa Barbosa Gouveia - UFPR
	Edmeire C. Pereira - UFPR
	Iraneide da Silva - UFC
	Jacques de Lima Ferreira - UP
SUPERVISOR DA PRODUÇÃO	Renata Cristina Lopes Miccelli
PRODUÇÃO EDITORIAL	Miriam Gomes
REVISÃO	Isabela do Vale Poncio
DIAGRAMAÇÃO	Andrezza Libel
CAPA	Eneo Lage

COMITÊ CIENTÍFICO DA COLEÇÃO MULTIDISCIPLINARIDADES EM SAÚDE E HUMANIDADES

DIREÇÃO CIENTÍFICA	**Dr.ª Márcia Gonçalves (Unitau)**
CONSULTORES	Taiuani Marquine Raymundo (UFPR)
	Tatiana Barcelos Pontes (UNB)
	Rubens Reimao (USP)
	Edson Marques (Unioeste)
	Maria Cristina Marcucci Ribeiro (Unian-SP)
	Maria Helena Zamora (PUC-Rio)
	Aidecivaldo Fernandes de Jesus (FEPI)
	Zaida Aurora Geraldes (Famerp)

AGRADECIMENTOS

Agradeço à Prof.ª Dr.ª Nébia Maria Almeida de Figueiredo, que até hoje tem nos impulsionado para o crescimento de Terapia Ocupacional, mesmo sendo enfermeira.

Ao Prof. Dr. Victor Augusto Cavaleiro Corrêa, que muito contribuiu para chegarmos até aqui.

Ao CNPq, pelo financiamento do projeto Empoderamento da mulher vítima de violência familiar: expectativas de acolhimento e cuidado de terapia ocupacional.

À FAPERJ, pelo auxílio do projeto Tecnologia digital aplicada em terapia ocupacional com ferramenta de prevenção no declínio cognitivo.

Ao Ministério da Educação, pelo auxílio do projeto Cartografando o entorno do campus São Gonçalo: identificando áreas de cuidado e vivências femininas: rede de enfrentamento à violência contra a mulher na zona oeste do município do Rio de Janeiro.

Ao Ministério da Mulher e Cidadania, pela vivência como coordenadora do Programa Qualifica Mulher.

Ao Instituto Federal do Rio de Janeiro, pelas inúmeras bolsas concedidas aos alunos do curso técnico e de graduação.

Aos membros dos grupos de Pesquisa, pela riqueza da interlocução e pelo afeto compartilhado. Em especial, àquelas que nos incentivaram a levar adiante esta publicação.

SUMÁRIO

3

INCONSCIENTE

Almeida, M. A.
Machado, L. F. O.
Martini, E. C.
Bittencourt, A. M.

5

Tavares, J. S. L.

Lopes, L. S. F.

Dias, M. S. V.

Santos, T. S.

Lima, S. C. R.

Machado, L. F. O

Martini, E. C.

Araújo, J. C. S.

Quadros, M. K. G

Bittencourt, T. V.

Almeida, M. B.

Bittencourt, A.

Silva, N. P.

Donelate, C.

Fernandes, T. S.

Bittencourt, A. M.

6

EXPERIÊNCIAS VIVIDAS POR TERAPEUTAS OCUPACIONAIS

Pinho, A. C. C.

Silva,V. S. M

Souza, A. M

Corrêa, V. A. C.

INTRODUÇÃO

Martini, E. C.
Almeida, M. B.
Bittencourt, A. M.

O presente livro é produto de vivências profissionais no Instituto Nacional de Seguridade Social, do Instituto Municipal Nise da Silveira, do Hospital Psiquiátrico de Jurujuba, de pesquisas de Terapia Ocupacional desenvolvido pelas acadêmicas de Terapia Ocupacional do Instituto Federal de Educação, Ciência e Tecnologia do Rio de Janeiro, da Universidade Federal do Pará, de atividades desenvolvidas junto a atenção básica dos municípios de Nilópolis, São Gonçalo e do Rio de Janeiro.

Ele se ancora a dois grupos do CNPq, o primeiro intitulado GRUPO DE ABORDAGEM, PESQUISA E INTERVENÇÃO TRANSDISCIPLINAR EM TERAPIA OCUPACIONAL (GAPITTO) e do NÚCLEO DE PESQUISA EM GÊNERO E TECNOLOGIAS SOCIAIS, os quais se definem pela problemática do CUIDADO, TERAPIA OCUPACIONAL, CORPO e GÊNERO e por favorecer o diálogo e a negociação entre o CUIDADO e FAZER, a COMUNICAÇÃO do CORPO e suas NECESSIDADES, os encontros e os desafios de vincular a OCUPAÇÃO HUMANA aos objetivos e metas de tratamento da Terapia Ocupacional, que oportuniza a necessidade de cada SER e de cada SEQUELA e déficit FUNCIONAL, SOCIAL e EMOCIONAL.

O processo da Terapia Ocupacional reconhece que as percepções, os pensamentos, os sentimentos são intuições fundamentais do ser humano, frutos da imaginação, encontram sua expressão maior em imagens simbólicas e nas construções de ocupações que são importantes para o ser humano em cada etapa de seu viver. A Terapia Ocupacional é uma área em crescente expansão no campo da saúde, com profunda ligação entre arte, saúde, educação e cultura, pois existe vasta gama de aplicações, com pacientes vítimas de dano cerebral até trabalho com dependentes químicos, crianças, autismo, deficientes físicos, mentais e sociais trabalho com pacientes com HIV, tuberculose, cardiopatas, oncologia e tratamento de estresse. Para tal este profissional utiliza de recursos artísticos, físicos, emocionais como técnicas expressivas plásticas, escrita, dança, teatro, fotografia, dentre outros, como via de acesso para o crescimento físico, emocional e social de pessoas.

Ele é dividido em cinco partes, a primeira dedicada a revisão da literatura, bem abrangente que possa auxiliar ao Terapeuta Ocupacional a desenvolver seu programa de tratamento, buscando fazer aproximações interessante entre os termos apresentados, fatos e as evidências já registrados na literatura, explorando em muitos trechos do texto, a relação com a Terapia Ocupacional.

O uso de atividades no decorrer do CUIDADO em Terapia Ocupacional favorece ao cliente o desvio do foco da dor, da angústia etc., favorece a melhoria da circulação, respiração, resistência, sono, postura, independência e autonomia e possibilita a sua execução no leito (adultos, crianças, idosos), em casa, na clínica, no ambulatório, entre outras.

Na vivência da docência e da pesquisa identificamos a dificuldade dos acadêmicos em analisar uma atividade e a vincular ao processo de cuidar. Desta forma, optamos por criar um livro que sirva de orientação quanto aos recursos expressivos e visuais utilizados pela Terapia Ocupacional. Com repercussões na melhoria da saúde, enfermidades visuais, crônicas, psíquicas, paliativas, emocionais, cognitivas entre outras.

Trazemos os diversos tipos de recursos terapêuticos utilizados no cuidar dos portadores de sofrimento mental, físico e social. Inicialmente buscamos além da revisão da literatura sobre materiais, trazemos para melhor elucidar figuras e gráficos, a partir da formação em terapia ocupacional, que favoreceu a identificação de muitos fatores explorados por estes profissionais, os quais complementam a análise do FAZER proporcionando ao terapeuta ocupacional, visão mais ampliada das questões emocionais projetadas pelos clientes em seus momentos de catarse, por meio das projeções imagéticas e simbólicas.

Na segunda parte buscamos resgatar o trabalho de Jung que nos faz mergulhar na teoria do simbolismo e na importância que os símbolos, dos sonhos, da arte, e até mesmo do comportamento diário, frente a frustrações, decepções, anseios e desejos. Para tal, buscamos elencar os elementos que compõe o inconsciente coletivo como ele foi desenvolvido a partir de Jung, pela sua natureza arquetípica: essa expressão psíquica das estruturas herdadas dos nossos semelhantes, a dualidade entre o inconsciente coletivo e sua influência sobre o inconsciente individual, os nossos complexos e aqueles comportamentos limitantes que muitas vezes mostramos nas nossas vidas conscientes, pois Jung desejava traçar um "mapa do presente" e do contexto onde seus pacientes viviam para entender o porquê desses comportamentos e sofrimentos emocionais, Comportamentos esses importantes para o terapeuta ocupacional entender a identificar as projeções inconscientes de seus clientes, sendo esses fatores a pedra angular de grande parte da obra junguiana.

No terceiro capítulo trazemos as linguagens expressivas, os sentidos sociocomunicantes, a linguagem do material, a imagem, as cores, os símbolos, os contos de fadas e a roda da vida. Fatores esses importantes para analisar nas projeções dos clientes pela alquimia, o vínculo e a transferência entre eles e o terapeuta. Projeções estas, vivenciadas pelo tensionamento emocional dos clientes que unidas as experiências para o próprio profissional, podem sem dúvida, favorecer ou dificulta o avanço no processo de cuidado, oportunizando a este profissional olhar sempre receptivo e sensível visando identificar os significados da linguagem expressiva, muitas das vezes ocultas aos próprios clientes.

No quarto capítulo, trazemos as oficinas realizada em nossas experiências, em diferentes espaços e tempos, ora no ambulatório de saúde mental, ora na atenção básica, ora como pesquisadoras, ora como acadêmicas, ora como docente, ora na Casa da Mulher Nilopolitana ou no Centro Referencia Assistência Social do Município do Rio de Janeiro, vivenciando as transferências, as angústias, os encontros e desencontros das mulheres com elas mesmas, mas vividas, sentidas, e orientadas por terapeutas ocupacionais.

No quinto capítulo originamos experiências de terapeutas ocupacionais com o uso de recursos diferenciados, que traz experiência do FAZER favorecendo o uso de novas técnicas demonstrando a necessidade cada vez maior de compreender o viver das pessoas que cuidamos. E por fim a trajetória de CUIDAR de pessoas em situação de rua, hoje, pela Terapia Ocupacional.

O SER HUMANO E SUAS NECESIDADES EMOCIONAIS

Araújo, J. C. S.
Quadros, M. K. G.
Rosa, S. C.
Silva, N. P.
Bittencourt, A. M.

Neste capítulo se abordará os recursos terapêuticos ocupacionais utilizados no CUIDADO do ser humano, inicialmente buscamos metodologia que pudessem resolver as questões das práxis da profissão, na qual se insere o CUIDADO, o CORPO, o SER HUMANO e os RECURSOS OCUPACIONAIS. Buscou-se conhecimento de metodologias geradas por meio de experiências de Terapeutas Ocupacionais na questão social, que tivesse como centro a do ser humano vítima de violência. Realizou-se revisão integrativa da literatura científica, cuja meta era identificar como esse profissional tem desenvolvido pesquisa no âmbito social e quem eram os participantes.

Os dados foram coletados na base de dados Biblioteca Virtual em Saúde (BVS) nas bases de dados eletrônicas: Literatura Latino-Americana e do Caribe em Saúde (LILACS) e *Scientific Electronic Library Online* (SciELO), *LATINEX* e nos Cadernos de Terapia Ocupacional da UFSCar e da Universidade de São Paulo e sistematizados em protocolo no qual foram alocadas as variáveis de estudo, tendo como descritores: "violência doméstica", "humano" e "Terapia Ocupacional".

No que se refere aos focos das pesquisas, identificou-se que os terapeutas ocupacionais desenvolveram e atuam sob o tema violência, com um público mais específico, principalmente crianças, jovens, adolescentes, usuários de drogas, com processo de ruptura das redes sociais de suporte, compostas primariamente pela família, associadas ao sistema de atenção à saúde, à assistência social e à justiça, não sendo encontrado nenhum artigo que referisse ao CUIDADO ao ser humano.

Os recursos terapêuticos utilizados foram os audiovisuais, as atividades estruturadas e expressivas que tiveram por finalidade alcançar o universo do público na busca de obter deles maior reflexão e elaboração de estratégias para o enfrentamento à violência. Nesse contexto a noção de atividade pode ser redefinida, na medida em que esta se caracterizou como instrumento para a emancipação dos sujeitos, alimentada pela sua dimensão sociopolítica, cultural e afetiva envolvendo o SER, seu grupo e sua comunidade (BARROS; LOPES; GALHEIGO, 2007, p. 351-352).

As atividades aqui relatadas foram desenvolvidas e pensadas singularmente para cada ser humano, para cada situação, mas sempre referidas à história grupal, à classe social e ao universo simbólico, os quais elas se encontravam inseridas e no seio dos seus processos reais de vida. Partiu-se da premissa, que muitas das vezes ela se sentia segregada e para que os recursos terapêuticos utilizados tiveram ênfase nas atividades de socialização e expressão, e as que oportunizaram a desmontagem da lógica e do cotidiano familiar, favorecendo o diálogo por meio da relação de ajuda e mediação de conflito.

Ao iniciarmos a criação de metodologia que pudessem promover a inserção e a inclusão do ser humano, verificamos que as atividades (artesanal, artística, cultural, geradora de renda) se tornaram o eixo organizador da intervenção, pois a sociedade as percebe como recurso valioso. E para podermos entender o universo subjetivo da violência doméstica, optamos por atividades de simulação, expressão, dança, entre outras, as quais tiveram como foco o processo de mediação de conflitos, pois para que isso ocorra é preciso pensar em relações de ajuda e cuidado, pelo seu aspecto de reciprocidade e de conexão com um "outro" que o termo expressa. Entendendo que ninguém sai ileso de uma relação, pois é movimento de conexão, sempre ocorrem trocas de ideias, valores, percepções, conhecimentos, energias, emoções.

AGIR →REAGIR → INTERARGIR → FAZER = RELAÇÃO DE CUIDADO E MEDIAÇÃO

Desta maneira, ao se falar em atividade fala-se em processo de mediação interpretativa entre nós e os fenômenos: AGIR, REAGIR, INTERAGIR e FAZER, fatores esses marcantes, concretos e materiais de dizer o mundo. Interação dialógica, ao nível da ação, considera o ser humano, sua cultura, sua história de vida e sua relação com o outro, o que possibilitará conferir sua marca junto à Terapia Ocupacional social, pela encenação da sua realidade, suas interações vivas e físicas com a sua subjetividade, seus valores, fatos esses que constituem em respostas sígnicas, plenas de símbolos e de emoções, portanto de comunicações múltiplas e complexas.

Os significados e os sentidos atribuídos e percebidos pelo terapeuta ocupacional, no interior do arcabouço sócio-histórico do ser humano e de sua família, que no FAZER (atividade terapêutica), afirma a sua dicotomia e o seu dualismo de viver: mulher-mãe, homem/pai, mulher/homem-natureza (subjetividade), mulher/homem-cultura, agredir-namorar, corpo-psique. Nesse sentido, esse profissional define sua ação no contexto e na inter-relação, pois compreende que do ser humano se vê entre a objetividade de seu problema (agressão) e a subjetividade da interpretação de suas necessidades (acreditar ou não nas promessas).

> AÇÃO TRANSFORMADORA DA ATIVIDADE
> → FAVORECE → PROJEÇÃO INCONSCIENTE

A atividade se transforma e é transformada em um caleidoscópio de interpretações e emoções, os quais são projetados ao fazer, oportunizando d ser humano se perceber, a identificar seu sofrimento, a se interpretar como: pessoa, mãe/pai, mulher/homem, esposa/ esposo, filho/a, profissional etc. Assim as atividades na Terapia Ocupacional em contexto social geram um construto de mediação de relações múltiplas, situada em tempo e espaço específico; criando movimento, ritmo, por meio das linguagens verbais e não verbais (gestual, sonora, icônica, indicial[1]e simbólica).

Na realização dos jogos teatrais ela é percebida, vivida e interpretada por cada um de seus atores (o ser humano que sofrem ou sofreram violência doméstica, grupo de mulheres, mulheres de Platão, sendo levados em consideração sua cultura e seus valores).

Barros (2004, p. 96, grifo do original) afirma que *"[...] é preciso conhecer como vivem, onde moram, como se constroem as relações familiares, os laços de amizade e os desejos [...]"* a fim de se produzir estratégias eficazes para o

---

[1] Signos são indiciais quando a relação entre as coisas em que eles aparecem e as coisas que eles representam é de carácter não mais convencional, nem tampouco imitativo, mas associativo, no sentido de que, se isto costuma vir sempre associado (quer dizer, junto, conectado ou vinculado) àquilo, de maneira que, percebendo-se isso, lembra-se imediatamente daquilo, então a primeira coisa pode ser tomada como representação da segunda coisa.

trabalho. Nesse sentido, Lopes *et al.* (2010) e Lopes, Borba e Cappellaro (2011) indicam que o terapeuta ocupacional visa desenvolver estratégias para o fortalecimento das redes de suporte pessoais e social do SER em vulnerabilidade social, com vistas à possibilidade de construção de perspectivas de futuro, a partir de maior autonomia e inserção social, embasados nos pressupostos do exercício da democracia e dos direitos decorrentes da cidadania.

1.1 OS RECURSOS TERAPÊUTICOS EXPRESSIVOS E O SER.

A sociedade gera marcas no ser humano, condicionando-o física e emocionalmente, distanciando-o de si mesmo, isso se deve ao seu envolvimento afetivo e compromisso com a autenticidade e espontaneidade (*Self*). Portanto ao nascer, o SER fica condicionado às convenções sociais e culturais do seu território, e para tal necessita de aprovação e reprovação para tudo o que realiza, acarretando aprisionamentos inconscientes.

Para que isso possa ser vencido, o SER busca a sua subjetividade, para alcançar sua realização, nos mais variados âmbitos: física, social e emocional, por desejar sua autonomia. Para tanto, ele precisa se libertar dos conteúdos reprimidos e oprimidos, que em sua maioria ficam ocultos no seu inconsciente, necessitando ser expressos.

No selecionar os recursos terapêuticos ocupacionais a serem sugeridos ao cliente, primeiramente leva-se em conta a relação de ajuda e os sentidos sociocomunicantes, pois o Sensível seria expresso por meio dos *conteúdos do sentido*, pela sua ligação com o movimento interno do ser humano, porém ela sempre deveria manter a sua própria interioridade, cuja relação entra no mundo do Sensível como sendo *um ato específico de percepção,* que sofre a interferência do DESEJO favorecendo ele no seu encontro com o Sensível do corpo. Assim, a sua postura surge adaptada para criar as condições de emergência e de apreensão de sua vida subjetiva intensa que muitas vezes se encontram oculta e oprimida.

> A relação de ajuda é uma técnica que justifica a intencionalidade de tornar o encontro terapêutico, dado que a pessoa que ajuda está completamente voltada para o outro, para a sua situação e para o seu sofrimento.

Assim sendo, a partir do mundo sensível e sociocomunicante, o ser humano busca se comunicar, pois, compreende que é por meio da comunicação que realiza o vínculo e o CUIDADO, mesmo não sabendo que ela é expressa por signos, símbolos ou desenhos (linguagem-arte), a comunicação é o meio que facilita os SERES de todos os territórios, gerar possibilidade de compartilhar e se integrar nas diversas comunidades e culturas do seu entorno.

A palavra **comunicação** é derivada do termo latino *"communicare"*, que significa "**partilhar, participar algo, tornar comum**". É por meio da comunicação, que os seres humanos e os animais compartilham diferentes **informações entre si,** tornando o ato de comunicar uma atividade essencial para a vida em sociedade.

A comunicação é vital, se tornando ferramenta de integração, instrução, de troca mútua e desenvolvimento, cujo processo consiste na transmissão de informação entre um emissor e um receptor que decodifica (interpreta) determinada mensagem, a qual se encontra codificada ao sistema de sinais definidos que podem ser gestos, sons, indícios, uma língua natural (português, inglês, espanhol etc.), ou outros códigos que possuem um significado (por exemplo, as cores do semáforo), e transportada até o destinatário por meio de um canal de comunicação (o meio por onde circula a mensagem). Outro fator que ocorre na comunicação é o ruído, que se caracteriza por tudo aquilo que afeta o canal, perturbando a perfeita captação da mensagem.

Assim sendo, a **comunicação** relaciona as pessoas entre seu entorno, dividindo e trocando experiências, ideias, sentimentos, informações, modificando mutuamente a sociedade onde estão inseridas. Para Heidegger (2014) a comunicação enquanto fenômeno ôntico da comunicação enquanto fenômeno ontológico. Onticamente, comunicação é, simplesmente, falar com o outro. Ontologicamente, comunicação equivale ao sentido, ao sentido percebido como a experiência de se compreender alguma coisa de tal maneira. E assim, portanto, à intersubjetividade.

Do ponto de vista dos processos comunicativos, Heidegger nos leve a perceber que a comunicação não é um simples jogo de interações entre consciências individuais que se colocam em diálogo. Ela é muito mais que isso, ela é a dinâmica intersubjetiva, que se constitui no falar. Da mesma maneira, este pesquisador afirma que a comunicação é, pode-se dizer; um fenômeno que se produz na simultaneidade destes três existenciários, que são o falar, a afetação e o compreender.

Figura 1 – O ciclo da comunicação

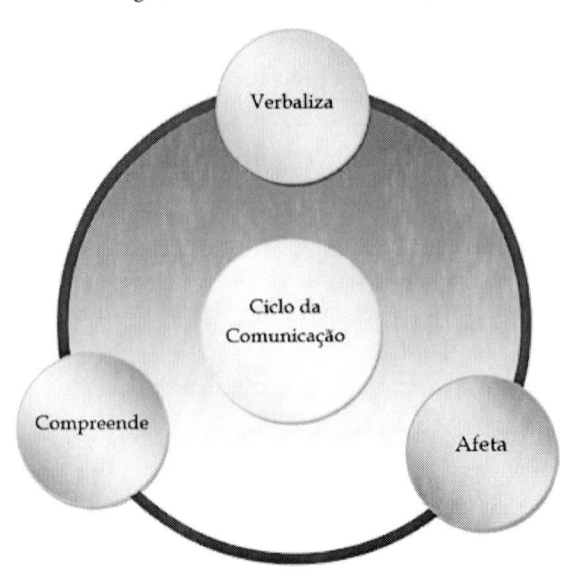

Fonte: Almeida, Martini e Bittencourt

Comunicar é tornar comum, podendo ser um ato de mão única, como TRANSMITIR (um emissor transmite uma informação a um receptor), ou de mão dupla, como COMPARTILHAR (emissores e receptores constroem o saber, a informação, e a transmitem). Comunicação é a representação de uma realidade, servindo para partilhar emoção, sentimento, informação (figura 1).

As formas de comunicação que recorrem a sistemas de sinais não linguísticos, como gestos, expressões faciais, olhares, movimentos do corpo, arte, imagens etc., é denominada de comunicação não verbal. Para Bordenave (2002, p. 12) a comunicação representa *"Os meios que são usados pelos interlocutores para transmitir sua mensagem. São eles: o artesão usa o barro, sua mão, sua voz para transmitir conhecimento ao filho. O locutor usa sua voz, o roteiro, o disco, a emissora de rádio, a fita gravada"*.

O terapeuta ocupacional na dimensão da atividade (recurso terapêutico ocupacional) não a compreende e não permite que ela fique impregnada de neutralidade, pois ela é ativa precedida de precauções, a fim de não pesar sobre os fenômenos que emergem de sua relação (sociocomunicante) e da mediação de conflito, uma mutação da atenção, que se define como qualidade da Sensibilidade ou subjetividade do ser humano, sendo esse recurso capaz de oferecer atenção a ela de forma integral e Sensível. Nessa relação que surge da aplicação do recurso do ser humano, nasce o vínculo e a *reciprocidade de ressonância* entre conteúdo observado e o terapeuta ocupacional. No âmbito dessa reciprocidade sensível revelam-se idas e vindas espontâneas que se potencializam mútua e simultaneamente pela intervenção da atenção e com isso o ser humano passa a ser seu objeto de CUIDAR.

Ao realizar as atividades, o terapeuta presta a atenção ao silêncio do ser humano quando cria ou se relaciona com alguém, pois esse silenciar é à encarnação do silêncio no seu próprio corpo, permitindo descobertas de novas percepções: sensações físicas (calor, rubor, descontração), depois sensações de qualidade do movimento (ativação dos movimentos), sensações de tonalidades, ou ainda de estados de espírito (feliz ou triste), causando admiração da experiência vivida/vivenciada[2] e conscientizada de um movimento lento e gradativo, que visa a sua harmonização interior.

1.2 GRUPO DE ABORDAGEM, PESQUISA E INTERVENÇÃO TRANSDISCIPLINAR EM TERAPIA OCUPACIONAL

Bittencourt, A. M.

Donelate, C.

Em 2011, um grupo de docentes, técnicos e alunos interessados em desenvolver pesquisa, promover atividades de extensão à comunidade e contribuir para a formação do terapeuta ocupacional se reuniram em torno dos estudos sobre as atividades em contexto terapêutico da mulher, com foco no campo das atividades artísticas e corporais em sua relação com a promoção da saúde e a inclusão social. Nessa época foi criado o Grupo de Abordagem, Pesquisa e Intervenção Transdisciplinar em Terapia Ocupacional (GAPITTO) do Instituto Federal do Rio de Janeiro, vinculado ao CNPq.

Esse grupo visa desenvolver conhecimento de forma coletiva, sobre mulher, envelhecimento, corpo, sexualidade, por meio de metodologia qualitativa que utiliza o grupo focal e a arte como ferramenta para inserção no território do entorno do campus. Estando aberto a qualquer mulher da comunidade interessada na proposta, mas é especialmente voltado a acolher a população alvo das práticas em Terapia Ocupacional – mulheres vulneráveis, idosas, gestantes, adolescentes em situação de risco pessoal e social.

---

[2] Entende-se por vivência qualquer tipo de experiência, que por diversos motivos se viu revestida de especial significativo afetivo. Sucedendo o nível cognitivo, a vivência engloba os aspectos mais profundos. Ela busca a vida ativa e afetiva do SER, alguma coisa que ela, sem saber, DESEJA. Portanto, o vivenciar envolve DESEJO, PROJEÇÃO, AFETO e AÇÃO.

É objetivo do grupo oportunizar espaço de criação junto ao SUAS e a Atenção Básica para que se possa garantir as participantes a oportunidade de desenvolver seu potencial criativo, artístico e intelectual, de possibilitar a expressão singular; acompanhando-as em atividades grupais que ampliem seu universo de relações, sua circulação social, viabilizando seu acesso a eventos culturais, favorecendo o desenvolvimento de alternativas para sua inclusão social.

Desta maneira, ao se utilizar as oficinas terapêuticas como recurso da Terapia Ocupacional, optou-se pela realização de atividades que vão de encontro às histórias de vidas dessas mulheres, promovendo o exercício da cidadania, da expressão de liberdade e convivência delas, por meio da inclusão pelo fazer e pela arte.

Assim, ao se facilitar a expressão de vivências não verbalizadas, as oficinas as auxiliam na organização psíquica, no treinamento de habilidades cognitivas (noção de espaço, sequência lógica, concentração e atenção), de habilidades psicossociais (interesse, valores, relações interpessoais e enfrentamento de frustrações), de habilidades motoras, por meio do uso de atividades estruturadas ou expressivas (pintura, desenho e colagem, entre outras), e da expressão corporal, explorando recursos internos da mulher como o corpo, a voz, o som, o ritmo, o gesto, a postura e o movimento, por meio de danças circulares, dinâmicas de grupo e improvisações, visando à reabilitação psicossocial da mulher, respeitando suas peculiaridades e regionalidades.

Na dinâmica o melhor de você, o grupo teve como objetivo proporcionar as participantes à realização de autoavaliação. Para tal, utilizaram-se materiais lúdicos que auxiliaram na estimulação da criatividade, da percepção, das suas próprias características individuais e familiares, oportunizando a liberação do seu inconsciente pelo estar, ser e compartilhar suas experiências frente aos amigos, ambiente de trabalho e outros meios em que estas estejam inseridas.

A primeira fase da oficina consistiu no relaxamento e elas procuraram o caminhar no sentido de permitir a mulher estabelecer laços de cuidado consigo mesma, de trabalho e de afetividade com as outras, determinando a finalidade político-social associada à clínica da Terapia Ocupacional.

As atividades das oficinas empregaram a sua criatividade na construção de desenho que retrate, por meio de frases e figuras, o melhor que elas representam para si próprias, que depois de concluído, deverá ser oferecido a uma das participantes, como forma de demonstrar seu afeto e amizade, pois o desenho possui as melhores características de cada uma delas. Por fim foi elaborado material conjunto que representasse o coletivo e não mais as características individuais favoráveis de cada uma.

O sentimento de afeto, o vínculo e valorização da mulher como um todo, em suas múltiplas áreas de atuação, nos proporcionou uma discussão muito rica acerca do papel e da importância da mulher para a sociedade.

1.3 AVALIAÇÃO TERAPÊUTICA OCUPACIONAL

A avaliação é o instrumento que irá fornecer dados para que seja traçado um programa de atenção único, com objetivos específicos centrados na pessoa avaliada. O Terapeuta Ocupacional, ao tomar conhecimento do histórico pessoal, social, cultural, psicológico e médico do cliente e utilizar testes, instrumentos e ferramentas; irá compilar informações que o ajudarão a desenvolver uma abordagem eficiente no processo de reabilitação. Quando na avaliação da pessoa cega ou com baixa visão, nesta última, a avaliação sensorial é realizada com o bloqueio visual para se obter respostas mais fidedignas.

O terapeuta deve conhecer bem a patologia, suas causas, evolução, áreas de comprometimentos e prognóstico. Assim como os componentes de desempenho afetados por ela. Exames realizados, diagnóstico médico; trocas de informações com outros profissionais e interação familiar ajudarão a fazer uma boa estratégia de intervenção.

Um bom vínculo terapeuta – cliente baseado na confiança trará informações valiosas sobre a personalidade e real condição do indivíduo. Na avaliação da pessoa cega e de baixa visão, o terapeuta ocupacional precisa entender o papel da visão na construção do sujeito.

Segundo Ayres (1972 *apud* PEDRETTI; EARLY, 2004 p. 405): "*A função geral do cérebro é filtrar, organizar e integrar informações sensoriais para produzir uma resposta de adaptação ao ambiente. O cérebro ou o SNC recebem uma variedade de informações sensoriais, entre elas, informações visuais, proprioceptivas, táteis, vestibulares e auditivas*". A visão é usada em conjunto com as informações destes outros sistemas sensoriais para adaptação ao ambiente. Assim sendo, observa-se que a perda da informação visual acarreta uma mudança drástica no modo como o indivíduo se adapta ao ambiente. Esta perda interfere em suas relações com o meio, com o outro, com os objetos com os quais se relaciona e consigo mesmo. Isto é, interfere na sua imagem e esquema corporal.

Durante a avaliação deve ser detectado o quanto da realização das AVD foram comprometidas, e quais componentes de desempenho foram afetados. Avaliar os sentidos remanescentes, realizar testes sensoriais (estereognosia, térmico, à dor, pressão, auditivo, olfativo, gustativo, tátil, de posição e movimento), ajudarão a compreender o que foi afetado e quanto lhe foi subtraído do repertório corporal.

A avaliação deve abordar os seguintes aspectos:

- *Cognitivos:* raciocínio, atenção, concentração, memória, estratégia e organização.

- *Sensório – Perceptivo*: Sentidos remanescentes (visão residual, audição, olfato, paladar, tato), Interpretação Sensorial, Avaliação Sensorial.

- *Motor:* coordenação motora ampla, coordenação motora fina, lateralidade, postura, equilíbrio, noção de sentido e direção, orientação espacial e temporal, estereotipias, consciência corporal e preensões.

- *Sócio – Cultural*: participação na comunidade, relações interpessoais, familiar, inclusão, acessibilidade e lazer.

- *Atividades da Vida Diária –AVD, Atividades Práticas da Vida Diária (AVP) – conhecidas também como atividades instrumentais de vida diária (AIVD)*: higiene, cuidados pessoais, alimentação, mobilidade, escrita, comunicação, laborativo e outras que norteiem o universo do cliente.

- *Conteúdo Internos:* equilíbrio emocional, comportamento, adequação, sentido de mais valia, noção de perigo, iniciativas etc.

- *Expressiva:* gestual, escrita, comunicação e habilidades. O programa de tratamento da Terapia Ocupacional deve sustentar-se no aprimoramento dos aspectos sensório – percepto – cognitivo e motores; visando integrar o sensorial para melhorar as respostas interativas, mas principalmente levar ao resgate das suas potencialidades na construção de AVD e AVP significativas para o cliente.

Almeida (2004, p. 20) afirma: *"O corpo não é uma entidade pronta ao nascimento; é na relação com o mundo, com a cultura, com a vida afetiva, com os fazeres, com as ocupações que nele se produzem contornos, estruturações que nunca findam seu processo"*. O corpo sofre constante modificação de sua organização, buscando novas formas de existir no mundo. Para existir, organizamos esquemas e imagens em nosso corpo.

Bittencourt *et al.* (2017) referem que o corpo é ambivalente de um lado ele é físico-biológico-anatômico com órgãos e sistemas, que realiza movimento, tem resistência física e força que favorece a realização das atividades de vida diária (AVD), sendo um indicador da funcionalidade das pessoas em seu ambiente físico e social. E o corpo na sua dimensão sensível emerge do contato direto e íntimo; consigo mesmo, traz a dimensão qualitativa que indica a ressonância subjetiva que acompanha toda a recepção das informações que lhe chegam, por meio da sensibilidade e pela percepção dos órgãos do sentido.

Benetton (2010) discute como a Terapia Ocupacional tem pensado no cotidiano dos sujeitos, desde o treinamento de hábitos proposto por Slagle[3] até as concepções mais atuais de como o cotidiano é significado na Terapia Ocupacional, pois a partir desse conhecimento o profissional atuará frente a dificuldade de realizar as suas atividades cotidianas e buscar não só ensinar atividades, mas auxiliar o sujeito a dar significados ao seu cotidiano.

A AOTA (1978) inclui entre as funções do terapeuta ocupacional: testar e avaliar as Atividades da Vida Diária; adequar e estruturar o ambiente e equipamento; selecionar e graduar as atividades; modificar as atividades e adaptar os métodos de ensino; auxiliar o paciente na integração com a família, trabalho e comunidade, favorecendo a competência para o autocuidado, a independência no cuidado da casa, o ajustamento psicossocial, a tolerância e a preparação para o trabalho. Nesse sentido, para o terapeuta ocupacional, a ocupação é algo complexo e multidimensional, pois envolve tanto os aspectos subjetivos (emocionais e psíquicos), quanto os aspectos objetivos (físicos e observáveis) do desempenho; a ocupação é, também, resultado de uma inter-relação dinâmica entre o cliente, o contexto e o ambiente (AOTA, 2008).

A Terapia Ocupacional e as atividades de Vida Diária (AVD) e as atividades de Vida Prática (AVP) e as Atividades Instrumentais da Vida Diária (AIVD) estão para a Terapia Ocupacional, assim como o fermento está para o pão. Sem elas, não há crescimento de todo potencial de vida. É na realização das atividades do cotidiano que o indivíduo desenvolve competências e habilidades que o levarão a interagir de modo mais eficiente com a matéria, o meio e com ele mesmo. Neste processo de reabilitação e aprendizagem, o intercâmbio terapeuta – cliente – atividade é à base do atendimento.

---

[3] Seu método de treinamento de hábitos era voltado para pacientes crônicos e consistia em pequenos grupos de pacientes que recebiam supervisão durante o dia, seguindo uma escala de atividades que incluía autocuidado e higiene pessoal, classes de ocupações, caminhadas, refeições, atividades recreacionais e exercícios físicos.

Dentro deste contexto, as Atividades da Vida Diária são aquelas *"orientadas para o cuidado do indivíduo para com seu próprio corpo"*, sendo consideradas fundamentais para a vida no mundo social, por permitirem a sobrevivência e o bem-estar. Enquanto as Atividades Instrumentais da Vida Diária, *"são atividades que apoiam a vida diária de casa e na comunidade que, frequentemente, requer maior complexidade de interações do que o autocuidado usado na AVD"* (CARLETO et al., 2010, p. 66).

Miralles e Ayusa (2005) une as funções da Terapia Ocupacional a cultura de cada pessoa, a qual regula os detalhes para que estas sejam desempenhadas de forma adequada, de modo que a sua aquisição se constitui em um veículo para incorporar e assumir como próprios os valores e crenças da cultura. As AVDs também apresentam função social, pois se vincula a própria sexualidade, além de ser indispensável ao SER para que seja reconhecido como membro de determinada comunidade.

O terapeuta, por vezes, atuará como ferramenta, agente informativo, da relação cliente – atividade, cujos conhecimentos terapêuticos serão colocados à disposição dele, e este conhecimento, matéria não palpável do terapeuta, serão pelo cliente utilizado como ferramenta para realização das atividades.

Chamone (1988 *apud* PEDRAL; BASTOS, 2013, p. 27) descreve que: *"A medida que o encontro terapêutico é uma relação homem – homem, quando a simples presença de um altera o comportamento do outro, podemos definir a relação Terapeuta X Cliente como sendo encontro que busca o homem, quando assim o desejar, primeiro para si, antes que para sociedade, e que se passa dentro de espaço próprio".* A partir dessa perspectiva, em que o Terapeuta Ocupacional, com vista à reabilitação por vias do fazer cotidiano, vai propiciar a construção de novos conteúdos corporais, que serão expressos pelo cliente na concretização dos seus atos.

Para Trombly (1989), as Atividades da Vida Diária requerem capacidades mais básicas, enquanto as Atividades Instrumentais da Vida Diária e as Atividades da Vida Prática requerem habilidades mais avançadas como soluções de problemas, habilidades sociais e interações ambientais complexas. Nesse sentido, as AVD, AIVD e AVP, voltadas para a pessoa cega ou de baixa visão, não requerem do terapeuta maior capacitação que para outras patologias.

Sâmia (2008) em seu trabalho "Cozinha funcional: análise do espaço e do usuário idoso" aborda sutilmente sobre a influência olfativa na realização de atividades cotidianas. A autora ressalta as consequências trazidas em virtude de alterações sensoriais olfativas, como diminuição da percepção dos odores corporais, dos alimentos e dos ambientes (mofo, urina, alimentos estragados, dentre outros). Outra questão é a não detecção de vazamentos de gazes tóxicos ou fumaça, que são responsáveis por grande parte dos acidentes domésticos.

Tendo em vista a importância do olfato em atividades do dia a dia, pode-se dizer que este sentido apresenta ainda maior relevância quando a visão se encontra ausente ou reduzida, pois, como mencionado por Gil (2000) que a percepção de mundo, para os seres humanos, se dá por meio dos sentidos sensoriais: audição, tato, paladar, olfato e visão. Sendo assim, a percepção olfativa é fundamental para a orientação do indivíduo visualmente deficiente, uma vez que serve para a identificação de locais, como padaria, restaurante, floricultura etc., além disso, serve de alerta sobre algum perigo próximo, como o cheiro de fumaça, que pode indicar um incêndio ou mesmo quando sentimos um cheiro diferente do normal em alimentos indicando que estão estragados, possibilitando inclusive, a seleção alimentar.

Assim como em todas as formas de cuidado o terapeuta ocupacional, une a dedicação, o saber, a análise das atividades e o método escolhido para fazerem parte do Programa de Tratamento, cujos objetivos se encontram unidos ao conjunto de medidas que facilitarão o retorno do indivíduo ao contexto inter-relacional, seja este social, cultural, laborativo, familiar ou de autoconhecimento.

REFERÊNCIA

ALMEIDA, Evany Bettine de; AZEVEDO-MARTINS, Anna Karenina; NUNES, Viviane Abreu. O corpo como espaço de aprendizagem: reflexões a partir das vivências de um grupo de teatro formado por adultos na maturidade. *Pro-Posições*, Campinas, v. 24, n. 3, p. 201-21, 2013.

AMERICAN OCCUPATIONAL THERAPY ASSOCIATION. *Manual on Administration*. Rockville: The Association, 1978.

BARROS, Denise Dias; GHIRARDI, Maria Isabel Garcez; LOPES, Roseli Esquerdo. Terapia ocupacional social: o caminho se faz ao caminhar. *Revista de Terapia Ocupacional da USP,* São Paulo, v. 15, n. 3, p. 90-7, 2004.

BARROS, Denise Dias; LOPES, Roseli Esquerdo; GALHEIGO, Sandra Maria. Terapia ocupacional social: concepções e perspectivas. *In:* CAVALCANTI, A.;

GALVÃO, C. (org.). *Terapia ocupacional:* fundamentação e prática. Rio de Janeiro: Guanabara Koogan, 2007.

BENETTON, Jô; MARCOLINO, Taís Quevedo. As atividades no Método Terapia Ocupacional Dinâmica. *Cad. Ter. Ocup. UFSCar*, São Carlos, v. 21, n. 3, p. 645-652, 2013.

BITTENCOURT, Angela Maria *et al. Terapia Ocupacional e violência doméstica*: ações interdisciplinares de acolhimento e cuidado. Curitiba: CRV, 2017.

BORDENAVE, Juan Díaz. *O que é comunicação.* 27 ed. S. Paulo: Brasiliense, 2002.

CARLETO, Daniel Gustavo de Sousa; SOUZA, Alessandra Cavalcanti, SILVA, Marcelo CRUZ, Daniel Marinho Cezar, ANDRADE, Valéria Sousa de. Estrutura da Prática da Terapia Ocupacional: Domínio e Processo. *Revista Triângulo*, Minas Gerais, v. 3, n. 1, p. 66, 2010.

CASTRO, Eliane Dias; DE MELO SILVA, Dilma. Habitando os campos da Arte e da Terapia Ocupacional: percursos teóricos e reflexões. *Rev. Ter. Ocup. Univ. São Paulo*, São Paulo, v. 13, n.1, p. 1-8, 2002.

FELIPPE, João Álvaro de Moraes. *Caminhando juntos*: manual das habilidades básicas de orientação e mobilidade. São Paulo: Laramara, 2018.

FELIPPE, João Álvaro de Moraes; FELIPPE, Vera Lúcia. *Orientação e mobilidade.* São Paulo: Laramara 1997.

GIL, Marta. *Deficiência visual.* Brasília: MEC. Secretaria de Educação a Distância, 2000.

GOLDSCHMIDT, Andréa Inês *et al.* A importância do lúdico e dos sentidos sensoriais humanos na aprendizagem do meio ambiente. *In:* SEMINÁRIO INTERNACIONAL DE EDUCAÇÃO, 13., 2008, Cachoeira do Sul. *Anais* [...]. Cachoeira do Sul, [*s. n.*].

HEIDEGGER, Martin. *Ser e tempo.* Rio de Janeiro: Vozes, 2014.

HOFFMANN, Sonia B. Benefícios da orientação e mobilidade–estudo intercultural entre Brasil e Portugal. *Benjamin Constant,* n. 14, 1999.

LOPES, Roseli Esquerdo; DE OLIVEIRA BORBA, Patrícia Leme; CAPPELLARO, Mayra Acompanhamento individual e articulação de recursos em Terapia Ocupacional Social: compartilhando uma experiência. *O Mundo da Saúde,* São Paulo, v. 35, n.2, p. 233-238, 2011.

LOPES, Roseli Esquerdo *et al.* Educação profissional, pesquisa e aprendizagem no território: notas sobre a experiência de formação de terapeutas ocupacionais. *O Mundo da Saúde,* São Paulo, v.34, n.2, p. 140-7, 2010.

MACIEL, Sylas Fernandes. *O "ir e vir" do deficiente visual* (princípios, técnicas e procedimentos). CMDV- Portal do Deficiente Visual, 2003.

MALTA, Juliana, ENDRISS, Daniela; RACHED, Sueli; MOURA, Terezinha; VENTURA, Liana. Desempenho funcional de crianças com deficiência visual, atendidas no Departamento de Estimulação Visual da Fundação Altino Ventura. *Arquivos Brasileiros de Oftalmologia*, São Paulo, v. 4, n. 57, p. 3, 2006.

MIRALLES, Pedro Moruno; ROMERO AYUSO, Dulce María. *Actividades de La vida Diária.* Barcelona: Elsevier, 2005.

NOBRE, Maria Inês Rubo de Souza; TEMPORINI, Edmea Rita; KARA-JOSÉ, Newton; MONTILHA, Rita de Cássia Letto. Deficiência visual de escolares: percepção de mães. *Temas Desenvolv.*, Campinas, v. 10, n. 55, p. 24-27, 2001.

DE SENA, Claudia Pedral Sampaio; BASTOS, Patrícia Moreira. *Terapia Ocupacional*: Metodologia e Prática. 2. ed. Rio de Janeiro: Rubio, 2013.

PEDRETTI, Lorraine Williams; EARLY, Mary Beth. *Terapia Ocupacional*: capacidades práticas para as disfunções físicas. São Paulo: Roca, 2004.

SAMIA, Carolina Olsson Folino. *Cozinha funcional*: análise do espaço e do usuário idoso. Dissertação de Mestrado em Design da Faculdade de Arquitetura e Urbanismo da USP, 2008.

SAMPAIO, Eliana. Ferramentas cognitivas e tecnológicas para inclusão social de pessoas com deficiência visual. *Revista Benjamin Constant*, Rio de Janeiro, v. 19, edição especial, p. 31-32, 2013.

SANTOS, Luiz Cezar dos; PASSOS, Janine Eliza de Oliveira Silva; REZENDE, Alexandre Luiz Gonçalves de. Os efeitos da aprendizagem psicomotora no controle das atividades de locomoção sobre obstáculos em crianças com deficiência da visão. *Rev. bras. educ. espec.*, Marilia, v. 13, n. 3, 2007.

TROMBLY, Catherine A. Seleção e análise de atividades. *In:* TROMBLY, Catherine A. *Terapia ocupacional para a disfunção física.* 2. ed. São Paulo: Santos, 1989. p. 243-248.

WELSH, Richard L.; BLASCH, Bruce B. *Foundations of orientation and mobility.* New York: American Foundation for the Blind, 1980.

2

MATERIAIS E A TERAPIA OCUPACIONAL

Almeida, M. B.
Martini, E. C.
Bittencourt, A. M.

Para a Terapia Ocupacional o fazer é muito importante, pois cada pessoa desenvolve seus papeis ocupacionais a partir dele. Assim, ao se utilizar uma atividade para realizar o cuidar o Terapeuta ocupacional leva em consideração a interação desta pessoa com as dificuldades para realizar suas atividades cotidianas (desempenho ocupacional) e o ambiente onde essas tarefas são realizadas (contexto do desempenho), pois este fazer é significante para essa pessoa e para o cuidado na Terapia Ocupacional.

Este livro, visa apresentar a experiência de terapeutas ocupacionais no desenvolver de suas atividades laborais e como o uso de materiais influenciaram na escolha e na opção do cuidado ao SER, levando em consideração as características de cada material e sua característica e especificidade frente às necessidades verbalizadas ou não pela pessoa.

O método optado para este livro se baseia no estudo dos significados, signos e sinais culturais, sociais, emocionais que poderiam ser atribuídos à atividade. Nessa análise, também foi levado em consideração as habilidades necessárias para executá-las, bem como seu potencial terapêutico.

Dessa forma, ao se escolher determinada atividade ou material, o terapeuta ocupacional coloca seu cliente como centro de sua atenção, levam em consideração os interesses, habilidades, capacidades, limitações funcionais, sua história de vida e a influência da temporalidade e ambiente em que vive e transita.

Ao se buscar descrever os materiais, encontrou-se apoio nos estudos da Terapia Ocupacional, cuja meta dos autores é levar o leitor a compreensão do material, das habilidades especificas necessárias para manipulá-la, bem como suas propriedades físicas, sensoriais e significados socioculturais.

2.1 ARGILA

A argila é uma matéria plástica, úmida e de fácil manejo que permite uma expressão tridimensional, possibilitando trabalharmos sem a preocupação de técnicas quaisquer como noções de perspectivas, luminosidade, refinamentos e práticas de movimentos. Ela é a matéria prima da cerâmica, sendo o resultado da decomposição de granito e rochas ígneas que existem na crosta terrestre. Encontrada nos jardins, nos campos, na margem dos rios e à beira das estradas em grande abundância. Existem diversos tipos de argila, e a sua escolha para realizar um projeto deve considerar vários aspectos: a plasticidade, a cor, o tipo de queima, o tamanho da peça e a sua utilização.

A argila é um material que se encontra abundantemente na natureza, onde geralmente aparecem junto com impurezas – raízes, pedras e outros materiais – é o que se chama de argila bruta, que, antes de ser utilizada, necessita de uma purificação prévia. Ela pode ser encontrada nas seguintes cores: vermelhas, brancas, amareladas, verdosas, azuis e negras (figura 1) e têm na sua composição mineral como ferro, cobalto, cobre e outros, variando em textura e plasticidade, pois quanto menores as partículas, mais plástica a argila (ZALUAR, 1997).

Figura 1 – Tipos de argila

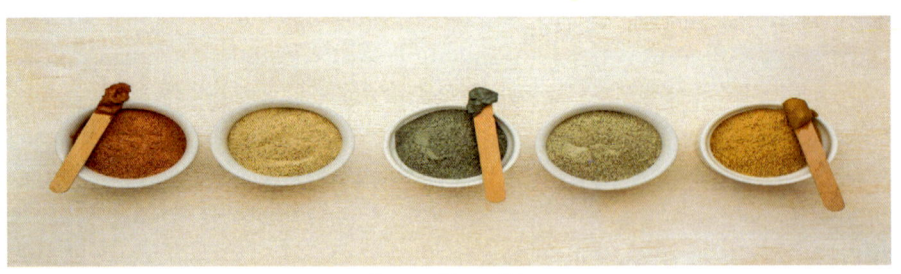

Fonte: Freepik[4]

Para Gouvêa (2019) os principais tipos de argilas são o caulim que é a mais pura (mais branca), cuja base é a porcelana, sendo muito plástica e resistente. A bentônica é capaz de absorver grande quantidade de água e que é muito usada para manter a suspensão nos esmaltes. A argila refratária, usada na construção de fornos e na composição da argila de alta temperatura e a terracota é uma argila vermelha rica em ferro, usada na confecção de tijolos, telhas e também em atelier, por ser muito plástica e barata.

---

[4] Disponível em: https://br.freepik.com. Acesso em: 21 set. 2020.

Ela permite ser manipulada como brincadeira, possibilita puxar, rasgar, furar, torcer, imprimir texturas e produzir outras formas, tendo a capacidade de transformar e retransformar, pela sua maleabilidade, flexibilidade, permiti novas possibilidades de construção, de fazer e desfazer, promovendo o desenvolvimento da autoconfiança, ou seja, o indivíduo que trabalha com a argila pode fazê-la voltar à forma anterior sem nenhum constrangimento de erro.

Segundo Gouveia (1990), o barro é nossa base, nosso mais tradicional refúgio, ele refere que do barro viemos e para ele voltaremos (p. 27), assim o amassar a terra e dar-lhe forma são gestos primitivos que influem consideravelmente na coordenação de todos os movimentos, gerando desequilíbrios que necessitam ações de reorganização das massas, desenvolvendo a confiança e o domínio corporal e emocional.

As qualidades plásticas da argila não impõem restrições às possibilidades formais de construção. É uma massa maleável e permite, pela pressão das mãos, com ou sem ferramentas, a criação de infinitas formas fiéis ao gesto e passíveis de transformações pela ação do fogo, que as solidifica em pedras (SOARES, 2013).

A argila favorece a criatividade, provocando experimentos como sensações e texturas diversas, auxiliando, desta forma, na liberação de tensões, provocadas pela manipulação trazem símbolos carregados de conteúdos afetivos, pois ela desencadeia no inconsciente o encontro com emoções profundas, promovendo uma volta ao passado perdido no tempo e no espaço.

A manipulação concreta do barro é sustentáculo importante de amadurecimento do SER, pois ao amassar e moldar, o SER fica impelido pela sua enorme plasticidade e pela sua conotação simbólica, favorece a tomada de consciência das imagens que existem por detrás das emoções (ZALUAR, 1997, p. 13).

A argila proporciona no trabalho direto com sua massa, as condições de dominar a materialidade, tendo em vista que se trata de material vivo, que por si só tem ação que conduz ao equilíbrio, pois amassar, lisa, bater a terra e dar-lhe forma são gestos primitivos, que influem, consideravelmente na coordenação de todos os movimentos e a liberação de tensão.

2.1.1 Os Quatro Elementos da cerâmica: Terra, Água, Ar e Fogo

A cerâmica permite a volta ao primitivo, à origem (SARAIVA, 2008). No seu manuseio surgem os quatros elementos da natureza descritos por Jung. A argila ora ajuda ora impõe limite: desta forma a *água* que umedece e permite a interferência; a *terra*, matéria-prima viva, a ser moldada; o *fogo*, chama que se transforma criando vida; o *ar,* alimentando o fogo, secando a água da terra. Um quinto elemento, o invisível, o inesperado, faz-se presente na CRIAÇÃO que é o lidar com estes elementos de uma forma alquímica.

Terra, Água, Ar e Fogo não são conceitos abstratos, são fatores materiais e forças vitais perceptíveis por meio dos sentidos. Como fatores materiais, simbolizam os quatro estados da matéria, transcendem a química material, pois as forças vitais atuam diretamente no SER unindo as transformações químicas com as energias vitais (NAKANO, 1989). Nakano (1989) ainda reforça esses conceitos ao mencionar que o yin é o aspecto criativo, correspondente ao arquétipo da *grande mãe* (Terra) e o *yang* é a luz, espírito, a expansão, a força, correspondente ao arquétipo da "heroína" (Fogo), o equilíbrio destas duas forças traz a harmonia ao homem e ao universo.

O SER lida incessantemente com polaridades: as energias conservadoras e intensivas da terra e as energias manipulativas e expansivas do Fogo; a plasticidade da argila e a volubilidade do Fogo; a horizontalidade da Terra e da Água (que estão relacionados com a gravidade) e a verticalidade do Fogo (que é leve sobe e se espalha). Cabe ao ceramista a manutenção do equilíbrio entre essas duas polaridades que está em atuação contínua e recíproca (KAST, 2013).

Na manipulação e criação com o barro, há possibilidade do SER se conhecer melhor, de se compreender, de se perdoar, ainda que inconscientemente, suas tensões internas e, ao expressá-las objetivamente, libertar-se delas (OSTROWER, 2010).

A surpresa da queima. A transformação das cores dentro do forno. A magia exercida pelo calor. As queimas primitivas, que deixam antever marcas feitas pelo próprio tempo que passou. Marcas doidas, escuras, fundas. Marcas fluidas, harmoniosas, luminosas. E os rasgos feitos na argila, como que saídos do âmago do ser, partido, dilacerado, mas no concreto, bonito porque vivência posta para fora, cicatrizada.

Quem trabalha com a argila faz surgir imagens, conteúdos, que Jung (1992 *apud* SILVEIRA, 1997, p. 68) chamou de arquétipos, *"matrizes arcaicas onde configurações análogas ou semelhantes tomam forma"*. Para Jung, seja qual for a origem, o arquétipo funciona como nódulo de concentração de energia psíquica, representando a energia (comportamento – sensação) na busca de encontrar seu potencial, pois o mesmo se atualiza, toma forma, então surge à imagem arquetípica.

Silveira (1997, p. 69) percebeu em seus estudos que *"a prova da trans-formação de energia psíquica em imagens nos é dada todas as noites nos nossos próprios sonhos, quando personagens conhecidas ou estranhas surgem das profundezas para desempenhar comédias ou dramas em cenários mais ou menos fantásticos".*

Sendo difícil o entendimento imediato do que as imagens nos dizem, isso não significa que elas estão mascarando conteúdos reprimidos, e sim, porque estão sendo representadas por outra linguagem: a simbólica, cuja significação se desconhece ou esquece. Essa incompreensão se dá porque às vezes, considera-se a linguagem racional, como a única e legítima. Assim o pintar (ou modelar) aquilo que se observa diante de si é uma arte diferente de pintar que se busca para perceber o que ocorre dentro do SER.

Figura 2 – Indicações e Propriedades da Argila para a Terapia Ocupacional

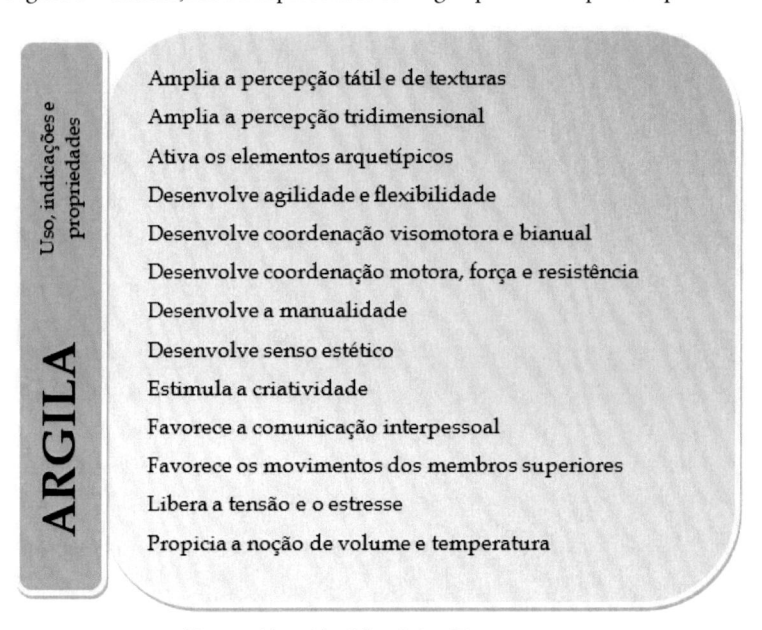

Fonte: Almeida, Martini e Bittencourt

A argila (figura 2) para Oaklander (2010) ao se promover a manifestação ativa de um dos processos internos mais primários, favorece a oportunidade da fluidez entre o material e cliente, pois ao se manipular a argila, ela proporciona tanto experiência tátil quanto cinestésica, como proprioceptiva. Na medida em que consegue traduzir as emoções em imagens, que se encontravam ocultas nas emoções, o SER obterá sua paz interior.

Na conjectura a argila e o SER encontram-se a troca do calor das mãos com o frescor da umidade da argila, na qual a alquimia aparece, dando a origem às imagens cheias de libido vividas e por viver. A argila por si só não é curativa, mas representa a possibilidade, no processo criativo, de integrar e materializar muitas vezes os conflitos psíquicos para a compreensão e integração desses conteúdos à consciência, levando a conjugar imagem e ação num processo de auto-organização e desenvolvimento, que Jung (2012) representa o processo de individuação.

2.1.2 Processo Cerâmico

As etapas do FAZER na argila envolvem várias fases, a saber:

- *Amassar ou bater da argila*, para torná-la mais plástica, homogênea e retirar todo o ar que possa conter significa a preparação do campo a ser trabalhado. Para ter certeza de que o barro está bem amassado, corte-o ao meio com um fio de aço ou de nylon, e confira se não tem furos.

- *Tornear* consiste em dar a forma à argila com as mãos, com o auxílio de um prato giratório, cuja velocidade é controlada pelo praticante. É preciso uma argila macia e bem amassada, para facilitar a execução da peça.

- *Modelagem,* dar a forma, de maneiras diversas, mas aprimorando, alisando, reconhecendo a matéria, entrando em contato com ela. A escultura é a expressão artística que é percebida não só pela visão, mas também pelo toque e audição. Nakano (1989) afirma que é preciso: *ver com as mãos e ouvir com os olhos* (figura 3).

Figura 3 – Etapas do trabalho com argila

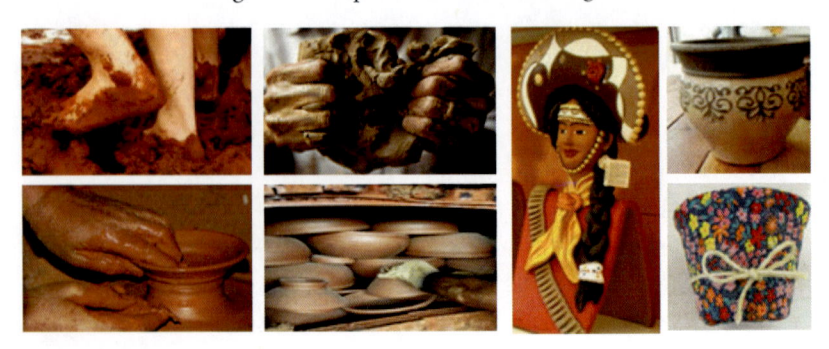

Fonte: Freepik[5]

---

[5] Disponível em: https://br.freepik.com. Acesso em: 26 nov. 2020.

- *Secagem* da argila depende da umidade da atmosfera do ambiente. Quando a umidade é inferior a 100%, a água começa a evaporar. À medida que a superfície vai secando, mais água sai do interior da massa por um processo de atração capilar. Se a massa não for muito espessa a secagem ocorre sem problemas. Ao secar, a argila sofre encolhimento, isto é, uma diminuição progressiva tanto em comprimento quanto em volume, pois as partículas aproximam-se uma das outras, ocupando o lugar onde havia água. Para evitar que os objetos feitos com argila plástica rachem ou empenem durante a secagem, o processo deve ser lento e uniforme (PENIDO, 1999, p. 42-43).

2.1.3 O Fazer para liberar o inconsciente

No inconsciente, o homem SER ao amassar o barro, esboça é o embrião da sua obra, assim a água aparecerá claramente como a matéria dominadora. É ela que será objeto das fantasias, quando propiciará ao SER a docilidade do barro (BACHELARD, 1989 *apud* GOUVEIA, 1989, p. 57).

O *Ser* do barro é massa que, unida à facilidade de formar imagens que o SER possui, e transformar o barro pelo calor de suas mãos. A plasticidade, a viscosidade e o sol do barro se juntam à plasticidade, e à viscosidade da libido, deixando fluírem das juntas de suas mãos ou pés a possibilidade de retirar da inércia a argila e o SER.

O barro se enrola no imaginário do SER, penetra em seu reino (Ego) ajudando-o a sonhar e a fantasiar. Gouveia (1990, p. 58) refere que nesse momento "todas as suas riquezas internas do momento são arremessadas ao exterior e os signos do mundo interno, o desenho e a fenda que há no objeto criado, possuem tanto sentido quanto os sonhos que revelam sua alma".

Para Gouveia introduziu o barro no *setting* analítico, percebeu que o SER, quando em atividade, não amassava apenas o imaginário da intimidade, mas conectava a nível profundo com as forças que aceitavam ou que recusariam um encontro real entre ambos (GOUVEIA, 1990, p. 59-62). Ele continua relatando (p. 67) que "o fogo (libido, calor das mãos) acionaria – enquanto símbolo concreto – a energia contida no barro". Portanto, quando inserido no *setting* analítico o barro instaura instantaneamente a certeza de que a imagem faz refletir nele distintamente um ser diferente do eu embora ele contenha. Assim sendo, este corpo simbólico (barro) interfere na psique e segue a viagem seguindo o vivo, o quente, o fogo íntimo que tudo dialetiliza.

Reconhecer e demonstrar a importância e a eficácia do uso da argila como expressão artística e criativa, para a concretização das imagens do inconsciente e assim facilitar o processo terapêutico. Observa-se também que ao dar forma às imagens, aos sentimentos e as emoções; a argila possibilita o encontro consigo mesmo; desperta o potencial criativo; possibilita a transformação de energias bloqueadas; ajuda a mulher a colocar ênfase no processo e não no produto; ajudando a descobrir quem é e para onde quer ir.

O uso do barro na Terapia Ocupacional traz para as oficinas os encontros alquímicos do FAZER (SER e barro), o qual possibilita o transmutar o barro em cerâmica, o barro em objeto, do inconsciente ao consciente, facilitando a transformação do SER, pois o barro pode trazer momentos de paz e silêncio, altamente transformadores, trazendo benefício a ela, e ao relacionamento analista/analisando, pois a argila representa muito mais que uma simples interpretação simbólica ou icônica, ela representa o fenômeno em si mesmo, pois fala de uma realidade que se sobrepõe a outras necessidades arquetípicas, auxiliando ao SER a desprender-se das projeções, lidar com a sombra sem tanta culpa, reconhecer a *anima* e o *animus* para centrar-se no *Si-mesmo* e, em processo de individuação.

2.2 BARBANTE

O principal objetivo das atividades com barbante (figura 4) é proporcionar entrosamento e de desbloqueio entre os participantes de um grupo. A atividade favorece a criação de vínculo e acolhimento entre o terapeuta ocupacional e o grupo que cuida.

Outro benefício desse exercício é o de aproximar as pessoas, levando-as a se conhecerem melhor, o que é fundamental para uma comunicação interna mais eficaz. Além disso, essa aproximação faz com que todos passem a respeitar e valorizar mais todos os participantes do grupo, o que trará benefícios como um todo.

As atividades com barbante também propiciam a percepção de contornos ou preenchimentos em desenhos pré-definidos ou não, que pode ser sobre um tema trabalhado no setting terapêutico.

Favorece o resgate da autoestima e da independência, além de melhorar as relações em comunidade. Se for realizar as atividades que envolvem colagem sempre trazem benefícios à coordenação motora fina, já que elas terão que ter cuidado no momento de posicionar corretamente o barbante sobre o papel.

Figura 4 – Indicações e Propriedades do Barbante para a Terapia Ocupacional

BARBANTE Uso, indicações e propriedades

Amplia a percepção tátil e de texturas
Consciência de espaço, vazio e contorno
Desenvolve a Autoestima
Desenvolve agilidade e flexibilidade manual
Desenvolve coordenação bianual
Desenvolve coordenação motora, força e resistência
Estimula a criatividade
Estimula independência
Estimula o sentar e o levantar
Estimula a manualidade e as preensões
Favorece a comunicação interpessoal
Favorece o lançar e o agarrar
Fortalece vínculo

Fonte: Almeida, Martini e Bittencourt

2.3 COLAGEM

A colagem é considerada uma técnica convencional de artes visuais que utiliza vários materiais aplicados em diferentes suportes para criar um efeito diferente e interessante. É uma atividade estruturante que pode ser realizada com materiais diversos: recortes de revistas, jornais, pedaços de papéis coloridos, diversos grãos, serragem, cortiça, purpurina, tecidos, entre outros. Nesta atividade, o SER busca nos materiais, ideias que possam expressar e comunicar seus sentimentos, comportamentos, emoções, medos e ideias em relação ao tema abordado nas oficinas.

Ao abrigar no espaço do quadro elementos retirados da realidade – pedaços de jornal e papéis de todo tipo, tecidos, madeiras e objetos variados, a colagem passa a ser concebido como construção sobre um suporte, tornando-se recurso muito rico, no *setting* da Terapia Ocupacional.

Nas oficinas de colagem o SER planeja, analisa, fica atento, concentrado, organizado e dispõe de maneira que consiga dar estrutura e forma na projeção, por meio da colagem, o SER transmuta para o campo simbólico e emocional de infinitas possibilidades de estruturação, integração, organização espacial dos segmentos. Para Philippini (2009, p. 24), a colagem é muito instigante representa o mapa do tesouro, pois as informações estão ali desde o princípio, embora, num primeiro momento, nem sempre o SER consiga decifrar os códigos desses mapas. Além de serem facilmente encontrados, os inúmeros materiais que podem ser usados, elas se comunicaram pela presença de polaridades cromáticas, posição e ocupação sobre o suporte e o movimento, pois a colagem oferece grande possibilidade de modificação de formas por meio de recortes e montagens, da seleção da imagem, do material etc., pode ser considerada como reestruturadora e ordenadora, possuindo grande poder de síntese (figura 5).

Figura 5 – Indicações e Propriedades da Colagem para a Terapia Ocupacional

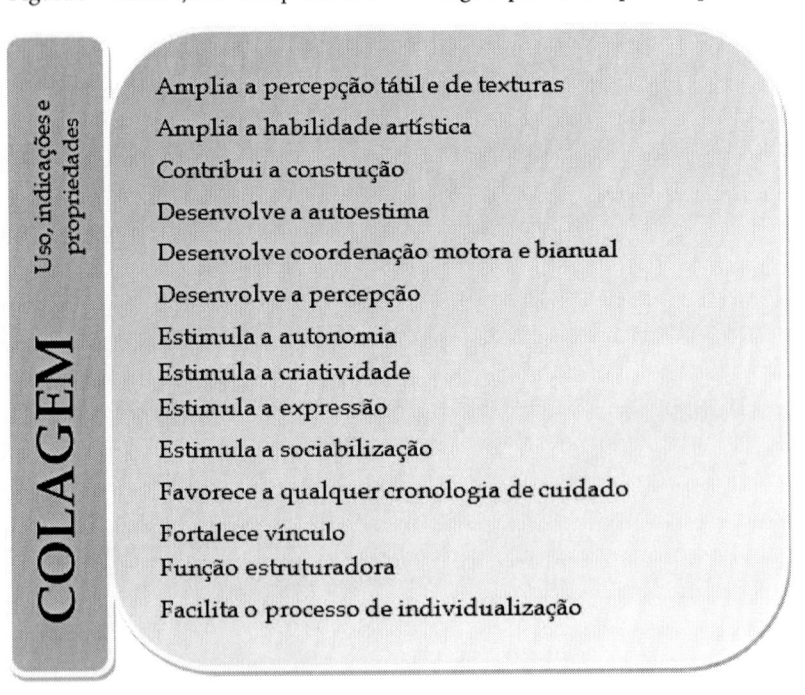

Fonte: Almeida, Martini e Bittencourt

2.3.1 Assemblagem

Termo usado para definir colagens com objetos e materiais tridimensionais (figura 6).

Figura 6 – Atividade de assemblagem

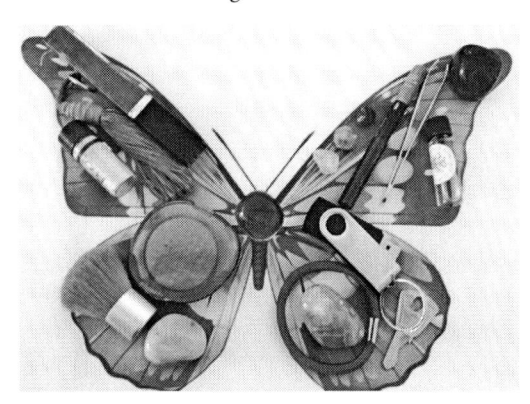

Fonte: acervo pessoal

A assemblagem é baseada no princípio de que todo e qualquer material pode ser incorporado a uma obra de arte, criando um novo conjunto sem que está perca o seu sentido original. Ela busca o reencantamento do olhar com a consequente confecção de produção plástica, reutilizando materiais da natureza (musgo, flores, sementes, canela, cravo, cascas aromatizadas em papelão) com texturas e formas diversas, explorando as sensações por meio dos sentidos tato, olfato e visão.

2.4 CONSTRUÇÃO

De todas as atividades expressivas, a construção é a mais complexa, pela diversidade de materiais expressivos que podem ser utilizados, pelas diferentes energias que vibram no desenvolvimento da oficina e pela maior elaboração cognitiva para estruturá-la. É por meio da construção que o SER transmite o seu sentimento, pensamento e o modo como vivencia e entende o mundo, fazendo-o de acordo com o seu próprio desenvolvimento emocional, mental, psíquico e biossocial. Ela proporciona, em síntese, a reprodução do conhecimento e a estruturação, constituição e reconstituição do seu universo interior. Segundo Coll *et al.* (1995), todo processo criativo, surge pela necessidade de organizar, de colocar junto, de arranjar e elaborar o trabalho final.

Uma diferença importante entre as outras é que está oficina é tridimensional, trabalhando diversas noções entre peso, tamanho, forma, posição e espaço. Quanto ao tamanho se percebe a profundidade, comprimento, largura e volume; nas relações espaciais tem-se a verticalidade, a horizontalidade e a transversalidade; diversos ângulos e distâncias e texturas podendo ser foscas, polidas, ásperas, lisas, enfim existe um universo de coisas a serem percebidas.

Figura 7 – Uso e Indicações da construção para a Terapia Ocupacional

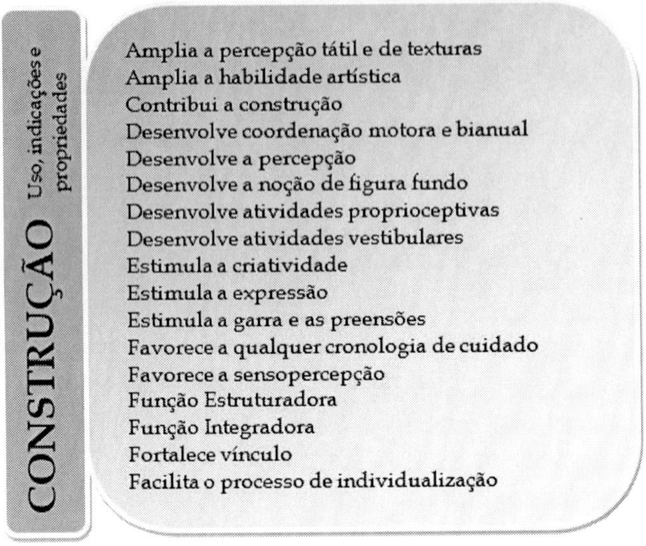

CONSTRUÇÃO — Uso, indicações e propriedades

Amplia a percepção tátil e de texturas
Amplia a habilidade artística
Contribui a construção
Desenvolve coordenação motora e bianual
Desenvolve a percepção
Desenvolve a noção de figura fundo
Desenvolve atividades proprioceptivas
Desenvolve atividades vestibulares
Estimula a criatividade
Estimula a expressão
Estimula a garra e as preensões
Favorece a qualquer cronologia de cuidado
Favorece a sensopercepção
Função Estruturadora
Função Integradora
Fortalece vínculo
Facilita o processo de individualização

Fonte: Almeida, Martini e Bittencourt

Pelo eixo, pode-se identificar o EQUILÍBRIO do SER, para tal, o terapeuta deve atuar como facilitador para se perceber a estrutura emocional, diante dos erros e dos acertos, pois a materialidade apontará as dificuldades, principalmente vinculadas ao inconsciente. Estruturar a construção é reorganizar, se conscientizar, poder mudar o que está dentro, buscando o equilíbrio por dentro e por fora. É um processo de autoconhecimento que envolve edificação, integração, composição, coordenação, equilíbrio, construção, reconstrução e agregação dos materiais reunidos (figura 7).

Cabe ao terapeuta ocupacional prestar atenção na construção: onde começou, como juntou as partes, se precisou da ajuda, se fez ou desfez parte do processo, qual parte encontra-se mais fixada, qual é mais fácil de desfazer, descolar etc. A obra criada pode ser compreendida como a manifestação da individualidade em seus diversos conflitos, mecanismos de defesa, capacidades egóicas[6] e os estágios de desenvolvimento.

---

[6] *Aquele que tem introjetado em si personalidade de ser centro das atenções de querer e do ter.*

2.5 CONTAÇÃO DE HISTÓRIAS

Nos mitos e nos contos de fadas, o símbolo do herói apresenta expressão contundente da trajetória da personalidade em sua busca e integração à consciência de recursos internos até então desconhecidos e inacessíveis. Jung (1985, p. 326) refere que: "a luta contra a força paralisante do inconsciente dá forças criadoras ao homem, pois é esta a fonte de toda criação, mas é necessária coragem heroica para lutar contra essas potências e arrancar-lhes a preciosidade dificilmente alcançável". Ele ainda reforça essa conceituação ao mencionar (*apud* SILVEIRA 1987, p. 120) que: "Mitos e contos de fada dão expressão a processos inconscientes e sua narração provoca a revitalização desses processos, restabelecendo, assim, a conexão entre consciente e inconsciente".

Os contos de fada têm origem nas camadas profundas do inconsciente, comuns à psique de todos os homens. Pertencem ao mundo arquetípico. Por isso, seus temas reaparecem de maneira tão evidente e pura nos contos de países mais distantes, em épocas diferenciadas, com um mínimo de variações. Este é um dos motivos pelos quais os contos de fada interessam à psicologia analítica e a Terapia Ocupacional (SILVEIRA, 1987, p. 119).

Por possibilitar o entendimento da vida pela transcendência do significado da realidade física do ser humano, o conto proporciona nova visão de sua própria situação, favorecendo a quebra de bloqueios emocionais. Segundo Tappolet (1985), o que é o mais precioso, a maçã de ouro, a água da vida, a princesa dos cabelos de ouro, a pedra mágica e, finalmente, o segredo da vida, é preciso buscá-lo, passando por espécie de morte, na outra margem, no fundo do poço ou num castelo, numa ilha, no meio de uma floresta de diamantes contornada por uma floresta de ouro e outra de prata, tudo protegido por um muro de ferro, fechado por uma porta com nove fechaduras.

O conto passa-se facilmente de uma realidade a outra, de uma margem a outra, o que oferece respostas, em imagens e símbolos, às questões concernentes à morte, que não se poderia dar, já que não se tem a responsabilidade de impor as próprias respostas a estes grandes enigmas (TAPOLLET, 1985, p. 96).

O símbolo se torna presente na vida do ser humano e sempre que ele passa de um ciclo a outro de desenvolvimento psíquico, vivencia o processo de transformação por meio do qual a consciência se expande, o que é sentido pela consciência como espécie de renascimento, colocando-o em posição em que pode se relacionar com a realidade, a partir de novo ponto de vista, mais amplo do que o anterior.

Hollis (2005, p. 75), ainda reforça ao relatar que: "cada um de nós tem um encontro marcado consigo mesmo, embora a maioria nunca apareça para o encontro, pois para tal é necessário lidar com o que deva ser encarado nos precipícios do medo e da dúvida íntima, essa é a missão do herói". Nesse sentido, os contos possibilitam a transferência dos problemas para o plano simbólico, cujo impacto emocional é poderoso, pois toca as profundezas de seus sentimentos, fortalecendo sua personalidade e, consequentemente, sua individualidade.

Todas as sociedades, desde os tempos mais remotos até os dias atuais, necessitam contar suas histórias. No mundo atual imerso em imagens, a figura do narrador, que pelas nuances de sua voz, muitas vezes com sonoplastia e músicas faz a imaginação se soltar e permite, total entrega ao ouvinte.

As histórias remetem as pessoas para outros mundos, desperta a imaginação, além de fazê-la sentir como um corpo em movimento que vivencia sons, tons, cheiros, sabores, pela organização e a disposição dos objetos e seres no espaço e no ambiente da história. Elas também ensinam a escutar tornando as pessoas menos indiferentes à realidade, pois muitas vezes ela possibilita o choro, o sorriso, além de favorecer o extravasar, ora acalmando, ora encantando, ora viajando entre outros mundos, favorecendo o refletir sobre a Vida ou solucionando conflito.

Figura 8 – Uso e Indicações de Contação de Histórias para a Terapia Ocupacional

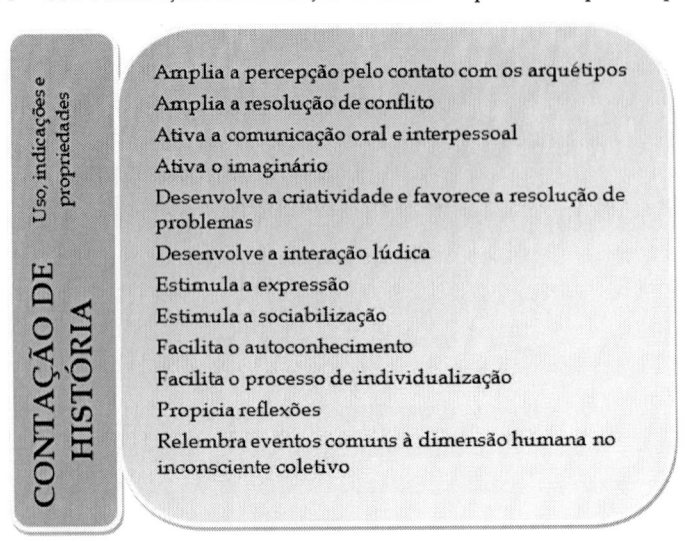

Fonte: Almeida, Martini e Bittencourt

Nesse sentido é pela contação de histórias, as narrativas universais, colecionadas do inconsciente coletivo, facilitam a compreensão da jornada da evolução humana, sendo fontes de sabedoria, e sua aplicação permite a interação lúdica com o objetivo de ativar o imaginário, incluindo as etapas de construção, pintura e manuseio criativo. Praticamente em quase todo conto de fadas o bem e o mal recebem corpos na forma de algumas figuras e ações, pois eles são onipresentes na vida de todo ser humano, sua dualidade se revela como problema moral e requisita a luta para resolvê-lo. O mal não é isento de atrações – simbolizado pelo poderoso gigante ou dragão, o poder da bruxa, a astuta rainha, que inicialmente saem vitorioso (figura 8). O fato da virtude vencer no final, visa promover a moralidade, mas do herói é mais atraente para a criança, pois ela se identifica com ele em todas as suas lutas (BETTLHEIN, 2000).

Figura 9 - Analisando o conto de Fadas

PATINHO FEIO

Encontra-se mais vinculado a identificação familiar ou social e a descoberta do verdadeiro eu quando em determinada idade se chega, ou até mesmo, indo mais além em sua analogia que traça paralelos com o salmão nadando contra a corrente toda a sua vida, a fim de voltar para casa.

Ele também representa a compreensão de que somos mortais, mas quando na verdade nós somos UM com o Divino; expressões puras de amor que se perderam em sua jornada e cometem erros inferiores, levando a vida como impostores, aqueles que não merecem nenhum tipo de amor.

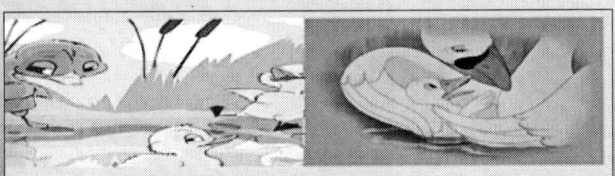

Fonte: Bettelheim, 2000

Hans Christian Andersen foi o criador de personagens fantásticos como o Patinho Feio, o Soldadinho de Chumbo, dentre outros. Lobato (José Bento Monteiro), escritor brasileiro (Taubaté-SP, 1882 – São Paulo- SP, 1948), em 1921, seu livro para crianças A Menina do Narizinho Arrebitado (mais tarde refundido como Reinações de Narizinho), escreveu: O Saci, O Marquês de Rabicó, as Fábulas e o Jeca Tatuzinho, com mais de 22 milhões de exemplares vendidos. Em 1935, publica Memórias da Emília; em 1939, O Pica-pau Amarelo (FRANZ, 2018).

2.6. DANÇA

A origem do dançar, como parte integrada da vida dos homens, remonta aos povos primitivos. Estes, em seus rituais, a dança era uma forma harmônica e sincrônica de trabalho, comunicação, oração e diversão. O dançar passional e expansivo do homem primitivo evoluiu junto com as sociedades em dois tipos de dança: folclóricas e espetaculares. A integração e a espontaneidade se perderam na medida em que foram instituídos normas e passos inalteráveis, formas e técnicas cada vez mais severas (ANDRADE, 2002, p. 153).

A dança em grupo foi recomendada pela bailarina Marian Chace que se inspirou no movimento revolucionário de Isadora Duncan desenvolvendo na década de 1940, a terapia pela dança, com o objetivo de alcançar, pelo movimento espontâneo, a plenitude da expressão corporal humana, facilitar a expressão individual, possibilitar a convivência com os mais variados conteúdos internos da psique humana. Marian reconheceu a existência da necessidade humana de expressão não verbal pelo movimento do corpo, veículo das necessidades humanas, o qual tem o dom de revelar aspectos mais primitivos de cada um, favorecendo a decodificação da linguagem corporal expressada livremente pelos movimentos da dança (ANDRADE, 2002, p. 161).

Figura 10 – Dança Circular

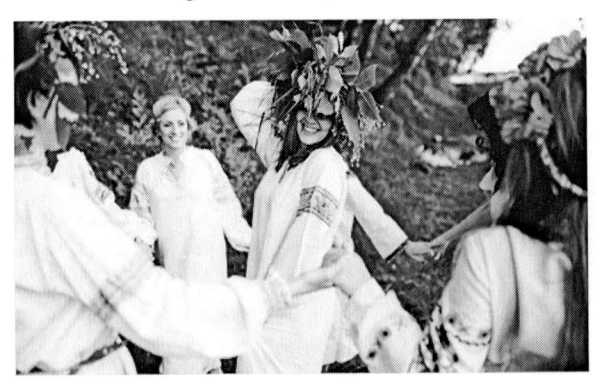

Fonte: Freepik[7]

Assim sendo, ao transcender o individual, o cultural e o histórico, a dança em grupo ritualiza e simboliza este conteúdo pela manifestação do desejo, do sentimento e do pensamento, ao mesmo tempo em que isenta o indi-

---

[7] Disponível em: https://br.freepik.com. Acesso em: 20 dez. 2020.

víduo da responsabilidade e da consequência do contato real com a situação expressada pelo movimento e expressão corporal (ANDRADE, 2000, p. 161). Desta forma as danças populares e folclóricas (figura 10) guardam muito do movimento natural e sensual, há muito se distanciaram do dançar primitivo, cujos movimentos se harmonizavam plenamente com o corpo, pois estes obedeciam a um ritmo interno: as batidas dos tambores que tinham apenas a função de orientar esse natural ritmo interior (ANDRADE, 2002, p. 154).

Do ponto de vista corporal, a dança é uma forma de integração e expressão individual e coletiva: exercitam-se a atenção, a percepção e a colaboração entre os integrantes do grupo, sua prática facilita a construção consciente da imagem do próprio corpo – fundamental para o crescimento e a maturidade do indivíduo e para a formação de sua consciência social.

Assim sendo, os movimentos corporais funcionam como meio de libertação da expressividade individual (ANDRADE, 2002, p. 153 e 159). A dança está isenta de todas as exigências técnicas que nortearam a dança moderna. Assentada no princípio da espontaneidade, objetiva recuperar a expressão natural do corpo pelo movimento, visando ao desbloqueio de expressão característica do homem moderno.

Figura 11 – Uso e Indicações dança para a Terapia Ocupacional

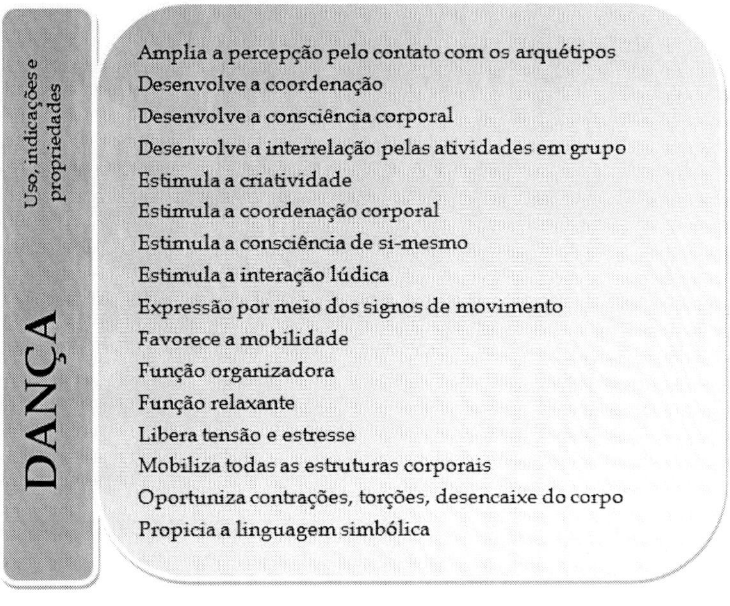

DANÇA

Uso, indicações e propriedades

Amplia a percepção pelo contato com os arquétipos
Desenvolve a coordenação
Desenvolve a consciência corporal
Desenvolve a interrelação pelas atividades em grupo
Estimula a criatividade
Estimula a coordenação corporal
Estimula a consciência de si-mesmo
Estimula a interação lúdica
Expressão por meio dos signos de movimento
Favorece a mobilidade
Função organizadora
Função relaxante
Libera tensão e estresse
Mobiliza todas as estruturas corporais
Oportuniza contrações, torções, desencaixe do corpo
Propicia a linguagem simbólica

Fonte: Almeida, Martini e Bittencourt

A teoria se assenta no princípio de que o movimento e o contato ocupam lugar de destaque nas características de personalidade do ser humano. Andrade (2002) refere que na dança, o terapeuta deve atuar como catalisador e, centrado em sua sensibilidade, utilizando seus conhecimentos teóricos vertidos em técnicas que estejam sendo requisitadas de forma não explicitada pelo grupo. Ele deve, ainda, organizar e estabelecer a estrutura da coreografia, escolher as músicas, as sequências dos procedimentos, criando uma situação que favoreça ao indivíduo a realização de movimentos rítmicos que expressem suas emoções (figura 11).

Desta forma, a dança é uma forma de autoconhecimento, educação da sensibilidade e de comunicação, pois ao movimentar o corpo este estabelece íntima relação com a expressão corporal porque é o corpo e os movimentos que são seus meios de expressão. Enquanto a Expressão Corporal é mais um *brincar* com o corpo de onde não se descarta a linguagem, as sensações, os sentimentos e pensamentos realizados com ele (STOKO; HARF,1987).

2.7. DESENHO

É o processo pelo qual uma superfície é marcada aplicando-se sobre ela a pressão de uma ferramenta (lápis, carvão, nanquim, grafite, pastel, caneta, pincel etc.) e movendo-a, de forma a surgirem pontos, linhas e formas planas. O resultado deste processo (a imagem obtida) também pode ser denominado de desenho, pela sua composição bidimensional, possuindo intenção estética, sendo considerada uma expressão artística.

Para Coll e Teberosky (1999, p. 30), "o *desenho, tanto artístico como o desenho informativo é a maneira mais básica de nos comunicarmos por meio de imagens, por que capta o essencial das formas*". É uma forma de expressão artística que tem uma linguagem própria. Ele se utiliza de grafismo, linhas, pontos, traços etc., podendo ser preciso imitando a realidade, informativo (mapas), mas pode ser apenas a expressão de sentimentos e pensamentos sem a necessidade de corresponder ao real.

Muitas pessoas sentem-se intimidadas ao desenhar, principalmente os adultos que não tiveram estímulos necessários na infância. No processo terapêutico, pode-se desbloquear essa tensão em relação ao desenho propondo que se desenhem linhas, formas com emoções, tristes, alegres, com raiva, como numa atividade lúdica, em exercício descomprometido com o real para que se perceba o desenho como uma atividade prazerosa (figura 12). "*O desenho permite expressar histórias pessoais com clareza, apenas utilizando a configuração linear da imagem*" (PHILIPPINI, 2009, p. 49).

Figura 12 – Uso e indicações do desenho para a Terapia Ocupacional

DESENHO

Uso, indicações e propriedades

Ativa o imaginário
Desenvolve a percepção de figura/fundo
Desenvolve a coordenação visomotora
Desenvolve a auto expressão
Desenvolve a criatividade
Desenvolve a percepção de luz/sombra
Desenvolve a percepção do espaço
Estimula a abstração e objetividade
Estimula a expansão do movimento gráfico
Estimula a expressão conceitual por meio da forma
Estimula a percepção de ponto, linha, traço e espessura
Estimula as preensões
Estimula o controle do seu próprio corpo
Favorece a manualidade
Favorece a projeção simbólica
Favorece as habilidades motoras
Favorece identificar limites

Fonte: Almeida, Martini e Bittencourt

A escolha dos meios e materiais está intimamente relacionada à técnica escolhida, pois um mesmo objeto desenhado produz resultados absolutamente diferentes se forem utilizadas ferramentas diversas como bico de pena e o carvão (figura 13).

Figura 13 – Desenho com carvão

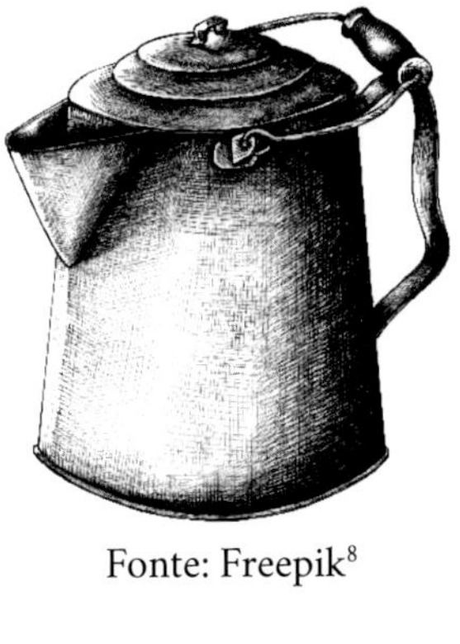

Fonte: Freepik[8]

Existem meios de desenho à base d'água (o *lápis-aquarela*, por exemplo), que podem ser desenhados como os lápis normais, e então umedecidos

---

[8] Disponível em: https://br.freepik.com. Acesso em: 20 nov. 2020.

com um pincel molhado para produzir vários efeitos, além disso, temos os pastéis oleosos, lápis de cera, lápis de cor, caneta hidrocor, lápis e canetas de nanquim, entre tantas outras opções. Da mesma forma que se tem as ferramentas, existem diversos suportes, além do papel branco, como lixas, papel camurça, ondulado e toda a gama de papéis coloridos. No desenho, a coordenação motora fina é bastante trabalhada, portanto, o controle é essencial, não só o motor, mas principalmente o intelectual.

2.7.1. Pigmentos e tintas

Ao se trabalhar com pigmentos e tintas, favorece a exploração e experimentação, com o objetivo de desbloquear o fluxo criativo, abrindo mão do controle, no fazer. Aqui, o terapeuta beneficia a experimentação sensorial e lúdica das cores e formas, ao lidar com o inusitado, exercitando o aceitar do fluxo natural do material e imagem (figura 14).

Figura 14 – Pigmento e tintas

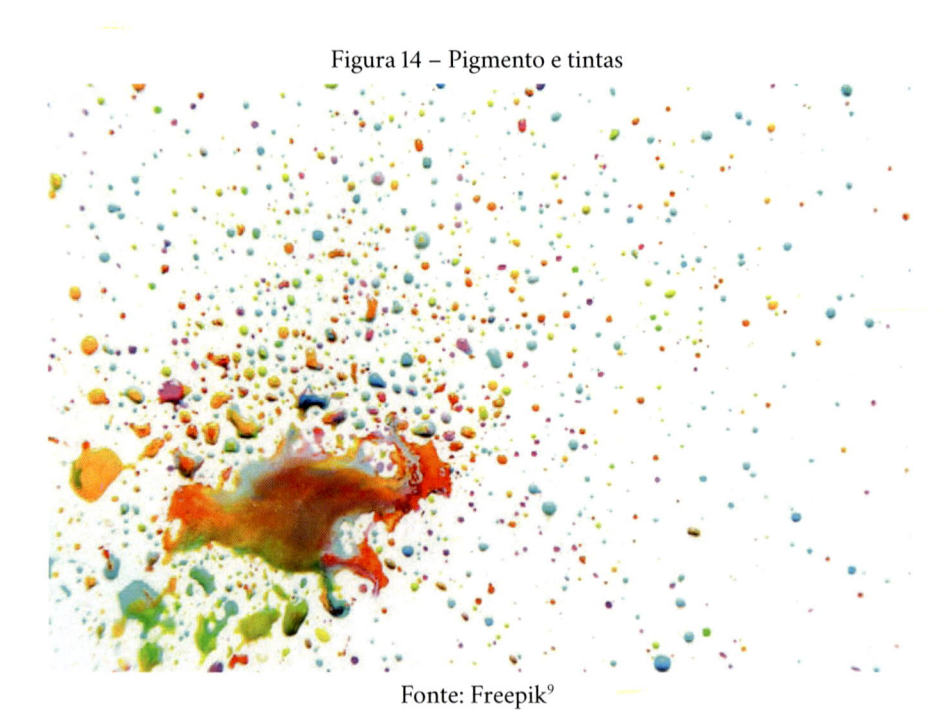

Fonte: Freepik[9]

2.7.2. Tipos de desenho

O desenho de cópia enfoca a atenção na realidade exterior, e é indicado para pessoas que fantasia, sonha, obrigando-as a perceber e reproduzir a

---

[9] Disponível em: https://br.freepik.com. Acesso em: 20 nov. 2020.

realidade tal como ela é. A imensa dificuldade que encontram em reproduzir, não é só o medo de errar, mas a própria dificuldade de dar direcionamento em sua vida. É indicado para pessoas dispersas, sonhadoras e confusas.

No desenho livre, as pessoas entram em contato com sua realidade interna, deixando fluir conteúdos que estejam ao ponto de emergir. Nos dirigidos, aqueles feitos a partir de um tema que o terapeuta ocupacional escolhe, os clientes entram em contato com sua realidade, mobilizando emoções bloqueadas que precisam vir à tona. Indicados para pessoas deprimidas, com tônus vital rebaixado. O monocromático trabalha as emoções superficiais, a nível periférico; e quando se utiliza o colorido e se lida com os profundos.

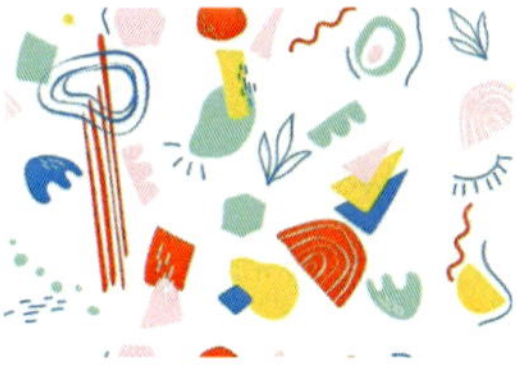

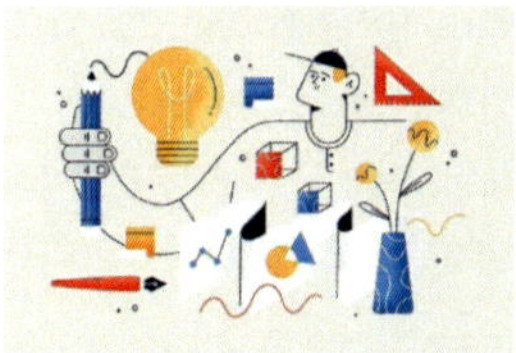

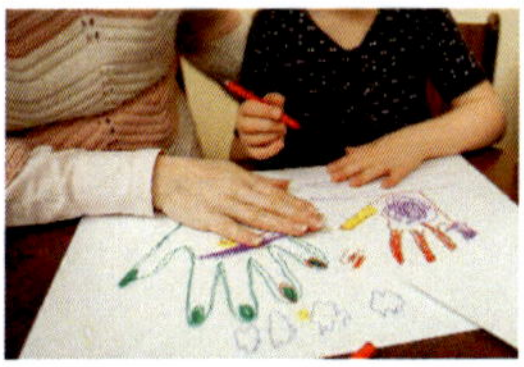

Figura 15 – Tipos de desenhos

Desenho abstrato	Desenho criativo	Desenho Dirigido
Desenho geométrico	Desenho com Grafite	Desenho ilustrativo
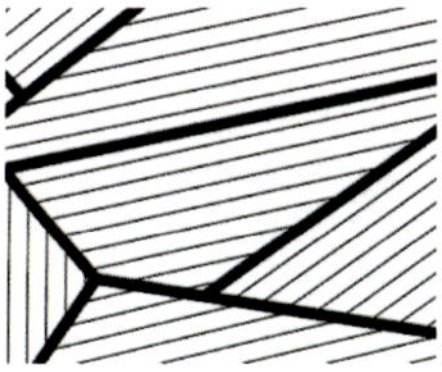		
Desenho livre	Desenho de memória	Desenho de Observação

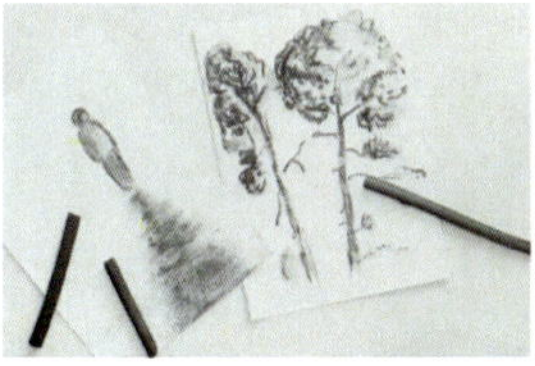

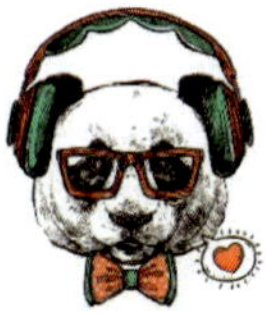

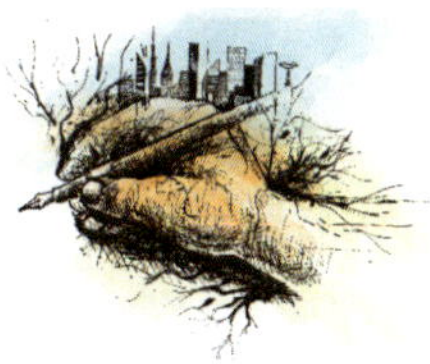

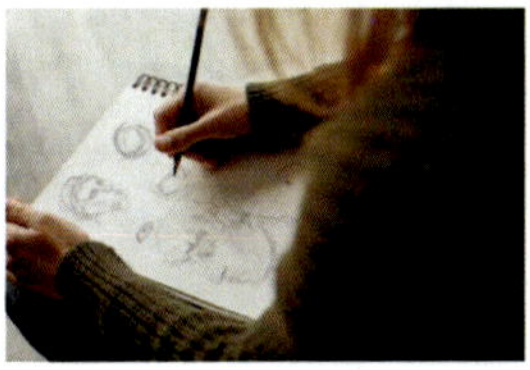

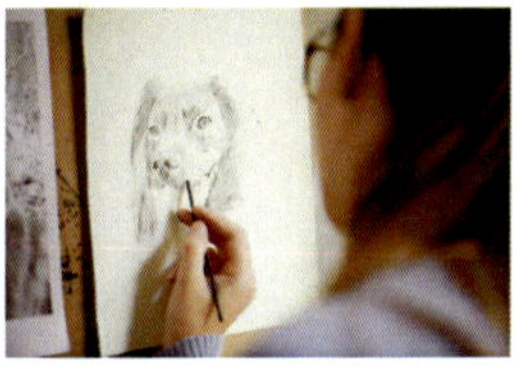

Fonte: Freepik[10]

Existem vários tipos de desenhos, os quais estão referidos a seguir (figura 15).

[10] Disponível em: https://br.freepik.com/. Acesso em: 30 abr. 2020.

- **Desenho abstrato:** um desenho que você faz sem nenhum sentido para os outros, mas para você ele tem algum sentido, como uma emoção, uma pessoa etc. As obras possuem uma grande mistura de ideias não tendo um sentido central, cada um imagina o que o objeto forma (MEDEIROS, 2004).

- **Desenho Criativo:** caracteriza pelo livre (MEDEIROS, 2004).

- **Desenho dirigido:** São os desenhos onde se propõe um tema, no caso da Terapia Ocupacional pode-se direcionar o fazer com o objetivo específico (vinculado ao cuidar), que mobilize emoções que possam estar bloqueadas e que precisam vir à tona para serem integradas a consciência, pois a pessoa é estimulada a falar sobre sua projeção (MEDEIROS, 2004).

- **Desenho de forma geométrica:** a composição é harmoniosa geometrizada de um tema escolhido. Para desenhar muitas das vezes se faz necessário o uso de régua e compasso, para compor uma cena, uma paisagem ou um objeto (MEDEIROS, 2004).

- **Desenho com Grafite:** usando surgiu o desenho de Grafite foi descoberta na Baviera por volta de 1400. O lápis de grafite é o mais utilizado de todos os instrumentos de desenho. Ele é uma barra fina de carvão, comprimido, protegido por um envoltório de madeira em forma de lápis e de fácil manejo. O grafite produz um traço monocromático e gamas de tons cinza podendo ser aplicada em vários tipos de suporte. Desenhar a grafite obriga a uma análise exaustiva e reflexão constante. Os tons obtêm-se por justaposição ou cruzamento dos traços. Quanto mais fino e duro for o lápis, mais suave será o tom. Só é possível desenhar com a ponta, ele pode ser usado praticamente em todas as superfícies, exceto nas plastificadas, onde adere mal. Quase todos os tipos de papel – lisos, com textura, rugosos – são também um suporte adequado. Papéis coloridos são também frequentemente usados para trabalhos de desenho a grafite. Ele também favorece a projeção da sombra, dando as nuanças do esboço (GITAHY, 1999).

- **Desenho de Ilustração:** um tipo de desenho que pretende expressar alguma informação, normalmente acompanhado de outras mídias, como o texto (MEDEIROS, 2004).

- **Desenho Livre**: aquele que não depende de meios representativos, mas da própria imaginação e criatividade, cuja Espontaneidade é, talvez, a característica mais importante do desenho. Às vezes a mulher pode oferecer resistência ao desenho livre. Ela não sabe como expressar-se bem, tem medo de fazê-lo, receia não agradar. Isto é natural ocorrer; portanto não force a criança, deixe que ela realize os trabalhos naturalmente. Se você observar que ela não quer utilizar esta técnica aponte outra que ela se interesse mais (MEDEIROS, 2004).

- **Desenho de memorização:** representação gráfica que se espelha na forma de elementos da realidade visualizada anteriormente, pois o SER; não tem o objeto em seu campo visual enquanto o desenho vai sendo elaborado no papel. *Desenhe a casa que você nasceu... desenhe sua casa... desenhe seu corpo...* (MEDEIROS, 2004).

- **Desenho de observação:** é a representação, na maioria das vezes figurativa, a partir da observação de um modelo se propondo a transferir para o papel de desenho sua forma, textura, iluminação, cor etc., com auxílio de instrumentos de mensuração visual à distância ou medidas e cálculos mentais por meio da observação direta (MEDEIROS, 2004).

Para Brito (1995, p. 12), a pessoa criativa é aquela que se permite atuar dentro desse processo, trazendo de dentro de si mesma os elementos motivadores da criação, seja ela um gesto, um ato, um desenho ou uma obra de arte. Buscar dentro de si e criar, implica em se revelar, se mostrar, se expor de forma pura, espontânea e transparente.

Outro tipo de desenho que é realizado em paredes é o **Desenho de Grafite,** a definição do termo é referente a pintura feita em parede, sendo uma forma de manifestação artística em espaços públicos, meio utilizado para expressar toda a opressão que a humanidade vive, principalmente os menos favorecidos, procurando refletir essa realidade nas paredes das ruas (figura 16). Ela visa debater sobre um determinado tema ou simplesmente admirar a beleza estética dos traços, em meio ao caos da vida nos grandes centros urbanos (LEAL, 2009).

Figura 16 – Grafite localizado na Rua Presidente Pedreira, no bairro Ingá em Niterói

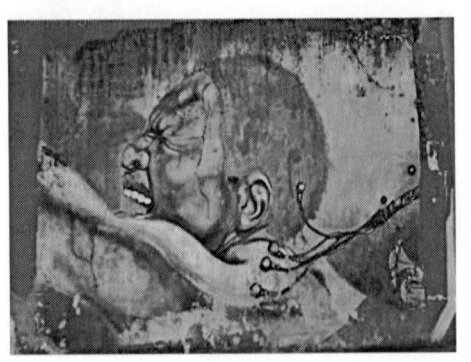

Fonte: Grafite de Marcelo Melo[11]

2.8 ESCULTURA

É uma arte que representa imagens em relevo total ou parcial usando a tridimensionalidade do espaço, cujos processos datam da Antiguidade e sofreram poucas variações até o século XX. Esses processos podem ser classificados segundo o material empregado: pedra, metal, argila, gesso ou madeira.

Figura 17 – Uso e Indicações da escultura em Terapia Ocupacional

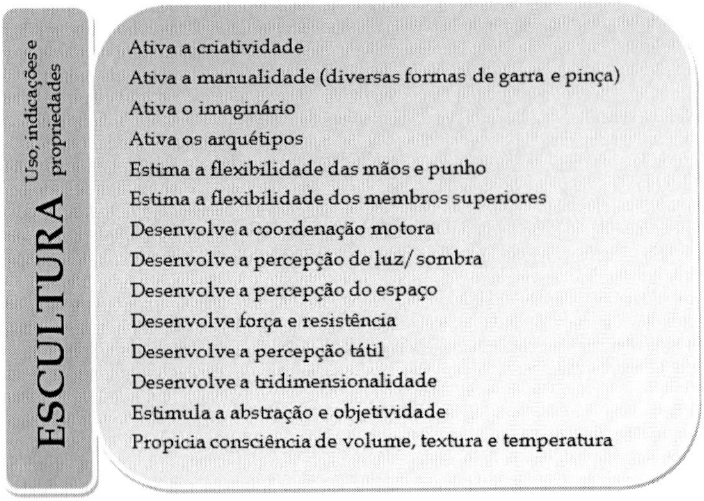

ESCULTURA — Uso, indicações e propriedades

- Ativa a criatividade
- Ativa a manualidade (diversas formas de garra e pinça)
- Ativa o imaginário
- Ativa os arquétipos
- Estima a flexibilidade das mãos e punho
- Estima a flexibilidade dos membros superiores
- Desenvolve a coordenação motora
- Desenvolve a percepção de luz/sombra
- Desenvolve a percepção do espaço
- Desenvolve força e resistência
- Desenvolve a percepção tátil
- Desenvolve a tridimensionalidade
- Estimula a abstração e objetividade
- Propicia consciência de volume, textura e temperatura

Fonte: Almeida, Martini e Bittencourt

---

[11] Presente na rua Presidente Pedreira, no Ingá (Niterói/RJ). Disponível em: https://medium.com/@reilisampaio/. Acesso em: 24 abr. 2020.

Hauschka (1987b, p. 73-74) esclarece que o efeito da escultura sobre o homem é mais profundo, porque na realidade, trata-se da faculdade de cria totalmente no espaço. Essa arte favorece a manutenção dos pés firmes sobre a terra, e está familiarizado com o processo de erguer a matéria à vida, manifestando as forças planadoras no espaço (figura 17).

O escultor é o ser capaz de transmutar pelas suas mãos criadoras, de modo etéreo e inconsciente, a matéria física da gravidade e plasmar segundo diferentes leis mecânicas toda a rigidez da matéria, transformando-as em uma escultura.

Na escultura, o material é sempre rígido e frequentemente pesado. A arte de esculpir em madeira utiliza poucas espécies de árvores, que são selecionadas em função da sua textura, da beleza do material proporcionado pelos veios e pela tonalidade da matéria prima (GALLEGOS DE DANOSO, 1994).

As madeiras comumente utilizadas são o cedro e o mogno, por serem fáceis de trabalhar e mais leves. O acabamento da obra é dado com tintas e vernizes preparados com resinas químicas ou naturais. Neste sentido, a técnica do entalhe (figura 18) é um processo que requer tempo e esforço, já que o artista trabalha minuciosamente numa escultura, cortando ou extraindo o material supérfluo (madeira, por exemplo) até obter a forma desejada.

Figura 18 – Escultura em Madeira	Figura 19 – Escultura em mármore	Figura 20 – escultura em Metal
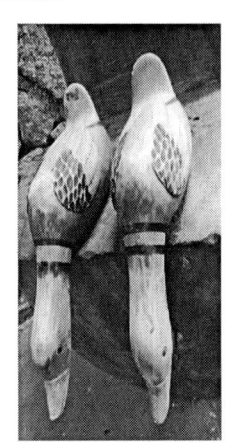	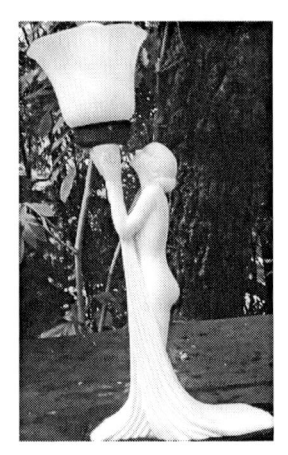	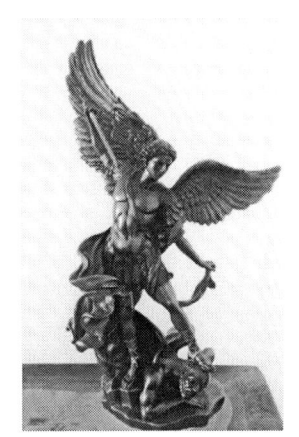
Fonte: acervo pessoal	Fonte: acervo pessoal	Fonte: acervo pessoal

A maior parte da história, encontram-se obras de artistas que se utilizaram de materiais mais perenes e duráveis possíveis como a pedra (mármore, pedra calcária, granito) ou metais (bronze, ouro, prata). A escolha de um material normalmente implica a técnica a se utilizar. A cinzelação, quando de um bloco de material se retira o que excede a figura utilizando ferramentas de corte próprias, para pedra ou madeira; tais como **martelo de borracha** (dois lados planos, utilizados para bater no cinzel), o cinzel com ponta chata é a ferramenta mais essencial para as esculturas e as lixas usadas para dar a forma final à escultura (figura 19).

Segundo Giuliano (2008), a técnica utilizada na escultura de metal tem por base a fundição (ferro, cobre, bronze etc.) que o transforma por meio de um processo complexo que se inicia em argila, passando por um molde que será preenchido com cera, que possibilita total liberdade de forma na construção da matriz (RICK, 2006); obtendo-se outra peça idêntica neste material, que poderá ser retocada, para corrigir algumas imperfeições derivadas do molde. Em seguida, o metal líquido é vazado dentro de um molde, ocupando o lugar deixado pela cera. Esse gesso é dissolvido pela lavagem a jato de água, revelando a peça com seus contornos. A escultura de metal (figura 20) passa, então, por processo final de recorte e de acabamento.

2.9 EXPRESSÃO[12] CORPORAL

Tantos os processos biológicos quanto os psíquicos se processam no corpo, de forma que não se pode falar em corpo e mente separadamente. Ambos se refletem um no outro mutuamente e o tempo todo. Nossa psique está registrada no corpo. As primeiras vivências, desde a fase intrauterina, configuram qualidades emocionais que surgem a partir das sensações físicas. Estas deixam um registro de situações vividas e/ou vivenciadas sensorialmente, formando nossa memória corporal.

Ao trabalhar o corpo nos conectamos diretamente com essa memória, trazendo lembranças de sensações e, às vezes, de conteúdos esquecidos. A Expressão Corporal (BRICKMAN, 1989) tem como proposta favorecer experiências diversas que levem a consciência e ao conhecimento corporal, buscando a organização e a reorganização do movimento por meio da criatividade, tanto de forma individual como coletiva.

---

[12] Capacidade de exteriorizar uma emoção, como prazer, ansiedade, raiva etc. Para Aristóteles a expressão encontra-se vinculada a catarse representada pela possibilidade de descarga que aliviam as tensões psíquicas do SER, levando-as a um estado de reequilíbrio e calmaria.

Figura 21 – Uso e Indicações da expressão corporal para a Terapia Ocupacional

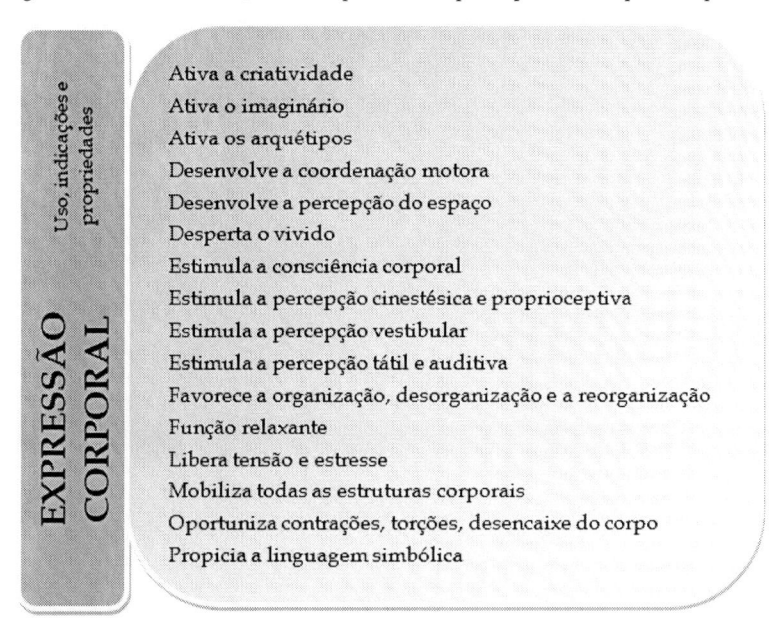

Fonte: Almeida, Martini e Bittencourt

Por um lado, o trabalho corporal se dá por meio do toque, das técnicas de massagem e de respiração, da leitura corporal, da dança, da movimentação espontânea ou conduzida (PEDROZA; CARVALHO, 2009). Utilizadas por diferentes correntes contribuem não só para a dinamização de movimentos, como para a leitura corporal, mas desperta um vivido antigo enterrado na pele, nos músculos, nas articulações, nas vísceras, que é despertado por meio do movimento, do experimento e das emoções (figura 21).

Para Pedroza e Carvalho (2009), a consciência do movimento corporal facilita a assimilação de mundo interior, que se encontra vinculado ao universo sonoro. O som é, na realidade, a vibração que chega aos ouvidos na forma de ondas, percorrendo todo o corpo. Quando une música e movimento, atenuam-se as defesas, induzindo a vivência de situações regressivas, de acordo com os bloqueios, couraças e dificuldades de cada um. Tanto por meio do movimento, como da música ocorre o trânsito energético entre consciente e inconsciente, entre Ego e o *Self*.

Segundo Jung (2011), a expressão corporal favorece a comunicação entre todas as partes da psique, acabando por abrir caminhos para que ideias, lembranças, emoções e símbolos possam surgir e serem integrados pela consciência, favorecendo a individuação. Por levar o sujeito a um contato com os núcleos arquetípicos mais profundos, possibilitando a vivência de complexos e, também, a emersão de imagens arquetípicas, concretizadas nos gestos, na dança, no toque e nas formas corporais.

Figura 22 – Expressão corporal

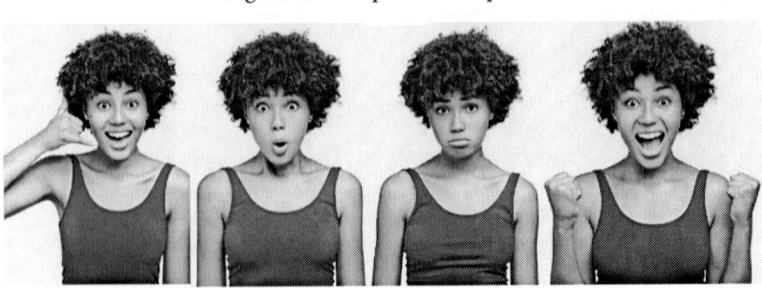

Fonte: Freepik[13]

A expressão corporal (figura 22) fala para além das palavras, fazendo ponte direta entre o universo imaginário e o simbólico. É do movimento espontâneo que nasce do arsenal simbólico de cada um.

Para Brikman (1989), a Expressão Corporal desempenha e amplia todas as possibilidades humanas, pois traz o conhecimento pessoal e individual, favorecendo ao corpo manifestar suas experiências e vivências do cotidiano, do cultural, das necessidades e desejos humanos e bem menos do irreal e do imaginário, pela representação artística.

A expressão *consciência corporal* enfatiza a compreensão de que, na arte, vivenciamos e reconhecemos que o corpo está incluído nos processos da memória, de que os movimentos acionam e são acionados pelos sentidos, de que a consciência não está separada, mas presente no movimento corporal. Ao mesmo tempo, sublinha a intenção de ampliar a percepção dos mecanismos corporais envolvidos no movimento, por meio da atenção e da observação presentes no mo(vi)mento. O que usamos chamar de escuta do corpo.

É por meio do movimento (figura 23) que somos capazes de nos expressar para o mundo, pois o movimento surge do interior de cada ser, de sua carne e sentimentalidade, independente dele ser consciente ou inconscientemente, ele estabelece trocas com o ambiente e também permite criar novas maneiras de expressividade.

---

[13] Disponível em: https://br.freepik.com/. Acesso em: 30 abr. 2020.

Figura 23 – A expressão pelo movimento

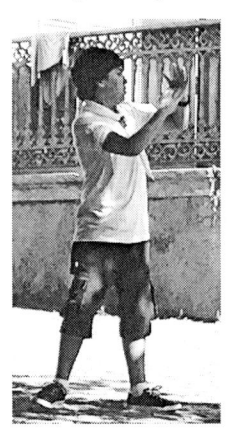

Fonte: acervo pessoal

Klauss Vianna criou uma técnica que valoriza os movimentos do corpo orientados pelas mais diferentes emoções e pela percepção consciente dessas sensações, ele procurou estabelecer na sua didática de trabalho a percepção e a compreensão do processo evolutivo do corpo. Para ele, totó o processo é individual, pois leva em consideração a visão de mundo, dos paradigmas, conceitos, procedimentos, exercícios, objetivos, estruturas, entre outros elementos, alcançando o nível de sistema aberto e dinâmico, suficiente para que outros desfrutem da criatividade e expressividade (SILVA, 2008).

O desejo de Klauss (2005) era devolver o corpo às pessoas, assim ele orientava as pessoas a trabalhar cada articulação do corpo, mostrando que cada uma tem uma função e essa função precisa de espaço para trabalhar. Da mesma maneira, a musculatura também precisa de espaço, já que ela mantém uma relação de trocas constante com os ossos. O movimento que resulta das conexões internas do corpo com as conexões externas de outros corpos pode modificar o estado desse corpo (SILVA, 2008).

Para Neves (2008, p. 81), mesmo que indiretamente, o movimento é registrado, suas qualidades são percebidas conscientemente ou não, assim como as consequências na relação com o ambiente, o que pode acarretar alterações no sistema que podem resultar em um outro movimento, e que se assimila de algum modo à experiência passada. Assim, o movimento que emerge das conexões entre os circuitos internos envolve percepção, valores, memória, conceitos, na relação com os estímulos externos em andamento, atualizando continuamente o que somos na relação com o mundo.

Nesta linha de trabalho, de certa forma, Almeida (2006) criou metodologia que visa auxiliar os terapeutas em seu trabalho com atividades corporais, na qual, em primeiro lugar, é abordada a consciência corporal.

2.9.1 Teoria de Laban da Arte do Movimento Humano

Laban dedicou sua vida ao estudo do movimento humano em seus significados e relações com o meio resgatando os atos espontâneos pela dança e considerando a rotina de movimentos como restrição à expressividade do homem. Sua proposta de dança não considera apenas a graciosidade, beleza das linhas e leveza dos movimentos, mas a liberdade que possibilita ao homem se expor por seus movimentos e encontrar a autossuficiência no próprio corpo. Em seus estudos, Laban (1978) identificou quatro Fatores de Movimento – Tempo, Espaço, Peso e Fluência – e os associou como condição de definição do Esforço exercido no movimento, gerando ações básicas – flutuar, deslizar, socar, pressionar, pontuar, chicotear, torcer e sacudir (figura 24). Cada fator de Movimento abre um mundo de possibilidades. O Espaço envolve planos, níveis, direções e trajetórias. O Tempo abrange aceleração, repouso, desaceleração, respiração, ritmo. O Peso traz consciência de eixo, equilíbrio, tônus forte ou fraco e a Fluência coloca o SER em contato com uma atitude livre ou controlada.

Figura 24 – Laban

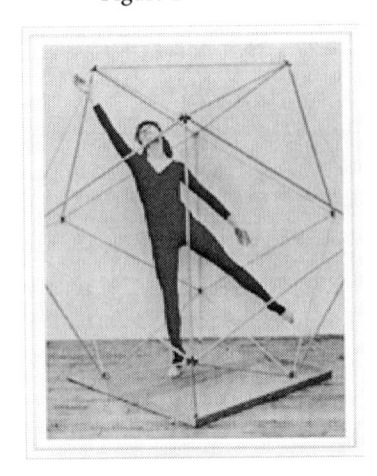

Fonte: Wikipédia[14]

---

14 Disponível em: http://pt.wikipedia.org. Acesso em: 10 dez. 2020.

O SER ao buscar na dança o canal intuitivo no desejo de desenvolver melhor sua arte, ele não se perceber que esses acontecimentos são absorvidos subliminarmente pelo inconsciente e a qualquer momento podem brotar do seu campo imaginário (consciente e inconsciente) como espécie de segundo pensamento (tabela1).

Tabela 1 – Correspondência do estudo de Laban, Jung e Elementos da Natureza

	JUNG	ELEMENTO	LABAN
1	Pensamento	Ar	Espaço
2	Sentimento	Água	Fluência
3	Sensação	Terra	Peso
4	Intuição	Fogo	Tempo

Fonte: Reis, 2007

Laban estabelece relações de seus estudos de qualidade do movimento com a psicologia junguiana, esclarece que o Movimento Genuíno busca nas teorias de Jung uma análise do movimento pelo qual o interno é exteriorizado. Whitehouse (PALLARO, 2003, p. 82) diz ser por meio da *imaginação ativa* (teoria desenvolvida por Jung, referente a associações entre consciente e inconsciente) que se estabelecem relações entre o interno e externo (1999).

Desta forma, Laban (1978) correlacionou os Fatores de Movimento aos estudos de Jung, vinculando os quatros fatores de movimento aos tipos psicológicos de Jung (2014), conforme a tabela acima Movimentos carregados de corpo-pensamento-memória e identidades que encontram no FAZER o seu tempo-espaço de execução. Esse encontro transforma o fenômeno da dança em arte inter-relaciona constituída por meio de sucessão de eventos que poderiam ser comparados a etapas de um VIVER (rito), pois o encadeamento de ações que compõe o dançar faz aflorar a espiritualidade, perpetuando determinado modo de compreensão do mundo e de sua forma de estar no mundo, assim como suas implicações filosóficas.

Nesse sentido, o rito atualiza o mito, que para Jung (2012) significa a vivência do inconsciente coletivo. Esta, por sua vez, desperta o corpo cênico que torna visível o invisível, pois o dançar favorece o desbloqueio emocional.

2.10 FILMES

O uso de filmes na área da saúde e social tem se mostrado como rico recurso, pois seus conteúdos podem ser relacionados com as ciências da saúde, promovendo o uso na educação visando à aprendizagem e a divulgação de aspectos relevantes na área. Diversos autores apontam como meta para o trabalho com filmes para fins didáticos a formação de profissionais que reflitam sobre vários aspectos das relações existentes entre saúde, doença e seus impactos no SER, na família, na sociedade (FRESNADILLO MARTÍNEZ *et al.*, 2005) e no meio ambiente. Esses fatores podem ser estendidos nas oficinas quando se busca o encontro de *Si-mesmo* ou a valorização do SER.

O filme (figura 25) contempla as dimensões pedagógica, ética, psicossocial e política, cuja dimensão pedagógica em filmes é vasta, sendo muitas as questões, os conceitos e reflexões sobre a realidade, as quais propiciam a produção do conhecimento e o encontro consigo mesma (BEZERRA; KATO, 2013). A análise das cenas estimula o debate, o diálogo, o desenvolvimento do pensamento crítico com a contextualização a respeito de questões sociais e das condições de saúde, o compartilhamento de conhecimento que deriva das experiências leva a discussão para além dos problemas abordados em textos acadêmicos (ICART ISERN, 2014).

Figura 25 – Uso e Indicações de filmes para a Terapia Ocupacional

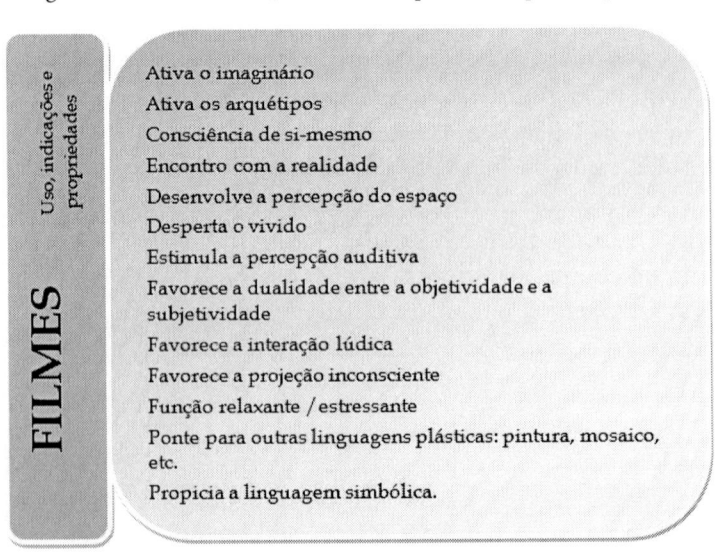

Fonte: Almeida, Martini e Bittencourt

Assistir a um filme, analisar cenas nas dimensões mencionadas, contextualizar a realidade abordada, oportuniza vivências que parecem reais, uma vez que o cinema dá a impressão de que é a própria vida que vemos na tela (BERNADET, 1985), pois pode causar impactos sensoriais e emocionais, por promover o acesso a situações transcendentais como a dor, a violência, a deficiência, a enfermidade e a morte. Assim, o uso de filme em oficinas de sensibilidade pode ser considerado uma prática que fomenta a crítica, a observação, a reflexão e inclusive a pesquisa, constituindo-se um recurso amplo, flexível, capaz de ampliar o conhecimento conceitual, fomentando atitudes, competências e habilidades contextualizadas com o universo dos estudantes presididas pela cultura atual da emoção e da imagem (ICART ISERN, 2014).

Partindo do exposto, emergiram alguns pontos para reflexão: Como utilizar os filmes em oficinas de Terapia Ocupacional? Que dificuldades podem surgir? Que filmes utilizar? Que relações estabelecem com as temáticas na área de saúde ou social? Nesse sentido, selecionaram-se os seguintes filmes para serem trabalhados nas oficinas.

2.10.1 *Dormindo com o Inimigo* (1991)

Laura levava uma vida feliz ao lado do marido, até ele mostrar seu lado possessivo e violento. Em vez de denunciar à polícia, sofre em silêncio, por medo da reação dele. Para escapar dele, ela forja a própria morte e como mulher livre vive em outra cidade, com nova identidade e busca levar uma vida normal. Martin, seu marido, descobre que a esposa pode estar viva e vai atrás dela, preferindo vê-la morta.

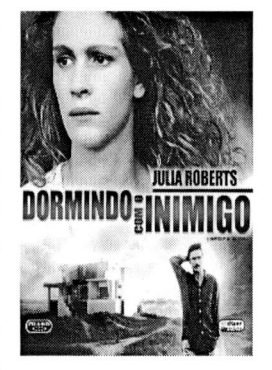

Na Terapia Ocupacional pode-se a partir do filme ou parte dele, expressar os relacionamentos abusivos, justamente por terem o machismo e o patriarcado, mostrando as sutilezas nos relacionamentos, como o abusador é um ser completamente inserido na sociedade, com amigos, família etc.

2.10.2 *A colcha de retalhos: a arte que cura* (1995)

Finn é uma jovem que tem dificuldades de fazer escolhas e se encontra em um momento importante da sua vida, pois está prestes a se casar, porém não tem tanta certeza de que realmente quer se casar. Vai para a casa de sua avó e lá as sete mulheres se reúnem e tecem uma colcha de retalhos e o tema escolhido para este ano foi "Onde Mora o Amor?", sendo um presente de todas para seu casamento. A confecção da colcha foi falando um caminho saudável para aquelas mulheres reencontrarem, elaborarem e assim transformar suas histórias, repletas de símbolos e afetos vivenciadas por cada uma. Ao tecer a colcha as mulheres tecem as suas histórias de amores. Uma das histórias permeia relações familiares que contam a história de traição com a quebra vários objetos, dos quais depois de quebrados são reconstruídos como um grande mosaico de cacos nas paredes de sua casa. Desta forma, pode-se trabalhar histórias de vida, relacionamentos por meio do mosaico, costura etc.

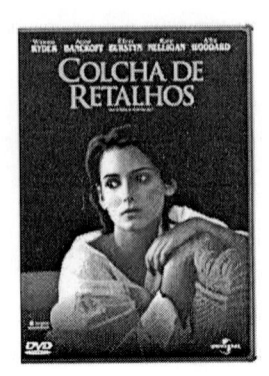

2.10.3 *Nunca mais (Enough)* – 2002

Slim é uma dedicada garçonete que tem sua vida transformada por completo após se casar com Mitch, um empresário milionário. Ela deixa o trabalho e se adéqua a uma tranquila vida com as posses do marido, juntamente com Gracie, sua filha de 5 anos. Ela tinha uma vida perfeita, até que percebe que seu marido não tem nada de perfeito, abusando dela cada vez mais, pois começa a agredir e acaba por atacar também a sua filha. Para garantir a segurança da filha pequena, ela esconde a criança em um lugar seguro e parte para uma verdadeira jornada se preparando física e mentalmente

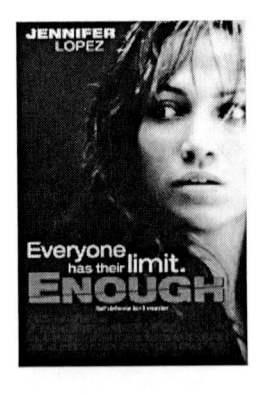

para confrontá-lo e pôr um fim nas ameaças, e o pesadelo que ele impôs.

Na terapia ocupacional, estas experiências podem ser trabalhadas em grupo e facilitar a verbalização das mulheres, frente a violência.

2.10.4 *Pelos Meus Olhos* (2003)

Pilar é uma mulher que, numa noite de inverno, foge de casa levando o filho e mais algumas poucas coisas. Ela sabe que o marido vai procurá-la e isso a deixa apavorada. Ela é tudo para ele. Ele diz, inclusive, que foi ela que lhe deu os seus olhos.

Pelos Meus Olhos é um espelho da sociedade, porque muitas mulheres vivem (violência doméstica) e que representa algo em torno de 10% em relação entre casais na Espanha. O filme mostra acontecimentos de 1982, 1992 e 2006. No qual se pode perceber o ciclo de violência doméstica. Ela precisa recuperar seus olhos, sua identidade, e para que isso ocorra, ela saia da sua cidade e vira guia de quadros de museu. Nos grupos de atendimento à mulher, este filme pode propiciar o seu empoderamento e a vivencia do ciclo de violência.

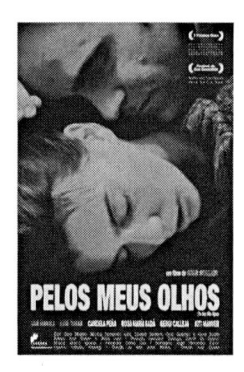

2.10.5 *O sorriso de Monalisa* (2003)

Ambientado nos anos 50, este filme suscita um leque de possibilidades, dentre os quais se destaca o trabalho com os temas ligados às questões de gênero e às questões educacionais. Nesse sentido, pode ser articulado, de maneira mais íntima, aos conteúdos estruturantes "O processo de socialização e as instituições sociais" (visando à possibilidade de ser trabalhado na instituição escolar) e "Cultura e Indústria Cultural" (analisando a formação cultural dos papéis masculino e feminino na sociedade capitalista moderna). Permite trabalhar: os aspectos culturais do gênero; cultura patriarcal; escola como instituição patriarcal; desigualdade de gênero; movimento social feminista; escola como reprodutora das desigualdades sociais e de gênero; teorias sociológicas sobre a educação escolar tradicionalista; a escola como instituição de socialização.

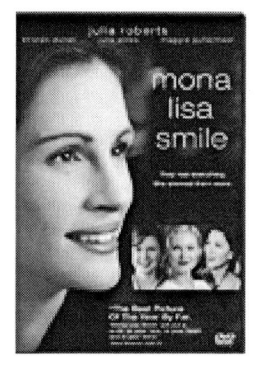

2.10.6 *O Silêncio de Melinda (Speak)* – 2004

Começa em um dia de volta às aulas, Melinda parece ser uma estranha no colégio onde já estudava, ela não consegue mais se relacionar com aqueles que foram seus amigos e o ambiente escolar se tornou opressivo e hostil... O silêncio pode ser por vezes a pior postura diante de uma situação que nos traumatiza e provoca intensa dor. Ao se fechar para o mundo, a dor que ela sente é tão intensa que se torna introspectiva e inexpressiva, sua solidão e melancolia aumentam à medida que ela percebe que seu silêncio e sua angústia já não são sentidos por mais ninguém.

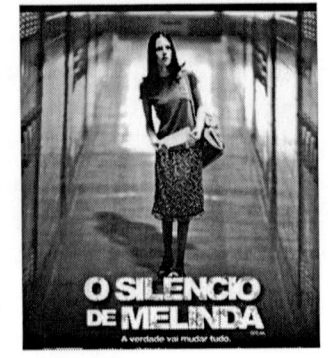

O Silêncio de Melinda traz as questões das relações interpessoais (familiares, escolares e sociais), desta forma, no cuidado da terapia ocupacional favorece a exposição de sentimentos e assim começa a tomar coragem de se posicionar de uma forma não tão recessiva diante de seus relacionamentos e a reflexão do abuso sexual, traumas, relações familiares, sociais e afetivas.

2.10.7 *O aborto dos outros* (Carla Gallo, 2008)

O documentário brasileiro discute, a partir de depoimentos com meninas, mulheres e especialistas, o tema do aborto – dos previstos em lei e em situações clandestinas. A história de Celie, inicialmente com 14 anos, durante 40 anos de sua vida. Em sua juventude, era violentada pelo pai, chegando a dar à luz duas crianças antes de se tornar estéril. A personagem vive o drama no qual é separada dos filhos, além de ser tratada de forma ambígua até tomar consciência do seu valor e das possibilidades que o mundo lhe oferece. Desta forma, o filme oferece ao terapeuta

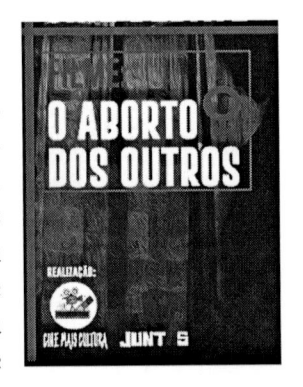

ocupacional a oportunidade de se falar sobre aborto, violência, autoaceitação, amizade, autoestima e superação.

2.10.8 *Preciosa – Uma história de Esperança* (Lee Daniels, 2009)

Preciosa conta a história de Clairence Preciosa Jones, uma adolescente de 16 anos residente no bairro de Harlem, Nova York. Preciosa, como prefere ser chamada, cresceu e vive em ambiente hostil, no qual se defrontou com muitas adversidades, tais como a pobreza e o preconceito, pois além de ser negra é obesa e mãe adolescente. Preciosa foi vítima de múltiplas formas de violência em seu próprio lar, tais como a negligência dos pais com relação a sua saúde e educação, episódios constantes de violência psicológica de sua mãe e também violência física e sexual perpetradas pela sua mãe e seu pai, sendo que seus dois filhos foram frutos do abuso sexual sofrido.

Preciosa foi vítima de *bullying* pelos colegas da escola, se isolando de todos, de tal modo que ela chegou aos 14 anos de idade sem compreender o que os professores lhe diziam. Ao engravidar pela segunda vez, ela é expulsa da escola regular e convidada a frequentar uma escola alternativa, onde conhece uma professora que lhe oferece educação mais inclusiva e relacionamento mais próximo e respeitoso, que, juntamente com as amizades estabelecidas.

O filme retrata de forma realista o pesadelo vivenciado por vítimas de violência em seu próprio lar. Preciosa é uma garota apática, sem amigos e que traz no rosto o semblante sempre fechado. As cenas em sua casa são sempre escuras, de modo a ressaltar a tristeza e desesperança reinantes. Em contraposição, cria situações imagéticas na qual altera as situações vividas (violência) pela figura de uma pessoa famosa, cercada por fãs e bem cuidada, oferecendo explosão de cores e luz à tela.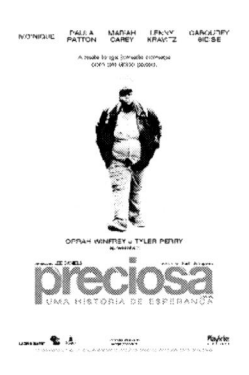

Neste filme, se observa a jornada de uma garota por caminhos com inúmeras adversidades, mas que nunca deixa de acreditar em um futuro melhor para si, que enfrenta diversas dificuldades como cuidar sozinha da filha portadora de Síndrome de Down e do filho mais novo, arrumar um emprego e ter que lidar com os sintomas da AIDS. Embora apresente uma Preciosa mais fortalecida, empoderada e capaz de viver uma vida mais estável e mais feliz, o filme favorece o encarar a realidade de que, talvez, algumas marcas da violência não possam jamais ser extirpadas.

Outro aspecto que deve ser ressaltado no filme se refere à sensibilidade com que a rede de fatores de proteção é apresentada à Preciosa durante a sua trajetória. Ele mostra pela representação realista as falhas existentes na rede de proteção, a começar pela escola de ensino regular, outro ponto que merece destaque diz respeito ao fato de que a figura do pai abusador tem seu papel ocultado pela presença da mãe – negligente e perpetradora de violência física, psicológica e sexual em Preciosa. Assim, embora a mãe tenha se apresentado extremamente inadequada e responsável em grande parte pelo pesadelo vivido por, Preciosa, é perigoso deixar que está figura ressalte de modo excessivo encobrindo a relação do pai, o qual se comportava de forma tão inadequada e digna de indigna quanto à mãe conivente com o abuso sexual sofrido pela filha e, portanto, tão ou mais responsável pelo sofrimento da personagem.

Neste sentido, este filma traz uma série de situações que favorece ao terapeuta realizar vários tipos de oficinas, cujos temas são variados, desde o preconceito, *bullying, relações na escola, em casa, ligações parentais, rede de apoio etc.*

2.10.9 *O Silêncio das Inocentes* (Ique Gazzola, 2010)

História da criação da Lei Maria da Penha (Lei 11. 340/2006) e da luta das mulheres contra a violência doméstica e familiar. Para retratar a triste realidade social da violência contra as mulheres no Brasil, o documentário traz depoimentos de vítimas e o silêncio que cerca a violência no ambiente familiar que impede que os dados levantados revelem corretamente a magnitude deste fenômeno social e o perfil das vítimas no Brasil.

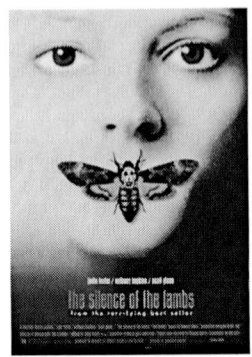

A partir da vivência da realidade brasileira que afeta muito das nossas mulheres a Terapia Ocupacional tem por meta a elevação da autoestima, a valorização da mulher e o desenvolvimento de ocupações que as possibilitem quebrar as algemas da dependência econômica do agressor.

2.10.10 *Erin Brockovich – Uma Mulher de Talento* (2013)

Baseado em uma história real, ele traz a ascensão de uma jovem mulher, *ex-miss*, que chefia seu lar, com todas as dificuldades que o sistema machista impõe. Erin vivencia a angústia de se sentir sozinha no mundo, com filhos a criar e em crise por perceber que os caminhos naturais da sua vida que até então não tem êxitos e glórias profissionais – especialmente para aquelas que se encaixam nos padrões de beleza vigente, limitando ainda nos dias de hoje capacidades que poderiam ser cultivadas e respeitadas, independentes da aparência.

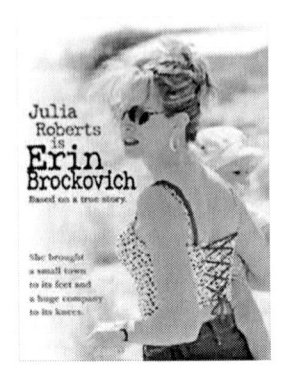

Vivencia vários preconceitos e considerações formadas a partir de dois estereótipos clássicos: mulher bonita é burra e uma mulher com filhos é promíscua. Desta maneira Erin e seus três filhos pequenos abandonados pelos respectivos pais, sem dinheiro para alimentar seus filhos, sai em busca de emprego. Sucessivas rejeições, ou pouca qualificação, ou por ser mãe, Ao retornar de uma entrevista de emprego em que mais uma vez é rejeitada, Erin acaba sendo vítima de um acidente de trânsito e pelo fraco desempenho do advogado titular e dono do escritório faz com que ela perca a indenização e ainda acumular mais dívidas (a multa, os honorários do advogado e o prejuízo pelo acidente).

Em um rompante de desespero, ela implora ao advogado que lhe dê um emprego no seu inexpressivo escritório, a emprega, porém sem os mesmos benefícios e direitos dos outros funcionários. Isso coloca Erin, mais uma vez, em situação comum à de muitas mulheres que, não tendo escolha, aceitam trabalhos desgastantes e com poucas garantias, algumas chegando ao cúmulo de cair no trabalho escravo, com remuneração muito abaixo do que vale sua mão de obra e sem nenhuma garantia trabalhista, acumulando estresse e desperdiçando sua força de trabalho para prover patrimônios financeiros inescrupulosos.

Erin encontra um novo amor que a ajudaria com as crianças ao mesmo tempo em que leva a refletir sobre os problemas afetivos da mulher e mãe, ele não consegue suprimir o traço de machismo que um homem criado em uma sociedade que o reafirma como superior. Em um dado momento, ele sugere que ela abandone seu trabalho e se dedique mais a ele e ao relacionamento dos dois. Nessa hora, Erin mostra que pode alcançar a maturidade e passa a ter uma relação consigo mesma muito forte, ao descobrir seu poder interior, deixando claro que havia lutado muito para chegar até ali e não estava disposta a abrir mão de tudo, como havia feito em seus relacionamentos anteriores.

No ambiente de trabalho, começam as hostilidades dos colegas, que a julgam pelas roupas, pela maneira de falar, pelo jeito de ser. Muitas de nós mulheres, até mesmo feministas, manifestam esse efeito de maneira tão persistente, que inviabilizam algumas discussões e impossibilitam que se mantenha o bom diálogo, gerando episódios de disputa e rivalidade. É um truque machista, que na verdade serve muito bem para a manutenção da supremacia masculina, pois distancia as mulheres, enfraquecendo o poder de atuação e de valorização espontânea que a convivência sadia poderia despertar.

Desta maneira, pode-se perceber os vários tipos de relacionamentos vivenciados. Numa atividade o terapeuta pode trabalhar vários segmentos do filme, por meio de oficinas diferenciadas com focos distintos.

2.10.11 *Vidas Partidas* (Marcos Schechtman, 2016)

O filme conta a história de uma mulher vítima de violência doméstica desde a primeira agressão do marido até a separação, a denúncia e a briga pela guarda das filhas. Graça e Raul é um casal comum. Casaram-se, construíram seu lar, tiveram duas filhas e vive uma vida razoavelmente confortável em um bairro da bela cidade de Recife, em Pernambuco. Algo incomum para a época, Graça é a principal fonte de renda da família, já que Raul tirou um tempo para estudar e só agora volta ao mercado de trabalho.

Num Brasil da década de 80, os dois são felizes, se amam, possuem uma vida ativa – tanto social quando sexualmente. Tudo começa a mudar, no entanto, quando Raul recupera seu posto de provedor 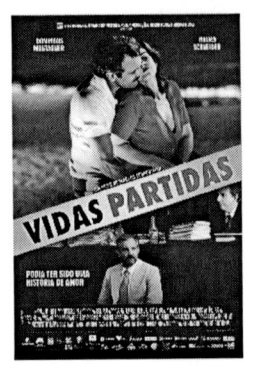 principal da casa. Cada vez mais orgulhoso e possessivo, o professor passa a se comportar com agressividade, de forma abusiva e com desdém com relação às conquistas da esposa. De acordo com dados divulgados pelo "Mapa da Violência – Homicídio de Mulheres" a cada 4 minutos, uma mulher é atendida no Sistema Único de Saúde – SUS depois de sofrer este tipo de agressão. E mais, em 80% dos casos de violência contra a mulher, o agressor é o companheiro (marido, namorado, amante, ex-parceiro).

2.10.12 *Rio da Lua*

Índia dos anos 30 foi cuidadosamente reconstituída pelo diretor Deepa Mehta, conta a história de 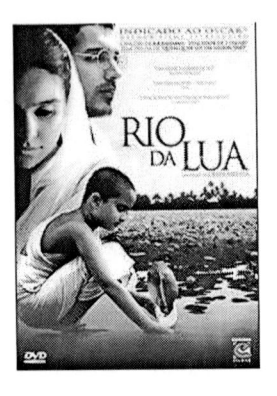 uma menina de 08 anos, que ao ficar viúva é mandada pelos pais para viver em reclusão com outras viúvas. A tradição dá três opções às viúvas: morrer queimada viva junto com o marido em sua cremação, viver uma vida de privações, alijadas de qualquer prazer terreno ou se casar com o irmão do marido falecido. As Leis de Manu em seu capítulo 5 versículos 156-161. "Uma viúva deve sofrer prolongadamente até sua morte, autocontida e casta. Uma esposa virtuosa que se mantém casta quando seu marido morre vai para o céu. Uma mulher que é infiel a seu marido renasce no ventre de um chacal". História que aconteceu nos anos 30 e que ainda se repete nos dias de hoje na Índia.

2.11 FOTOGRAFIA

A palavra fotografia vem da palavra FOTO = LUZ e GRAFIA = ESCRITA. Ela representa o congelamento do tempo, cuja imagem arquetípica da persona e a posse da imagem é o ato simbólico de apreciação do próprio ser, o que vale a pena olhar. Manifestação do sagrado. Recurso expressivo do qual pode ser ampliado ou transformado por outros materiais, podendo ser acompanhado de pintura e colagem, por exemplo, para mais clareza do campo simbólico sobre algo registrado pela luz.

Figura 26 – Uso e Indicações da fotografia em Terapia Ocupacional

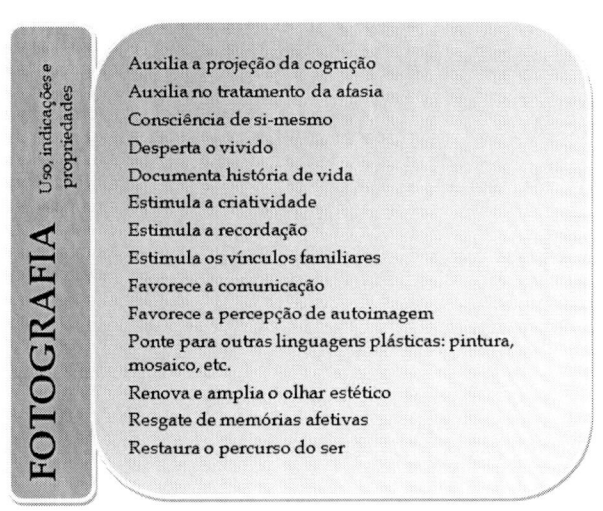

Fonte: Almeida, Martini e Bittencourt

Outra forma de trabalhar com fotos e de forma bem lúdica é a criação e dramatização de personagens para serem fotografados. Forma de inundação dos conteúdos inconscientes por meio de figurinos e adereços. Resgatando a autoimagem, resgatando a própria identidade, a autoestima (figura 25).

A emoção cristalizada na fotografia é uma pista de dados sobre "o ontem, tão hoje", pois se traz no presente é porque aquela emoção de alguma forma ainda está ali presente, ainda que o cliente não tenha consciência muitas vezes, imaginando que o já, não é mais.

É importante é o relato do fato, o que suscita na mente e no coração de cada observador. Quem tirou? Por que tirou? Onde e quando foi feita? O que significa? Que questões e sentimentos suscitam?

Dissecar o ato e a fotografia em si é uma atividade que deve ser desenvolvida combinando reflexão (contextualização e pesquisa), apreciação (interpretação de obras artísticas) e produção (desenvolvimento de um percurso de criação). Desta forma, uma boa estratégia é frisar as características dessa linguagem, como luz, ângulo, perspectiva, composição, planos, textura, foco e movimento, pois esse conteúdo deve ser aprofundado durante a apreciação e análise das imagens feitas por pessoas comuns, acadêmicos, pesquisadores e por profissionais. Pois é com a visualização e as intervenções que se perceberá de forma contextualizada o ambiente, as mudanças e a valorização da pessoa, porque será possível avaliar o impacto que os vários elementos causam quando são usados conscientemente pelo pesquisador e inconscientemente pela pessoa.

Atualmente pode ser também um instrumento para estímulos cognitivos principalmente quando se tem uma doença de caráter degenerativo contínuo que abrange os lobos cerebrais acarretando afasia sensitiva e preservando a memória e a cognição, na qual a foto se transforma em palavras que não consegue ser expressada (figura 27).

Figura 27 – Fotografia expressando a vontade de comer fruta

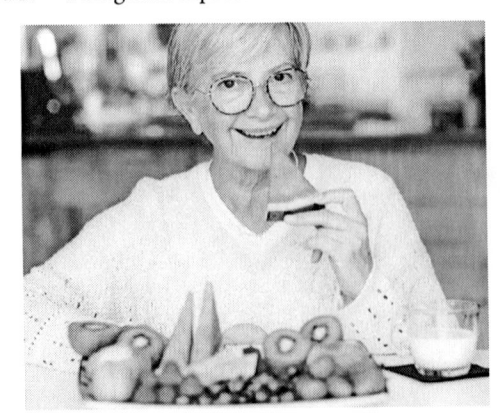

Fonte: Freepik[15]

Assim, o trabalho com fotografia pode expressar e reviver afetos, por meio da memória afetiva resgatando a via eficaz de comunicação, recuperando percursos cronológicos e existenciais. O ensaio fotográfico possibilita buscar conteúdos inconscientes para o resgate da autoimagem.

---

[15] Disponível em: https://br.freepik.com/fotos/idoso-comendo-fruta. Acesso em: 24 abr. 2020.

2.12 GRAVURA

Difere do desenho na medida em que ela é produzida pensando-se na sua impressão e reprodução. Uma gravura, segundo Costella (1984), é produzida a partir de uma matriz que pode ser feita de metal (calcografia), pedra (litografia), madeira (xilogravura) ou seda (serigrafia).

A gravura é uma arte que permite várias linguagens, pois foi a primeira arte que ajudou a literatura a ter imagens. Essa arte pode ser entendida a partir de uma relação com o olhar, mas a compreensão dela pode quebrar fronteiras, todos podem experimentar, não importa a idade.

A gravura se difunde enquanto método de impressão no Ocidente provavelmente trazida pelos Árabes que, juntamente com a xilogravura, difundiram a técnica do papel. A princípio a gravura estava muito ligada à imprensa por meio do processo de gravação de letras os chamados tipos móveis. "Em 1457 publicou-se um *Psalterium,* na oficina de Gutemberg na Mogúnia, com tipos móveis e iniciais xilografadas" (CATAFAL; OLIVA, 2003, p. 15).

Segundo Gomes (2000), a gravura é uma arte com função social e democrática, sempre pronta para denunciar as mazelas políticas e sociais, batendo direto no conceito da arte pela arte, visando uma arte dirigida ao ser humano é considerada original quando o artista dentro de conceitos estabelecidos internacionalmente (figura 28).

Figura 28 – Uso e Indicações da gravura em Terapia Ocupacional

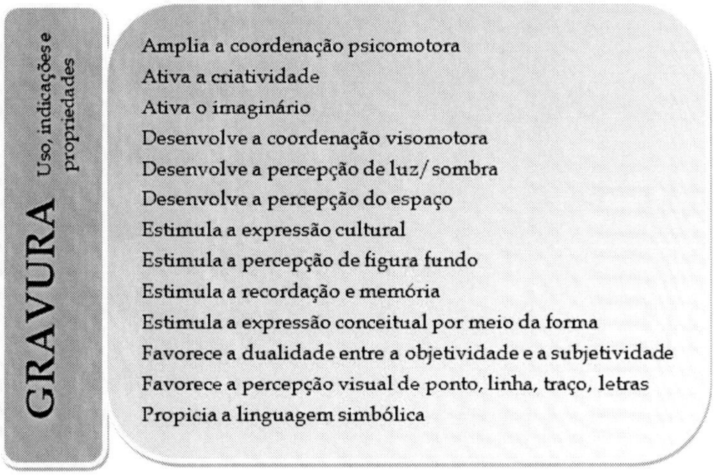

GRAVURA — Uso, indicações e propriedades

- Amplia a coordenação psicomotora
- Ativa a criatividade
- Ativa o imaginário
- Desenvolve a coordenação visomotora
- Desenvolve a percepção de luz/sombra
- Desenvolve a percepção do espaço
- Estimula a expressão cultural
- Estimula a percepção de figura fundo
- Estimula a recordação e memória
- Estimula a expressão conceitual por meio da forma
- Favorece a dualidade entre a objetividade e a subjetividade
- Favorece a percepção visual de ponto, linha, traço, letras
- Propicia a linguagem simbólica

Fonte: Almeida, Martini e Bittencourt

2.12.1 Litografia (matriz de pedra):

A litografia (*lithos* = pedra e *graphein* = escrever) foi criada no ano de 1796 por Alois Senefelder.

2.12.2 Xilogravura (matriz de madeira)

Surgiu como consequência da demanda cada vez maior de consumo de imagens e livros sacros a partir da invenção da imprensa por Gutenberg, quando as iluminuras e códigos manuscritos passaram a ser um luxo de poucos.

Figura 29 – Placa de xilogravura

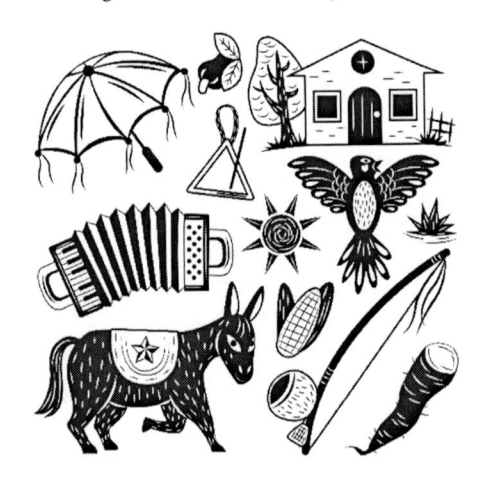

Fonte: Freepik[16]

Ela é vista como a arte da gravura na madeira (figura 29), técnica de impressão que consiste em gravar imagens em madeira mole com instrumentos cortantes e de fácil manuseio. Desta forma, a xilogravura ganhou fama pela qualidade e originalidade de seus artistas, cujas matrizes são consideradas verdadeiras mantenedoras e guardiãs de obras e memórias iconográficas (RIEDI; FREIRA, 2008). A gravura em madeira seria um meio econômico de substituir o desenho manual, imitando-o de forma ilusória e permitindo a reprodução mecânica de originais consagrados.

---

[16] Disponível em: https://br.freepik.com/. Acesso em: 20 maio 2020.

2.12.3 Calcografia (matriz de metal)

Surgiu nos ateliês de ourivesaria e de armaduras, no século XV, onde era usual imprimirem-se os desenhos das joias e brasões em papel para melhor visualização das imagens, cujos riscos criados por uma ponta-seca numa chapa de metal, os sulcos escavados em linóleo ou madeira, onde a gradação deste tratamento da linha permite jogar com diferentes profundidades de campo no desenho.

O entalhe normalmente representava as artes a serem impressas em livros e baralhos da época e eram feitos com *ranhuras* que davam a impressão de sombra e luz, contorno e profundidade na ilustração. Após feito o trabalho no cobre, o metal é coberto por uma camada de tinta, sendo as partes lisas limpas de modo que só o entalhe permaneça com pintado. Por fim o papel é colocado por cima do cobre e os dois são colocados em uma prensa para que seja transferida a arte (figura 30).

Figura 30 – Entalhe no metal

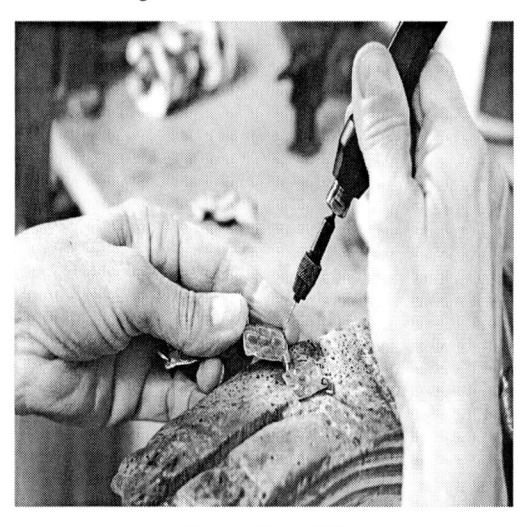

Fonte: Freepik[17]

Este jogo é feito no momento de impressão do desenho no metal sobre papel compondo uma linha horizontal (e ruidosa) ao longo do papel (ALMEIDA, 2010).

---

[17] Disponível em: https://br.freepik.com. Acesso em: 24 abr. 2020.

2.12.4 Serigrafia (matriz de seda ou náilon)

Também conhecida como *silkscreen* (tela de seda) é um processo de impressão no qual a tinta é vazada (figura 31), que permite a incorporação de inúmeras camadas da tinta condutora pela simples deposição, camada pós camada, influenciando significativamente no desempenho dos eletrodos (ANGNES, NASCIMENTO, 1998).

Figura 31 – Serigrafia

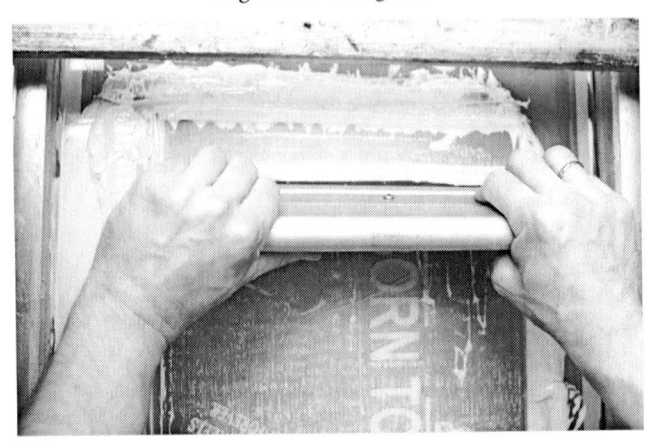

Fonte: Freepik[18]

A imagem é projeta pela pressão de um rodo ou puxador – por meio de uma tela preparada. São utilizadas na impressão em variados tipos de materiais (papel, plástico, borracha, madeira, vidro, tecido etc.), superfícies (cilíndrica, esférica, irregular, clara, escura, opaca, brilhante etc.) espessuras ou tamanhos, com diversos tipos de tintas ou cores. Também pode ser feita de forma mecânica (por pessoas) ou automática (por máquinas).

2.13 MACRAMÊ

O nome Macramê (*Migramach)* é de origem turca, e significa *tecido com franjas, tramas ornamentais e galão decorativo.* Ele é uma técnica de atar fios entre tantas existentes as quais foram desenvolvidas ao longo dos anos e que são usados para várias finalidades. As peças feitas em Macramê costumam ser utilizadas para a decoração de ambientes, em roupas de cama, mesa e banho,

---

[18] Disponível em: https://br.freepik.com/. Acesso em: 24 abr. 2020.

no vestuário pessoal e também em acessórios como bolsas ou bijuterias e até calçados.

As fibras animais, em especial as semelhantes à lã, bem como as fibras vegetais, tai como o algodão, cânhamo, juta, sisal, ou linho, foram bastante utilizadas nas primeiras técnicas de fiação. Deste modo, desenvolveram-se diversas técnicas tais como o Macramê, o entrelaçamento de fios, bem como as técnicas preliminares que deram origem ao tricô e ao crochê (CAURIO, 1983). Esses procedimentos se tornaram a base da tecelagem, os quais consistiram na fabricação de tecidos (CIRILLO, 2010).

Adaptando-se aos processos para garantir a sobrevivência, o homem utilizou fibras vegetais e animais para confeccionar objetos têxteis chegando até ao método de tecelagem. Compreendendo e se apropriando de procedimentos cada vez mais complexos, as primeiras comunidades humanas desenvolveram técnicas de fiação com as fibras que propiciaram a criação de diversas amarrações de fios (figura 32).

Figura 32 – Uso e Indicações do Macramê para a Terapia Ocupacional

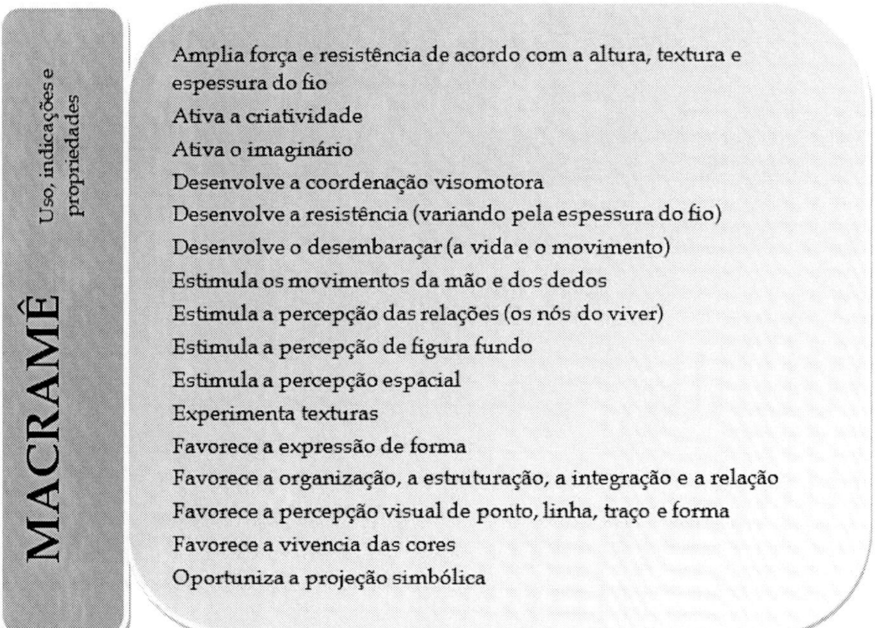

MACRAMÊ	Uso, indicações e propriedades	Amplia força e resistência de acordo com a altura, textura e espessura do fio Ativa a criatividade Ativa o imaginário Desenvolve a coordenação visomotora Desenvolve a resistência (variando pela espessura do fio) Desenvolve o desembaraçar (a vida e o movimento) Estimula os movimentos da mão e dos dedos Estimula a percepção das relações (os nós do viver) Estimula a percepção de figura fundo Estimula a percepção espacial Experimenta texturas Favorece a expressão de forma Favorece a organização, a estruturação, a integração e a relação Favorece a percepção visual de ponto, linha, traço e forma Favorece a vivencia das cores Oportuniza a projeção simbólica

Fonte: Almeida, Martini e Bittencourt

2.13.1 Fios

As fibras e os fios encontram-se vinculados as ocupações mais antigas do homem. Inicialmente foram usados para preparar a cama em que dormiam depois as mulheres iniciaram a preparar cordas para amarrar e confeccionar redes, armadilhas e cobertas. Segundo Palma (2011), pesquisas levam a crer que a indústria têxtil iniciou no Egito (roupas de linho e cânhamo), na Índia (algodão) e na Grécia e Norte da Europa a lã.

Os fios enquanto material simbólico possibilita construções artísticas de objetos Sagrados, representam tradições ancestrais, pois concebe o caminho com várias possibilidades, em direção ao *Self*. Materiais como linhas, galhos, cipós, elementos da natureza participam da confecção, suas cores e texturas indicam o percurso do processo simbólico, dos sentimentos e das emoções.

Chevalier e Gherbran (1988, p. 284) definem os fios como: "*fios regem o destino, serve para designar tudo o que rege ou intervém no destino*". Desta forma o fio ganha novos significados, além de algo que se transforma em utilidade, conduzindo o homem ao fator tempo e ao destino, decidindo quando começar, caminhos para transformar e o final. Estes pesquisadores fazem distinção no ato de tecer os fios, esclarecendo que a "*urdidura liga entre si, os mundos e os estados; sendo que, o desenvolvimento condicionado e temporal e o conjunto da tecedura, representam a vida vivida*" (CHEVALIER, GHERBAN ,1988, p. 284)

No momento que *desenrolamos o emaranhado de fios e tramamos uma estrutura* definimos o trabalho relacionando ao tempo e destino. A *materialidade fio* estava presente, oferecendo seu significado intrínseco como material. Elementos naturais durante o processo facilitam ao conduzem o indivíduo a um contato ancestral, estimulando o sentido do tato, no qual a pele decodifica registros simbólicos destes elementos, ativando o código do inconsciente coletivo.

2.13.2 Fibras e Fios

Os fios são o resultante da fiação de filamentos longos e resistentes: as fibras, as quais podem ser naturais e não naturais.

Fibras Naturais

Essas fibras vêm de origem animal, como lã e a seda ou vegetal como linho, algodão e a junta ou de mineral como o amianto. Elas se diferenciam entre a sua origem, cor, brilho e toque. A fibra de algodão pode ser branca, pouco suave e de toque suave. A lã extraída dos animais pode ser branca, preta, amarela, acastanhada ou acinzentada, umas opacas, outros brilhantes, quentes e suaves ao toque.

Fibras Artificiais

Produzida pelo homem a partir de matérias-primas não naturais, como o nylon, o acrílico e o poliéster, dublado ou não. Já as opções sintéticas, inegavelmente sofreram forte evolução para alcançar os padrões que os separam das fibras naturais. São amplamente utilizadas, sozinhas ou misturadas ao algodão e outras opções similares.

Fibras Sintéticas

Alves *et al.* (2006) afirma que as fibras sintéticas são formadas a partir de macromoléculas sintetizadas pelo homem. Dentre elas, a poliamida (ou nylon), o poliéster (produz tecidos leves, que não esgarçam e não desbotam) e o acrílico (tem volume, leveza, brilho e maciez).

2.13.3 Fibras mais utilizadas

Linho

Segundo Batt (2010), o linho foi a primeira fibra vegetal utilizada na fabricação de tecido, seus filhos são longos, cujo processo de alvejamento, tecelagem e acabamento variam de acordo com o produto final a ser produzido, varia de um tecido grosseiro a um tecido delicado.

Algodão

As sementes do algodoeiro são envolvidas por pelos que, retirados do caroço, são limpos, lavados, secados à sombra, cardados e finalmente fiados. Esses fios têm boa elasticidade, resistência e são fáceis de tingir. Podem conter impurezas, mesmo assim não são desprezados.

Lã

Os fios de lã são obtidos a partir da camada fibrosa que cobre certos animais herbívoros. Os pelos crescem da epiderme do animal e são mais ou menos finos, curtos e ondulados. Elas são classificadas de acordo com a sua forma de obtenção.

Seda

A seda foi criada na China há quase 5.000 anos, que para Batt (2010), os chineses mantiveram sigilo durante muito tempo. O fio de seda é obtido por meio de dois processos: a bobinagem (fios de vários casulos desenrolados ao mesmo tempo) e a torcedura (fios torcidos juntos para se tornar mais forte.

2.13.4 Os nós da técnica

O Macramê é feito basicamente de dois tipos de nós e suas variações: o ponto Macramê e o ponto Festonê. Utilizando-se estes dois pontos pode-se criar uma grande variedade de outros pontos secundários.

Os fios podem ser de vários tipos e espessuras variadas, de qualquer material que permita a amarração, tais como cordões, cordas, linhas, fitas e outros. Também podem ser utilizados, junto com os nós, vários objetos para decorar o trabalho, como bolinhas decorativas para entremeios, sementes perfuradas etc.

As pesquisas confirmaram que a técnica do Macramê foi passada por meio de um fluxo mnemônico, que foi compartilhada entre os povos por tradições familiares e culturais, sob um sentimento de pertencimento coletivo; fica claro, ainda, o uso do Macramê como uma das técnicas manuais ensinadas às moças num passado bem próximo, como preparação para sua vida privada, doméstica e familiar.

Objetos de uso pessoal como toalhas de banho ou indumentárias para a decoração do lar eram feitas com requinte e zelo, tratados como uma herança, passados de avós a netas como lembranças vivas de um sentimento íntimo e da perpetuação da memória e da experiência familiar.

Quando Ostrower (1977) menciona as relações de afetividade como fundamentais para os processos de aprendizagem, pode-se compreender que os resgates artesanais familiares são feitos em decorrência das relações de afeto. Pelo afluir da memória arquivada, há resgates em detrimento de novas necessidades, reavivando-se conteúdos antigos que podem transformar-se em novos desafios e novas relações de afetividade.

Os nós do Macramê, assim como as laçadas do crochê, do tricô ou as contagens feitas no ponto cruz ou no bordado, são elementos do cotidiano humano, usados principalmente por mulheres, para destacar as características das vivências pessoais. A história fala de grandes tapeçarias e bordados feitos cotidianamente por mulheres que aprendem diferentes técnicas de amarração, criam vínculo mnemônico, enquanto esperam seus companheiros por muitos anos. Feitos em mosteiros, conventos, casebres, casarões, castelos e talvez em senzalas, os nós e laçadas foram e são companheiros fiéis de muitas pessoas que encontram, na quentura da linha, o aquecimento de seus corpos e almas por longos dias (CAMPOS, GARCIA, 2012).

No entanto, a cada pesquisa, novos aspectos do próprio cotidiano têm sido levantados. A palavra *cotidiano* vem do latim *cotidie* ou *cotidianus*, tendo como significado o diário, o dia a dia e o comum (GUIMARAES, 2002). O objetivo de se refletir acerca do cotidiano é exatamente apreender o incomum no repetido.

Agnes Heller, no clássico *O cotidiano e história* (1985), afirma que o cotidiano é feito de objetivações, caracterizado pela reprodução da ação humana. Deste modo, a confecção de objetos pelo homem é uma ação de objetivação. Toda objetivação é fruto dos costumes que uma sociedade apropriou. Alguns aspectos são próprios das ações cotidianas, tais como: imitação, pragmatismo, pensamentos baseados no senso comum, ultra generalização etc. Na vida cotidiana do homem, o fato dele ter algum êxito nas tarefas diárias traduz uma forma de manipular o *ethos* do sistema, em uma reprodução da própria manipulação, pelas práxis alienada e utilitarista (GUIMARAES, 2002).

Uma peça feita de Macramê pode suscitar uma relação de sociabilidade e de sensibilidade vinculada a um mundo ancestral, ao evocar a preservação da peça e perpetuação da técnica. Vale frisar ainda que a técnica, quando resgatada em outra geração, sofrerá um processo de tradução cultural, tendo em vista as modificações feitas com os novos amarrados e as novas peças.

Figura 33 – Os nós do Macramê

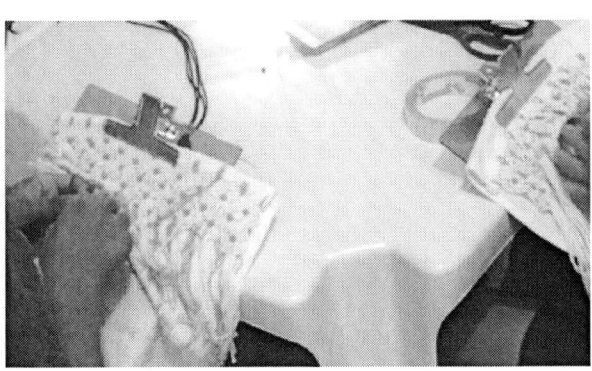

Fonte: acervo pessoal

Os nós do Macramê (figura 33), assim como as laçadas do crochê, do tricô ou as contagens feitas no ponto cruz ou no bordado, são elementos do cotidiano humano, usados principalmente por mulheres, que hora são esquecidos e hora resgatada para destacar as características das vivências pessoais. A história fala de grandes tapeçarias e bordados feitos cotidianamente por mulheres que aprendem diferentes técnicas de amarração, criam um vínculo mnemônico, enquanto esperam seus companheiros por muitos anos. É digno de nota o fato de que há um consenso em dizer que o cotidiano é a dimensão do senso comum, com todo o sofrimento, alegria, prazer, afeto, construções e desconstruções que somente o homem é capaz de realizar. Neste sentido, no âmbito da vida cotidiana que as redes de lealdade e sociabilidade são tramadas e as técnicas são ensinadas e aprendidas por intermédio do compartilhamento de um dado conhecimento por um grupo.

Vale frisar que tal técnica tem sido compartilhada principalmente por mulheres. Tomando o exemplo do Brasil, essas costumavam se reunir desde o período colonial, como algumas ainda fazem a fim de *tricotar*. Essas rodas de conversa entre amigas, vizinhas e, principalmente os parentes que eram muito comuns principalmente no interior do país.

Pensando na família patriarcal própria da sociedade brasileira, observa-se que há espaços públicos e privados. Tais mulheres, por lhes não ser lícito transitar nos espaços públicos, próprios dos homens, criaram seus próprios espaços públicos dentro do âmbito do privado, adquirindo a identidade que melhor lhe representasse.

Várias técnicas manuais feitas com fios e linhas tem preenchido o mundo privado feminino, se perpetuando por meio de tradições familiares, a função de cotidianamente transmitir às novas gerações os afazeres domésticos. Isto incluiu, por muitos anos, ensinar as moças da casa a costurar, bordar e executar tarefas ditas femininas ou "prendas domésticas".

Ostrower (1977) apresenta relações de afetividade como fundamentais para os processos de aprendizagem, pode-se compreender que os resgates artesanais familiares são feitos em decorrência das relações de afeto. Uma peça feita de Macramé poderia suscitar uma relação de sociabilidade e de sensibilidade vinculada a um mundo ancestral, ao evocar a preservação da peça e perpetuação da técnica.

Figura 34 – Macramê[19]

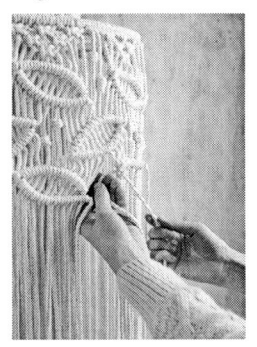

Fonte: Freepik[20]

O macramê tem a função de unir, juntar, favorece o fortalecimento dos objetivos da vida, reafirmando em cada nó o que se busca conquistar.

2.14 MANDALA

A arte se transforma numa expressão do ser humano e, como tal, um meio de comunicação simbólica, cujo produto vem da intuição e da observação; do inconsciente e do consciente; da emoção e do conhecimento, do talento e da técnica e da criatividade. Ao acolher pelo uso de modalidades expressões além de facilitar um conhecimento mais profundo do SER enriquecer o vínculo e possibilitar maior compreensão da mulher a ser auxiliada (CARVALHO; ANDRADE, 2000).

A expressão mandala provém da palavra sânscrita, da Índia antiga, onde *Man* que significa: codificação simbólica como elemento comum, sejam por meio da forma (pintura e escultura), da palavra (literatura), do som (música), do movimento (dança) e da dramatização (teatro), as artes (independentes em suas respectivas formas de expressão) como composto de mandam, expressa a essência e la, representa conteúdo, sendo entendida como "o que contém a essência" ou " a esfera da essência" ou ainda "o círculo da essência" (GREEN, 2005, p. 7). Neste sentido, ela permite a manifestação livre dos sentimentos, de forma que, simultaneamente, o indivíduo expresse de forma indireta (transposta) ou oculta (codificada) o seu "eu" mais profundo, ou seja, a sua individualidade única e exclusiva mandala.

---

[19] Atividade produzida pelas mulheres do Programa Mulheres Mil de Alagoas

[20] Disponível em: https://br.freepik.com. Acesso em: 23 out. 2020.

A análise da mandala como símbolo ordenador é, no entanto, recorrente na obra de Jung, pois aparece como fator de compensação em casos de esquizofrenia em diversos textos (1995, 1997, 2008, 2011, 2012), pois seu centro único bem demarcado surge como fator de compensação ao estado caótico em que se encontra a personalidade do SER, ou seja, em "momentos de desorientação mental" (JUNG, 2008).

Jung adotou a palavra mandala para descrever os desenhos circulares que ele e seus clientes faziam. Para ele a mandala significava centro (circunferência ou círculo) e associava a mandala com o *self* (centro da personalidade como um todo). Em sua opinião, a mandala mostra o impulso natural para vivenciar o potencial e realizar os padrões da personalidade integral.

Pode-se entender a mandala como guia imaginário e provisório de meditação, cuja manifestação ocorre pelas combinações variadas de círculo e quadrado, o que se chama mundo espiritual e mundo material, respectivamente, assim como expressa a dinâmica das relações que os unem, em tríplice aspecto, ou seja, plano cósmico, antropológico e divino.

Se imaginar a origem do SER humano, a partir de um pequenino ovo redondo, abrigado no útero da mãe. O SER está circundado e apoiado em espaço esférico. Ao nascer, é empurrado para baixo pelo canal tubular pelo movimento muscular circular e a criança chega ao mundo por meio de uma abertura também circular. Por essa razão, o estar no mundo o que se identifica que o SER se encontra em um mundo circular. O planeta Terra se movimenta numa órbita circular em torno do sol. Ancorados a Terra pela gravidade, não se tem a consciência de que o planeta está girando, no entanto, o corpo percebe esse movimento.

Chevalier e Gheerbrant (2017) esclarecem que o sol é um símbolo adequado para a vigília da consciência que ele estimula nos seres humanos. Antigas mandalas feitas em vários lugares do mundo, sugerem uma admiração reverente em relação ao sol e a lua. Esses corpos celestes circulares podem ter servido a ancestralidade como símbolos naturais, modelando a consciência e ajudado o SER a desenvolver seu pensamento além dos níveis puramente instintivos. Desta forma, o processo mental gera mudança, pois aquele que ocupa este lugar é o sol, assim o SER ao se projetar em uma mandala, ele passa a ocupar o lugar do SOL, centro da galáxia. Esse projetar, mediado pela interação simbólica com a forma circular do sol, pode representar o renascimento da consciência do eu.

Para alguns o espaço delimitado pelo círculo ritual passa de espaço comum a espaço sagrado, pois o círculo passa da essência da vida, gerando um ato sagrado, como pode representar a tentativa de alcançar ressonância harmônica com as divinas do universo, expressas pelo curso circular do sol e da lua. Quando a sincronização ocorre acarreta benefício para a saúde, a paz e a harmonia interior.

Criar mandalas é uma atividade recompensadora que enriquece a vida daqueles que se dão ao trabalho de dominar alguns procedimentos simples como Jung (2012) escreveu quando o *self* encontra expressão nos desenhos, o inconsciente reage reforçando uma atitude de devoção à vida, ao trabalhar com a mandala pode-se vivenciar momentos de clareza em que os opostos se equilibram na consciência e experimentar uma realidade de harmonia, paz e significado.

Ao se desenhar uma mandala, o SER não se está apenas simbolizando sua ordenação, mas está criando um campo para que a transformação ocorra. Seu aparecimento se dá geralmente "em épocas de desorientação psíquica, para compensar um estado caótico ou para formular experiências *numinosas*" (JUNG, 2012). Assim, a constelação de imagens arquetípicas que vierem ser projetadas a partir das situações vivenciadas não em sua totalidade, mas compreendidas pela psique consciente, propiciando reverberação emocional que desencadeia fluxos de imagens dotadas de sentido.

Esses momentos desencadeiam grande perturbação, porque o inconsciente lança mão de símbolos que representam com exatidão a totalidade da personalidade ameaçada e a mandala surge em pintura, em modelagem, em movimentos de dança etc., como o símbolo do *Si-mesmo*, significando um movimento de compensação da psique (MELO, 2001, p. 80).

O círculo simbólico da mandala representa a paz e a ordem ela normalmente é representada por: um círculo dentro de um quadrado, ou de um quadrado dentro de um círculo (figuras concêntricas). Seu Centro simboliza a totalidade, a divindade, a consciência superior, cósmica e a quietude. As formas ao redor do Centro representam as inúmeras facetas da personalidade humana é o Redor e o movimento. Tudo se move ao redor de um ponto, quase como uma "dança" ritual (dança circular), pois o SER está sempre em movimento, não só corpo, mas também a mente (e a alma), pois o que se busca é o equilíbrio interior.

Cada mandala é presença viva da alma, ela ampara nas horas de infortúnio, de dor e de confusão. Por meio dela alcança-se compreensão mais profunda de si mesma e do seu lugar no cosmos. Para Jung (2012) a mandala mostra o impulso natural para vivenciar o potencial realizador e o padrão da personalidade integral, a qual traz à luz a singularidade e a individualidade de uma pessoa, sendo denominada por Jung de processo de individuação.

Nesse sentido, entre as duas culturas, oriental e ocidental, o círculo de quatro ou mais raios corresponde ao padrão do mundo oriental, ligado a imagens religiosas que servem de instrumento e meditação: círculos abstratos que também representam o esclarecimento, a iluminação e a perfeição humana, e, de outro lado, no mundo ocidental, cujas mandalas aparecem diante de variadas formas que não vieram de nenhum outro lugar que não fosse da textura da mente, ao relembrar prolongadamente às imagens do retorno do mundo, de sua separatividade para o domínio da unidade, onde existe a comunhão com a consciência pura.

Figura 35 – Mandala

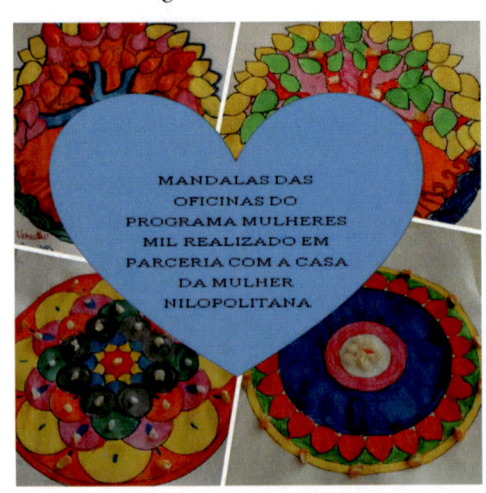

Fonte: acervo pessoal

Nesse sentido, a mandala (figura 35) serve como caminho que leva a vários estados de consciência que se intensificam a concentração do eu interior, a fim de poder atingir experiências significativas, e ao mesmo tempo, produzir ordem interior, pois elas simbolizam o refúgio seguro de reconciliação interior e de totalidade.

Jung (2011) escreveu que o motivo básico da mandala é a premonição de um centro da personalidade, espécie de ponto central dentro da psique com o qual tudo se relaciona, organizando e que é em *si mesmo* é fonte de energia, que se manifesta pela forma irresistível de compulsão de tornar-se *aquilo que de fato se é*. O caminho que se percorre no durante o processo de criação de um trabalho expressivo leva à criação de um mundo que contém mundos.

Figura 36 – Representação simbólica da Mandala de Jung

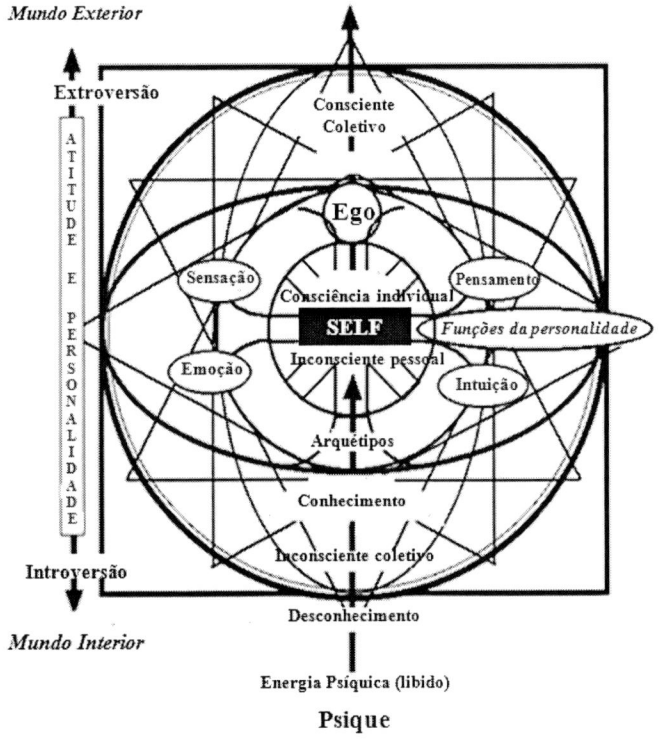

Fonte: Fitting Pieces[21]

Jung (2011) comprovou que as linguagens artísticas se constituem em eficaz instrumento de apoio para a recomposição da estrutura psíquica, com possibilidade curativa, de forma dinamismo (figura 36). O que estava latente torna-se manifesto e contextualizado. O claro (consciente) e o escuro (inconsciente), o cheio (a potência) e o vazio (a carência), as definições e as sugestões, as presenças e as ausências participam da construção da totalidade que favorece o equilíbrio psíquico, aproximando os polos e abrigando em si novos pontos de partida.

---

[21] Disponível em: http://fittingpieces.org/research/learning-well-info/psychological-theories-on-human-health-and-development/ jungs-mandala-model-of-personality/jung-mandala-model/. Acesso em: 15 abr. 2020.

Jaffé (1992, p. 268) refere que a união dos contrários se manifesta pela "união consciente da realidade interior com a realidade do mundo ou da natureza; ou, em última instância, numa nova união de corpo e alma, de matéria e espírito". Esse dualismo mente-matéria, desde o início dos estudos de Jung se baseou fundamentalmente nas polaridades consciente-inconsciente e natureza-espírito, concebendo a psique como um sistema constituído de pares de opostos que podem intercambiar-se, um polo é capaz de transformar-se no outro e vice-versa.

O fato é que as imagens mentais são conteúdos naturais da imaginação, da saudade, do sonho, ou seja, são formas de linguagem não verbais de comunicação, fazendo fronteira entre a percepção, a emoção, a mudança corporal e o outro (meio ambiente). Ocorre que, "as emoções que não encontram uma maneira socialmente aceita de expressão, introvertem-se, criando fendas nas profundidades do psiquismo, deformando suas estruturas básicas" (ANDRADE, 2000, p. 105).

O uso do corpo para estabelecer o que ocorre com a mandala é iniciado no centro do eu, para cima e para baixo, sugerida pela postura vertical do corpo, perfazendo um total de sete direções. Quando a mandala imaginaria do corpo e suas quatro direções são orientadas de acordo com a posição constante da estrela polar do Norte, que estabelece as quatro direções cardeais.

Para Bellei (2022), o homem Vitruviano de Da Vinci (figura 37), se trata de figura geométrica do círculo circunscrito em um quadro ou o quadrado em um círculo, representando o poder de discernimento adquirido pela obtenção de conhecimento, pois o homem se encontra dentro do círculo (símbolo da divindade) e do quadrado (símbolo da manifestação na matéria a partir da divindade), em forma de pentagrama, símbolo estelar de cinco pontas representando a relação humana com os quatro elementos (terra, água, ar e fogo) que por sua vez tem relação com os quatro corpos da Personalidade, cuja cabeça é o elemento racional da Tríade dividida por quatro ou múltiplos de quatro (JUNG, 2002, pp. 385-387).

Figura 37 – Representação simbólica da Mandala de Jung e o homem de Da Vinci

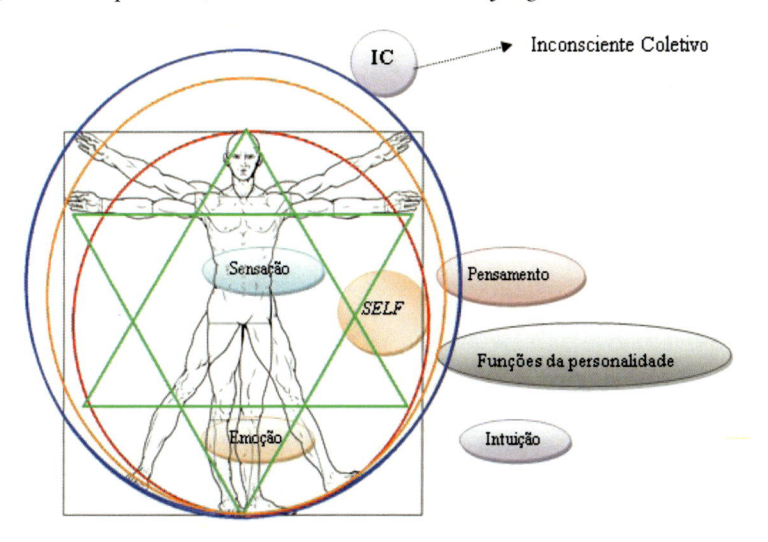

Fonte: adaptado por Almeida, Martini e Bittencourt

A posição dos olhos na frente da cabeça sugere a linha da visão como outra direção, indicando o seu oposto como a aplicação desta linha na direção contrária, ou seja, para trás, o qual mantem a direção mesmo quando os obstáculos exijam desvio do caminho desejado. Pode-se imaginar que o padrão clássico da mandala consiste na linha do horizonte (círculo) e em quatro linhas que convergem para o corpo no centro. Nesse sentido imagina-se o lado direito futuro que está relacionado ao complexo e trauma com a mãe, o lado esquerdo passado, no centro aqui agora-presente, representando os traumas e os complexos do relacionamento com o pai.

A utilidade dessa forma de mandala sugere referência para estabelecer a orientação no espaço físico e contribui para o crescimento. Ela tem doze partes, e que cada símbolo em cada parte traz uma simbologia para nos orientar o mundo físico. Assim ao observar o elemento principal central feminino, momento atual.

- Norte →vincula ao elemento ar está no consciente → pensamento.

- Leste →ligado ao elemento fogo-intuição-momento da subjetividade.

- Sul → inconsciente une o elemento água → sentimentos→ o curador.

- Oeste → vinculado à terra → une a sensação-passado →figura do herói → o masculino busca a compreensão ou carrega algo que não lhe pertence → ancestralidade.

O resultado dessa individuação é a integração harmônica da personalidade com o *self*, o princípio unificador central. Jung escreveu que o motivo básico da mandala é a premonição de um centro da personalidade, uma espécie de ponto central dentro da psique com o qual está relacionado. Pelo qual tudo é organizado e que é em *Si-mesmo* fonte de energia.

Quando a mulher que sofre violência doméstica faz um círculo para atender as necessidades da sua situação, uma vez concluído o desenho, ela medita, toma-se água, ou se vê no centro, acredita-se que a ordem sagrada na mandala restaura sua harmonia e atrai divindades auxiliadoras, acionando assim a recuperação emocional e sua fé em continuar a VIVER.

2.15 MAPA DA VIDA

Esse instrumento metodológico que busca acessar os sentimentos da mulher por intermédio de desenhos, colagem, metáforas e palavras, direcionando uma compreensão da relação da pessoa com o entorno físico. Bomfim (2003) reconhece o desafio que é trabalhar com emoções e sentimentos. Fundamentada em Vygotsky (2001) que considera os afetos como parte da linguagem.

O Mapa da Vida (figura 38) é um processo individual, no qual o SER terá a oportunidade de "passar a sua vida a limpo". Durante essa jornada ela estudará profundamente a sua vida podendo criar um mapa completo, por meio do qual é possível ter reveladoras compreensões e obter uma visão mais clara sobre as repetições negativas. Assim será possível identificar a raiz do que chamamos problemas que, na verdade, são oportunidades de aprendizado.

Figura 38 – Uso e Indicações do Mapa da Vida

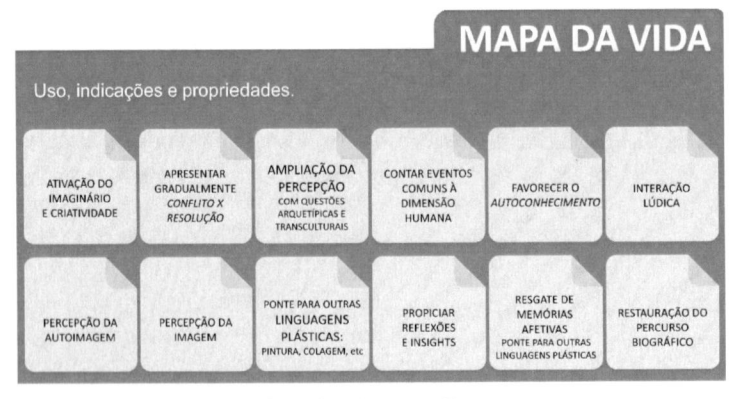

Fonte: Almeida, Martini e Bittencourt

Para tal, parte-se do entendimento que o pensamento de um SER tem base afetivo-volitiva e que os mapas afetivos podem ser um caminho para alcançar o sentido que está velado nos significados das palavras e as metáforas, por sua capacidade de síntese pela analogia, também cumprem esse objetivo.

O instrumento gerador dos mapas afetivos é composto pelos seguintes itens: desenho, significado do desenho, colagem, sentimentos, palavras e projeções inconscientes. Inicialmente, solicita-se um desenho que represente a forma do sujeito ver e sentir o lugar onde mora. Bomfim (2003) entende afetividade inspirada em Sawaia (2000), na perspectiva dos afetos (sentimentos e emoções), como elemento integrador da racionalidade.

Figura 39 – Projeção do mapa da vida de uma mulher participante da oficina

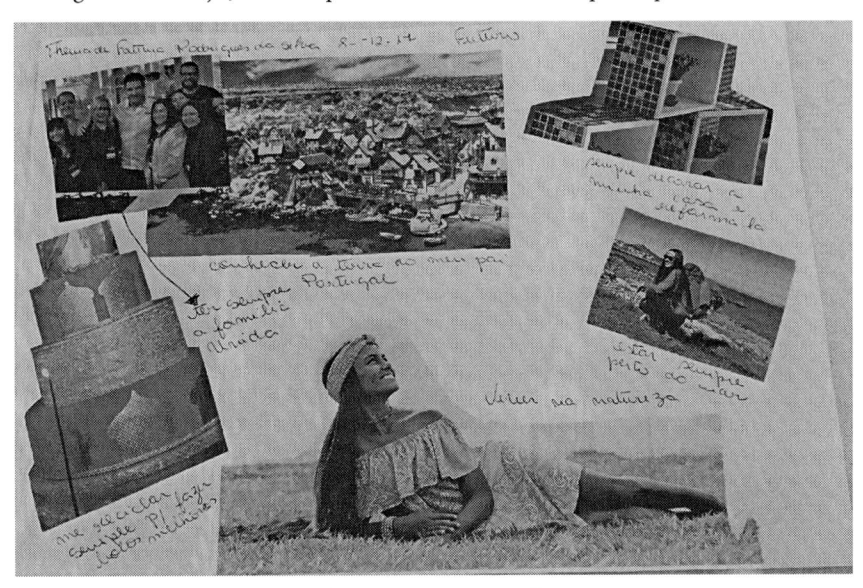

Fonte: acervo pessoal

O Mapa da Vida capta o imaginário da mulher, seus desejos, sonhos, angústia e o sentido por meio da projeção inconsciente pelo desenho, colagem e escrita, e da construção de metáforas a partir destes, os quais se transformam em ferramentas que facilitam o acesso aos afetos e desafetos, pois geralmente são de difícil de serem apreendidos de forma direta (figura 39). Nesse sentido, o desenho e a colagem permitem a deflagração das emoções e sentimentos.

Em seguida, solicita-se que descreva o significado do desenho e da colagem, momento em que o SER explicará o que quis representar e logo a seguir é solicitado do sujeito que expresse, escreva e descreva os sentimentos suscitados a partir do fazer.

Posteriormente, sugere-se que sejam escritas palavras sínteses, e o SER tem a oportunidade de resumir ainda mais os sentimentos evocados a partir do desenho. O respondente elenca seis palavras sínteses que podem variar entre sentimentos, substantivos ou qualidades que o indivíduo atribui ao seu desenho. Depois, indaga-se ao respondente: "caso alguém lhe perguntasse o que pensa sobre o lugar em que mora, o que diria? ", como também: "se tivesse que fazer uma comparação do lugar, com o que compararia? ". Segue-se com algumas perguntas de identificação do SER, como idade, sexo, ambiente em que mora (rural e urbano) etc.

Tais afirmações podem se enquadrar em distintas dimensões, como:

- *Pertinência* (sentimentos, emoções ou palavras de identificação com o lugar);

- *Contrastes* (sentimentos, emoções e palavras que se contradizem);

- *Agradabilidade* (palavras que demonstram sentimentos de vinculação ao lugar onde os jovens moram em relação às qualidades positivas);

- *Insegurança* (sentimentos e palavras que envolvem situações inesperadas, instáveis e até negativas).

2.15.1 Mapa da Mudança

O propósito desse mapa (figura 40) é realizar o caminho da mulher em várias situações da vida cotidiana, cujas imagens mentais que inspiram seu agir e possibilita a transformar os sonhos em realidade. Visão que favorece criar significado na vida e no viver. Para tal, a cliente deve responder algumas perguntas para poder fazer sua caminhada mais segura e consciente de si mesma.

Propósito de Vida
Por que você se encontra viva aqui nesse planeta?
Qual o propósito de vida é uma lembrança de quem é e do impacto que causa no universo. Isso faz com que a vida seja completa e feliz.

Perguntas Para Reflexão Sobre Missão

O que está incompleto em sua vida?

O que Você gostaria de mudar?

O que Você faria se tudo fosse possível?

O que Você faria se tivesse só seis meses de Vida?

O que seus familiares, seus amigos diriam sobre você na sua Morte?

Valores: crenças é aquilo em que acredita e que a faz agir e que herdou da ancestralidade.

Figura 40 – Mapa da mudança

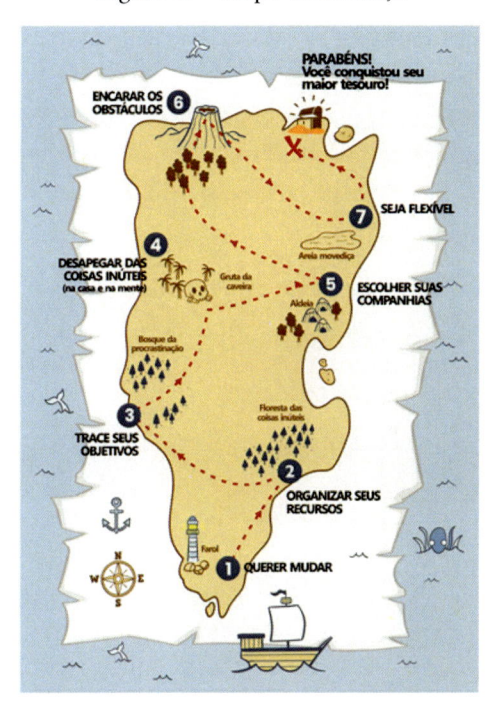

Nota: *1 – QUERER MUDAR – DESAPEGAR: Limpeza → Identifique sua Negatividade → Medos: 2 – ORGANIZAR SEUS RECURSOS: Propósito → identifique o que ama: 3 – TRACE SEUS OBJETIVOS: Experimente deixar o julgamento de lado e acredite em seu potencial de chegar ao tesouro: 4 – DESAPEGAR DE COISAS INUTEIS: Desapego tem a ver com limpeza e energia. 5 – ESCOLHER SUAS COMPANHIAS: Atenção escolha de companhias que vão de encontro a seus valores e crenças: 6 – ENCARAR OS OBSTÁCULOS: Peça ajuda sempre que precisar → Pense grande. 7– SEJA FLEXÍVEL: Expresse a sua gratidão e crie círculo virtuoso de afetividade, agradeça com elogios, valorize a atenção e a intenção.*

Fonte: adaptado pelas autoras a partir de Escolha sua Vida[22]

2.15.2 Escutando Sentimentos

Sentimento é o ato de sentir, perceber ou compreender é algo totalmente subjetivo e, na maioria das vezes, essa subjetividade extrapola a capacidade de racionalização, foge ao estado de consciência –, pois está atrelado a fatos ou experiências que já se perderam no passado, sua origem está arquivada nas profundezas de inconsciente.

A forma particular de ver ou interpretar o mundo, o qual é constituído por "verdades" ou por "crenças", que quando se encontram desatualizadas ou ultrapassadas, se transformam em negatividades ou são limitantes acabando por causar graves prejuízos ao VIVER do SER. Isso ocorre devido às escolhas, às alternativas limitam o VIVER, transformando os sentimentos como se não existissem outras respostas para as questões da vida se não a negatividade.

Para que a mulher consiga ultrapassar o ciclo de violência ela precisa se conscientizar dos seus sentimentos e para tal pode-se desenvolver uma oficina, para tal se pode questionar:

- O que aconteceu ou o que está acontecendo?
- Do que o outro está precisando?
- Pelo que sou responsável?
- O que é possível fazer agora?
- Quais minhas opções?
- Por onde começo?

Enfim, quando um desafio (figura 41) surgir à sua frente, adote uma postura de curiosidade e procure se inteirar, procure de fato compreender o que está acontecendo a sua volta e, feito isso, crie alternativas, novos comportamentos que possam realmente servir como respostas as necessidades daquele momento.

---

[22] Disponível em: http://escolhasuavida.com.br/mapa-da-mudanca/. Acesso em: 23 out. 2020.

Figura 41 – Escutando sentimentos

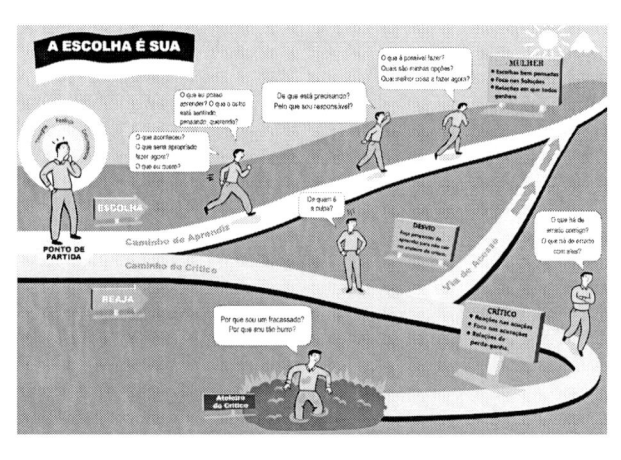

Fonte: elaborado por Marille G. Adams[23]

2.16. MARIONETE

O teatro de marionetes nasceu da decepção de dramaturgos, decepcionados com a atuação dos atores, pois estes na representação do personagem apresentavam excessos, caretas e seus condicionamentos psicofísicos, expressam a necessidade de o ator assumir outro comportamento. Ao surgir à expressão por meio de marionete, o boneco transmitia os estados da alma oculta e impalpável, possibilitando conhecer e mostrar as sensações transcendentais, não planejadas.

A marionete (CINTRA, 2006) apresenta especificidades técnicas e estéticas, quando comparadas entre si, porém, todas dizem respeito ao que se pode chamar de teatro de animação (anima o inanimado). Ela tem por princípio fundamental dar vida, ao boneco, simulacro do humano. Para isso, a característica fundamental desta arte é a presença do objeto a ser animado e do ator/manipulador que empresta vida a esta forma.

Assim, "[...] o teatro de bonecos é uma arte teatral cuja característica principal que o diferencia do teatro de atores é o fato de que o objeto (boneco) necessita de fontes físicas e de poderes vocal e motor que estão fora de si" (JURKOWSKI, 1990, p. 75). Ou seja, a personagem no teatro de bonecos, os verdadeiros atores que protagonizam as cenas, tem dependência direta de terceiros, para adquirirem vida (figura 42).

---

[23] Autora do livro *Faça as perguntas certas e viva melhor*, 2005, Editora Gente.

Figura 42 – Uso e indicações de Marionetes na Terapia Ocupacional

MARIONETE	Uso, indicações e propriedades	Amplia a percepção pelo contato com as questões arquetípicas e transculturais
		Ativa a comunicação oral
		Ativa a criatividade
		Ativa o imaginário
		Desenvolve a autoimagem
		Desenvolve a coordenação visomotora
		Desenvolve conflito x resolução
		Desenvolve a manualidade
		Estimula a percepção de figura fundo
		Explora a dimensão imaginaria
		Favorece a interação lúdica
		Favorece o autoconhecimento
		Propicia reflexões sobre si-mesma
		Resgata memórias afetivas

Fonte: Almeida, Martini e Bittencourt

O boneco está vivo, sobretudo quando age de forma a dar ao público a ilusão de que pensa, e tem autonomia em relação aos seus atos, ações e emoções. O boneco pensa quando se comporta como personagem, quando tem vida própria.

Jurkowski (2018 p. 69) esclarece que o "boneco é o termo usado para designar um objeto que, representando a figura humana ou animal, é dramaticamente animado diante de um público". Além do movimento da forma animada e da presença do ator/ manipulador acrescenta a exigência do tratamento dramático na animação, bem como aponta para a necessidade da presença do público.

Figura 43 – Marionete

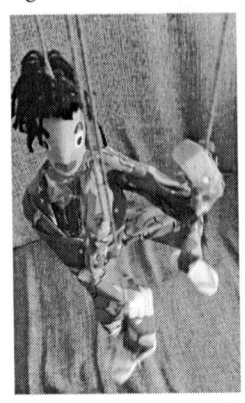

Fonte: acervo pessoal

A oficina visa à criação de bonecos a partir da técnica de manipulação direta (figura 43), bem como, a concepção de mecanismos e articulações de bonecos. A oficina busca o desenvolvimento de projetos técnicos de construção de bonecos, além de proporcionar aos alunos uma vivência nas artes visuais, por meio de atividades que envolvam: desenho, marcenaria, modelagem, escultura, revestimentos, acabamentos, pintura, figurinos, cabelos e adereços. Também pretende se realizar uma introdução teórica e conceitual acerca do Teatro de Bonecos e Teatro de Animação, além da experimentação das possibilidades expressivas dos bonecos por meio de exercícios de manipulação direta.

2.17 MÁSCARA

A máscara é um objeto sagrado, possuindo função extremamente importante em rituais de diferentes culturas. Ela é um elemento universal, considerado instrumento de poder na maioria das sociedades tradicionais. Ela é utilizada ao longo da história da humanidade sob diferentes matizes, ora como proteção (máscara de oxigênio) ora no contexto festivo (carnaval).

Máscaras têm poder de transformação. Quando utilizada permite a observação do Outro, enquanto seu usuário fica protegido de olhares (PAVIS, 2005 *apud* BATISTA, 2010). Proteção esta, que nos impede também, de olharmos para o nosso interior, para o dorso da nossa própria máscara, não nos dando conta da dimensão invisível que permeia a maneira como vemos o mundo (BERNARDO, 2008). Considerada uma ferramenta de adaptação, um recurso de defesa psíquica, nos mascaramos no nosso dia a dia, correndo o risco assim, de nos apegarmos aos papéis que exercemos e esquecendo que somos atores de uma obra bem mais vasta.

Em um ritual, o mascarado se comportado como outro SER, sendo nesses momentos detentor de força diferenciada e incorporando aspectos arquetípicos. Geralmente o mascarado encara um gênio enquanto o portador da máscara conserva sua individualidade.

As pessoas que participam de um ritual, reconhecem o espaço-tempo deste FAZER no que diz respeito ao que é da rotina diária e o que é extraordinário, desta forma, elas conseguem identificar os elementos da energia arquetípica que se manifesta e que diferencia o SER que se apresenta mascarado do portador da máscara.

Larsen (1991, p. 344) defende que o poder da máscara enquanto elemento de cura está no "impacto sobre a psique – de quem olha ou de quem usa". Desta maneira, ao se trabalhar com máscaras, elas podem auxiliar em: reconhecer personagens internos, dialogar com os múltiplos aspectos esquecidos de nossa personalidade e desde um silêncio interior chegar ao mais profundo e arcaico de nós mesmos. É um convite a despojar-nos dos adornos, contatar com as máscaras que nos rodeiam e constituem a fim de encontrar o sagrado dentro de nós.

As máscaras são como esculturas que ganham vida, pois ao serem utilizadas, elas se mantêm fixas no espaço, enquanto tudo se movimenta no seu entorno. A rigidez da máscara auxilia a fixação da atenção de que observa a ação. O corpo que veste uma máscara assume formas diferentes do seu diário.

Ao usar a máscara o seu portador permitiu vir à tona conteúdos reprimidos na consciência, pois os movimentos corporais e as ações são praticadas pelo personagem mascarado e não a pessoa, favorecendo a percepção de novos instintos.

O uso da máscara (figura 44) possibilita uma descoberta dos sentidos, pois em alguns momentos ela pode diminuir a visão, o olfato ou a audição (sentidos sociocomunicantes). Essa dificuldade faz com que seu portador aguce seus sentidos e, desse modo, o corpo passa a assumir diferentes formas no intuito de responder às novas necessidades.

Figura 44 – Uso e Indicações da Máscara baseado em Terapia Ocupacional

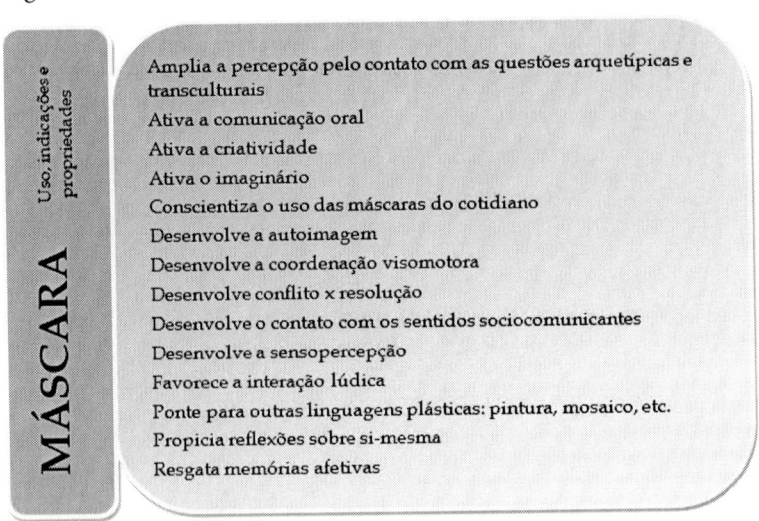

Fonte: Almeida, Martini e Bittencourt

O experienciar do processo de construção da máscara possibilita o diálogo com os nossos "outros" que nos habitam, nos permitindo o dar-se-conta dos papéis que exercemos na vida (BERNARDO, 2008). Ao dialogar com os nossos personagens internos, entramos em contato com aspectos não reconhecidos da psique, ampliando assim, a percepção de *Si-mesmo* e "abrindo espaço para a troca com o outro dentro e fora de nós" (ARCURI, 2004, p. 136).

Vestir uma máscara é assumir um personagem com gestualidade e postura corporal diferentes do uso diário, vestir uma máscara é "dar voz a alguns dos inúmeros personagens que nos habitam [...] o processo libera as vozes desses personagens e os aproxima da consciência, trazendo informações antes desconhecidas" (PHILIPPINI, 2009, p. 96).

A máscara está inserida no senso comum como algo que cobre o rosto a fim de preservar a identidade de quem a veste, independente de que a usa, podendo ser uma porta-bandeira ou um super-herói, ambos precisam retirá-la para assumirem novamente o convívio social sem que sejam reconhecidos como autores de determinadas ações enquanto mascarados.

No ato de cuidar pelo uso das máscaras o terapeuta ocupacional identifica que ao invés de oculta, a máscara favorece a interligação entre a história e os personagens que seu portador interpreta. Essa ponte entre mostrar e ocular ocorre à relação entre os arquétipos sombra e persona (faces que se intercalam e complementam).

A máscara ainda pode ser usada como elemento que possibilita o contato com o deus ou a fé, que para Campbell (1992, p. 31), um deus pode estar em vários lugares ao mesmo tempo, como uma música ou uma forma de máscara tradicional. Assim, ela se transforma em instrumento pelo qual o deus pode se manifestar em diferentes lugares e de forma simultânea. Ela é rodeada de mistério (figura 45) considerado sagrado, pela sua potencialidade de estabelecer contato entre os seres humanos e os divinos.

Figura 45 – A máscara que oculta e revela os mistérios do inconsciente

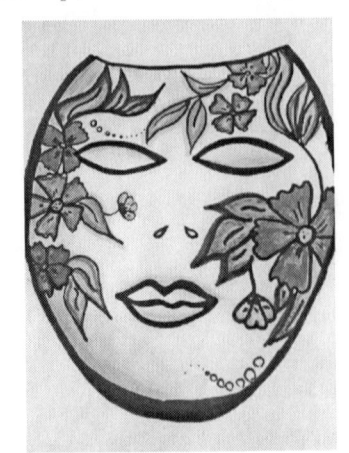

Fonte: acervo pessoal

Nesse sentido, ela é importante instrumento de cura, pois ao serem produzidas elas trazem elementos arquetípicos ocultos no inconsciente. Assim ao modelar as máscaras não precisam ser belas e nem agradar esteticamente, podendo em certos casos terem aspectos assustadores.

O terapeuta ocupacional deve estimular o exagero em relação imperfeições da máscara, porque este caminho estimula a criatividade, apesar do SER procurar sempre melhorar a face (suavizar lábios, sobrancelhas etc.) a massa escorrega e não fica no lugar desejado acarretando muitas vezes sentimento de frustração. A imagem que surge, nada mais é do que a forma que irá contribuir para o processo de individualização.

Assim, a máscara se transforma em ponte que possibilita o encontro do SER com a sua energia. Esse tipo de atividade facilita a busca pelo autoconhecimento, pois ao ser confecciona a máscara ela se projeta na consciência enquanto outras tantas ocupam espaço no inconsciente. No instante em que ela seja adornada com cor, forma, acessórios, ela se transforma em uma escultura em movimento possibilitando o contato do SER, consigo mesmo.

Ao viver na inconsciência, na escuridão do lado de dentro das máscaras inconscientes, não se percebe os mecanismos pelos quais se passa. Ao apropriar de um saber maior sobre si mesma por meio do autoconhecimento, seja na psicoterapia ou em trabalhos vivenciais, a mulher passa a compreender os diversos mecanismos que ela utiliza como defesa, projeção, podendo, desta forma, se nos tornar mais responsáveis pelas suas atitudes e comportamentos.

2.18 MODELAGEM

O trabalho com as formas tridimensionais no ensino da arte é de grande importância, pois ajuda ampliar a capacidade de percepção do mundo, de questionar as perspectivas de nosso olhar. Na tridimensionalidade a perspectiva do olhar conta. A escultura, por exemplo, muda se olharmos para ela de outra maneira, ou seja, se observarmos de outro lugar, mas continua com as três dimensões de qualquer aspecto que observarmos. Os corpos tridimensionais podem parecer mais reais porque podem ocupar o mesmo espaço que nós habitamos e podemos vê-los de diversos ângulos.

A tridimensionalidade também é importante para perceber os espaços e as relações entre os objetos e o espaço e entre sujeito e o espaço. Compreender o espaço é importante para o pensamento lógico porque nos ajuda a compreender melhor e com mais rapidez o que nos rodeia, contribuindo assim, para o desenvolvimento de um trabalho criativo (DONDIS, 2003).

O uso, indicações e propriedades da escultura (figura 46) consistem no fato de ser construída com materiais sólidos e existir em três dimensões. A maioria das outras formas de arte visual – pintura, desenho, arte gráfica, fotografia, cinema – apenas sugere as três dimensões por meio de uma utilização extremamente filosófica da perspectiva e da luz e sombra do claro e escuro (DONDIS, 2003, p. 189a).

Figura 46 – Uso e Indicações da Modelagem para a Terapia Ocupacional

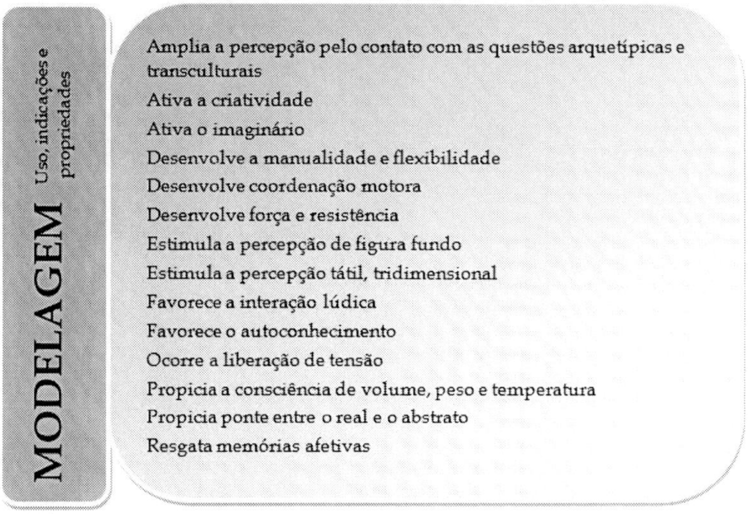

MODELAGEM — Uso, indicações e propriedades

- Amplia a percepção pelo contato com as questões arquetípicas e transculturais
- Ativa a criatividade
- Ativa o imaginário
- Desenvolve a manualidade e flexibilidade
- Desenvolve coordenação motora
- Desenvolve força e resistência
- Estimula a percepção de figura fundo
- Estimula a percepção tátil, tridimensional
- Favorece a interação lúdica
- Favorece o autoconhecimento
- Ocorre a liberação de tensão
- Propicia a consciência de volume, peso e temperatura
- Propicia ponte entre o real e o abstrato
- Resgata memórias afetivas

Fonte: Almeida, Martini e Bittencourt

A modelagem consiste em manipular materiais moldáveis e transformá-los em objetos expressivos, figurativos ou não. As sensações experimentadas por meio da modelagem ampliam a percepção e fazem com que o indivíduo mantenha um diálogo entre as mãos, a massa e a forma da escultura que deseja compor, fazendo com que a pessoa reflita sobre o processo de construção, busque a melhor maneira de conseguir alcançar seu objetivo (PHILIPPINI, 2009). Nesta busca por soluções, surgem novas ideias, com isso, vai expandindo a capacidade criadora do sujeito.

A modelagem pode ser feita com massa caseira, argila, cera de abelha, plasticina, *papier machê* e massa de modelar. O efeito da modelagem atua nas sensações físicas e viscerais, como também no sentimento e cognição. A técnica exige uma canalização de energia adequada, por partir do nada para a criação de algo podendo ser livre ou dirigida (CORBETTA,2003).

Ela proporciona sensações físicas (leva ao relaxamento) e viscerais, e estimula o sentimento e a cognição. A técnica exige canalização de energia adequada, por partir do nada para a criação de algo livre ou dirigida. Por isso, pessoas rígidas ou ansiosas, ter ganhos maiores ao modelar. Isto é dar forma a partir de um aglomerado de material. Sua linguagem proporciona volume, tridimensionalidade, peso e texturas. Pode remeter às memórias próprias ou coletivas, estando diretamente ligada aos arquétipos (BORDIEU, 2011).

No físico, trabalha questões ligadas à estruturação e coordenação motora. No emocional mobiliza sentimentos e emoções primitivas, para que possam ser conhecidas e trabalhadas.

2.18.1 Modelagem com barro

A sensação de estar em contato com o barro pode ser gratificante ou não. A argila age como transformadora (figura 47), de um estado de desencontro para um estado de equilíbrio, podendo trazer à tona conflitos internos indesejáveis. Por ser moldável, integra o ser com o mundo exterior, mostrando-o que pode adaptar-se às situações, sendo fluida, recebe projeções e é dominada, favorecendo ao manipulador, a libertação das tensões, fadigas e depressões, pois é um material vivo e de ação calmante (MIDGLEY, 1993).

Figura 47 – Moldando a argila

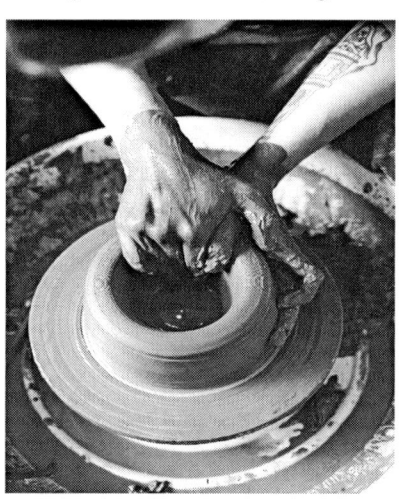

Fonte: Freepik[24]

Nos casos de negação e resistência à argila, oferta-se o *papier machê* ou a massa de farinha de trigo, pois de início não se deve forçar, e com a adaptação a estes recursos, aos poucos se inclui o barro.

2.18.2 Modelagem biscuit

O *Biscuit*, também conhecido como porcelana fria, é uma massa de modelar feita com mistura de amido de milho, cola branca específica para porcelana fria, limão ou vinagre e vaselina. Trata-se de uma massa muito fácil de modelar, que pode ser combinada também com peças de madeira ou de isopor para criar peças originais.

Sua utilização justifica-se pela sua longa durabilidade e consistência que possibilita o frequente manuseio sem causar danos ao modelo (LIMA; CAMAROTTI, 2015), permitindo explorar a questão da tridimensionalidade.

O uso desse recurso permite ainda que o SER desenvolva sua criatividade, coordenação, habilidades soltar a imaginação elaborando a modelagem de acordo com a sua vontade, pelo manuseio de objetos diversos (SOUZA, 2007).

---

[24] Disponível em: https://br.freepik.com. Acesso em: 23 out. 2020.

Figura 48 – Modelagem Biscuit

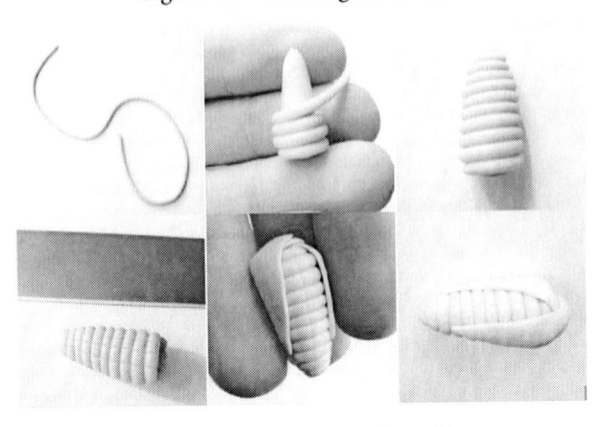

Fonte: Biscuit Passo a Passo[25]

Dando continuação à experimentação com produção tridimensional, após cuidadosa massagem nas próprias mãos, exploraram o modelar em *biscuit* (figura 48). Com esta proposta foi possível ativar a capacidade de concentração e percepção tátil por meio da tridimensionalidade, e explorar a capacidade psicomotora e visual, por ser o *biscuit* uma modelagem que exige cuidado e delicadeza em seu manuseio.

2.18.3 Papel machê

Com o papel machê, podemos trabalhar em qualquer comunidade ou grupo social. Seja na escola ou em entidades sociais, com crianças ou adultos (nesse caso possibilita, ainda, ajudar no orçamento doméstico), pois não gastamos nada para fabricá-lo. Só precisamos de papéis que serão jogados no lixo. Com essa técnica, podemos trabalhar a consciência ambiental e a organização dos espaços de convivência das crianças. Basta ajudarmos nossos alunos a compreender que aquelas bolinhas de papel, ou aviõezinhos que voam pela sala de aula, enquanto não olhamos, podem se transformar em outros objetos construídos por suas próprias mãos.

Papel machê vem do francês *papier machê*, que significa "papel mastigado". É uma massa de papel picado, amassado, embebido em água, coado e depois misturado com cola e, eventualmente, com outros materiais. Com esta massa é possível moldar objetos em diferentes formatos, utilitários e decorativos. Sua

---

[25] Disponível em: https://biscuitpap.blogspot.com/2013/11/miniatura-de-milho-verde-em-biscuit.html#google_vignette. Acesso em: 23 out. 2020.

história está ligada ao processo histórico da produção do papel, por meio de sua evolução, difusão e aproveitamento como material. Os métodos demorados de fabricação do papel estimularam sua reutilização após o primeiro uso.

O papel machê nasce dessa reutilização do papel. É na própria China que encontramos, no século II d. C., os mais antigos objetos em papel machê, como capacetes usados para a guerra (SARAF, 1987). Como material e técnica, o papel machê é agradável de trabalhar, responde com facilidade ao tato e possibilita formas diversas: permite, também, a adoção de diversos tipos de papel. A base do papel machê é a polpa de papel e a cola.

Figura 49 – Modelagem em papel machê

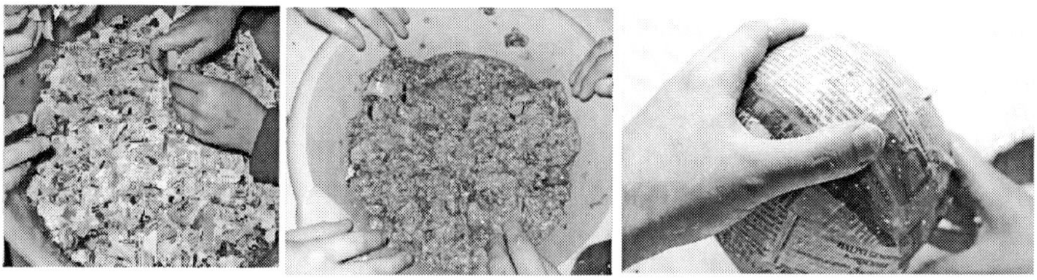

Fonte: acervo pessoal

O *papel machê* (TOLLER,1962) é um material frio e viscoso (figura 49), mas que também nos oferece retornos, pois pode ser moldado e se criar, não chegando aos efeitos da argila, por não ser um produto natural primitivo.

A mulher é artística por natureza. Desde a infância começa a explorar o mundo e a representá-lo por meio da arte: rabiscar, montar, desmontar, dançar, dramatizar, criar histórias, lutar, cantar etc. Por isso, não tem receio de usar e abusar das representações artísticas nas oficinas. Por outro lado, a modelagem contribui para o desenvolvimento cerebral do ser humano em qualquer faixa etária.

2.18.4 Modelagem caseira

A massa de farinha de trigo e sal é feita pelo próprio terapeuta (figura 50), com ou sem ajuda do cliente, variando cores. E ao contrário do *papel machê*, é utilizada morna, para melhor manuseio. Em termos terapêuticos, pode levar os adultos, a recordações maternas, ou da infância. Proporciona também a capacidade criadora, autoestima, catarse emocional, autoconfiança e autodomínio (MACCHI; KNOP, 1976).

Figura 50 – Massa de biscoito

Fonte: Freepik[26]

2.19 MOSAICO

O mosaico é uma imagem ou obra de arte composta por um conjunto de fragmentos, de várias cores, colados sobre uma superfície. Os mosaicos são construídos com pedra, cerâmica, argila, papel, vidro... Olhado de muito perto, percebe-se somente pedaços e os espaços entre eles. Visto de certa distância, um mosaico impressiona pela beleza e pela harmonia (MURAD, 2016). Desta forma, o mosaico é uma forma diferente de gerar imagens, de compor formas usando pedacinhos de texturas, cores e materiais variados. Ele funciona como um quebra-cabeça que aos poucos toma forma e surge uma imagem (símbolo) pelo agrupamento das peças (CORREA, 2012).

Mosaico vem do grego e significa imagem das Musas, ele significa a captação de momentos, representando a busca de fragmentos, ora multicoloridos, ora preto e branco, com que se tenta registrar a diversidade infinita de sentimentos, emoções que compõem o VIVER humano, no sentido de sua similitude com o universal (CALABRIA; MARTINS, 2009). Representa, portanto, a ânsia permanente das virtudes para a sua adequada forma de expressão a fim de que, explique está contingência material e fragmentada da MULHER (filha, mãe, dona de casa, trabalhadora, agredida, amada etc.) em busca da unidade.

O mosaico (figura 51) é um processo restaurador, principalmente para a MULHER que de alguma forma busca na "destruição dos cacos" (agressão) reconstruir sua vida de outra forma, a conviver com suas sequelas, ultrapassando suas dificuldades e se readaptando as mudanças do seu dia a dia.

---

[26] Disponível em: https://br.freepik.com. Acesso em: 23 out. 2020.

Figura 51 – Mosaico

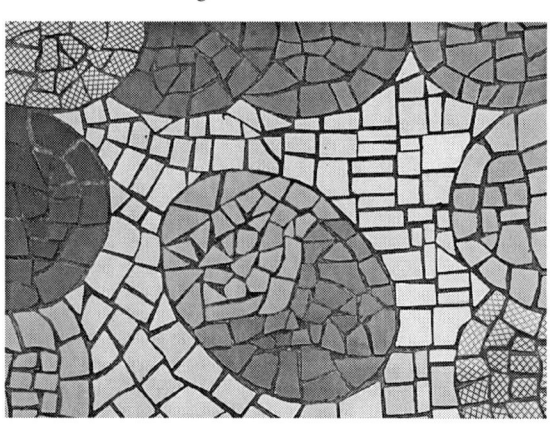

Fonte: acervo pessoal

Ao buscar nos materiais ideias que possam expressar e comunicar seus sentimentos, emoções, (des)afetos, angústias, medos etc., pessoa que interage pode planejar o direcionamento e a atenção que a irão auxiliar na reestruturação e na análise do seu VIVER (figura 52).

Figura 52 – Uso e Indicações do Mosaico para Terapia Ocupacional

MOSAICO	Uso, indicações e propriedades	Amplia a percepção pelo contato com as questões arquetípicas e transculturais
		Ativa a criatividade
		Ativa o imaginário
		Desenvolve a manualidade e flexibilidade
		Desenvolve coordenação motora
		Desenvolve força e resistência
		Estimula a percepção de figura fundo
		Estimula a percepção tátil, tridimensional
		Favorece a interação lúdica
		Favorece o autoconhecimento
		Ocorre a liberação de tensão
		Propicia a consciência de volume, peso e temperatura
		Propicia ponte entre o real e o abstrato
		Resgata memórias afetivas

Fonte: Almeida, Martini e Bittencourt

Materializando assim suas dificuldades, dores e reconstruindo suas ideias e emoções desordenadas, organizando seus fluxos e influxos emocionais, verificando as zonas de conflitos, possibilitando a comunicação entre os potenciais da sua personalidade com os aspectos cognitivos, emocionais e sensoriais por meio dos sentidos SOCIOCOMUNICANTES, os quais podem favorecer a integração dos conteúdos emocionais, despontecializando assim a atuação autônoma/negativa desses conteúdos latentes, acarreta a harmonização interior para a obtenção de metas construtivas e a criação de vínculos.

Nesse sentido, a nova imagem que surge caminha para o autoconhecimento a partir da soma de suas partes, reforçando a autoestima, pois o trabalho com mosaico tem por objetivo compor um todo, na busca de uma harmonização, partindo de um caos e reaproveitando pedaços. Jung (2012) refere que o que se pretende é ressignificar por meio da reutilização de materiais, integrar o simbolismo centralizador (*self*).

Ao iniciar pela desconstrução, movimento este que produz energia em sua maioria agressiva por meio de movimentos de martelar, quebrar etc. Ele possibilita descarregar energias, pela projeção de conflitos, memórias e potenciais reprimidos e enfim a construção do algo novo a partir daqueles cacos reunidos, movimento que requer perseverança para novo conteúdo, formando nova estrutura de símbolos e significados.

A técnica expressiva do mosaico por meio dos cacos atuará não só com a matéria concreta, mas oportunizará na reorganização do caos que estava fora do controle psíquico do SER, cuja reconstrução de conteúdo internos reprimidos[27] (FREUD, 2017), será ressignificado pelos afetos, pelo olhar sobre a beleza do material e sobre si mesmo, transformando emoções, reutilizando, integrando, unindo ordenando e caminhando para o equilíbrio emocional do SER, no enfrentamento para nova etapa da vida, ao trabalhar o cognitivo e motor (MUCCI, 1962).

2.20 MÚSICA

Música é a arte de combinar os sons de forma agradável aos ouvidos. Não se pode estabelecer com segurança a sua origem. Os historiadores divergem neste ponto, mas concordam em atribui-la a mais remota Antiguidade.

---

[27] O inconsciente exprime o "conjunto dos conteúdos não presentes no campo atual da consciência". É constituído por conteúdos reprimidos, que não têm acesso aos sistemas pré-consciente/consciente, pela ação de censuras internas. Estes conteúdos [FREUD, 2017, p. 73] podem ter sido conscientes, em algum momento, e ter sido reprimidos, isto é, "foram" para o inconsciente, ou podem ser genuinamente inconscientes.

De acordo com o historiador Diodoro (um século A.C.), a palavra *música* deriva do vocábulo egípcio, o que o levou a concluir que ela se originou do Egito, sendo que a primeira ideia do som teve origem no ruído dos canaviais que cresciam nas margens do rio Nilo. Para outro historiador, a música teve origem no canto das aves, outros acreditam que o ponto de partida para a criação da música é a própria natureza (BRITO, 1995, p. 14).

Coll e Teberosky (1999, p. 100) referem que "O prazer físico e emocional é a reação mais natural diante da música e talvez a mais poderosa A música pode ser instrumental, com letra (cantada), dançada". Assim sendo, ao se utilizar o que a memória nos traz de lembranças, ou tocar de forma improvisada explorando o potencial criativo e dançar articulando a audição e o corpo para se expressar. E ainda recriar uma música já existente, podendo acrescentar sons ou letras brincando com uma estrutura musical já existente de acordo com a necessidade do paciente.

Certos gritos de alegria e de dor podem ser facilmente traduzidos pela notação da música, permitindo supor que, nos tempos pré-históricos, a manifestação vocal precedeu o mais rudimentar invento instrumental. A ideia do ritmo encontra-se em certos movimentos naturais: na respiração e nas batidas do coração e na regularidade da marcha (andar). O trote e o passo de um cavalo marcam bem o ritmo de dois a quatro tempos, e o galope o de três tempos. Quanto ao conceito original de música, Brito (1995) refere que o canto é tão natural ao homem quanto à palavra, é que um dia, não se sabe ao certo quando e nem onde, aconteceu a fusão da música com a palavra.

A ideia de que a música possui valor terapêutico também é antiga. Diz-se que, na Grécia antiga, Esculápio, o primeiro médico da humanidade, utilizava a música para curar. Na mesma cultura, Pitágoras ensinava os seus discípulos a empregar a música e o canto para se livrarem de medos, preocupações e raiva. Acredita-se, por exemplo, que sons repetidos ajudavam a induzir estados de meditação e a reduzir tensões físicas e emocionais (BUSH, 1995, p. 29).

Jung (1992 *apud* BUSH, 1995, p. 80) reconheceu o caráter arquetípico da música ao ouvir um concerto da pianista e terapeuta musical Margareth Tilly, concluindo: "Isso abre toda uma série de vias de pesquisa, com as quais eu jamais havia sequer sonhado. [...] sinto que *de agora em diante, a música deveria ser uma parte essencial de toda análise. Ela atinge o* profundo trabalho arquetípico com os pacientes". Embora Jung se referisse ao significado da música na evocação de material subconsciente, ainda existe certo mistério quanto às qualidades particulares por meio das quais a música ativa resposta tão significativa.

A música possui a qualidade única de tocar o corpo, a mente e a alma; quer se esteja consciente disso ou não, pois as pulsações internas, o batimento rítmico e o bombear do coração que mantêm o SER vivo fisicamente, são repletos de sonoridade. Quando uma pessoa ouve uma peça musical, os ritmos, batidas e a pulsação da música influenciam mudanças físicas (BUSH, 1995, p. 81). Robert Jourdaim (1998), em seu livro *Música, Cérebro e Êxtase*, esclarece que os instrumentos musicais fornecem informações exatas para o cérebro, o qual busca na organização e quebra dos padrões matemáticos a obtenção de estímulos. Para ele, a música tira o SER de seus hábitos mentais congelados e faz com que suas mentes se movimentem que naturalmente não são capazes. Esse autor refere que "Quando o som cessa, voltamos para nossas cadeiras de rodas mentais".

A música dá forma aos comportamentos e respostas sensoriais. Por exemplo, está provado que a música *heavy metal* desorganiza e causa tensão no corpo físico. O *rap* usa um forte e persistente batimento e ritmo de fundo para "alimentar" a sua mensagem oral. Já a música erudita (clássica) transmite aquilo que é autêntico e "real", gerando harmonia e bem-estar nos planos sensorial e físico (BUSH, 1995, p. 81-82). A música tem várias funções reconhecidas por diversas terapias que utilizam a música:

- Melhora a atenção,
- Melhora o desenvolvimento motor e/ou cognitivo,
- Estimula habilidades sócio comunicativas,
- Favorece a expressão emocional,
- Estimula o pensamento e a reflexão sobre a própria vida.

No caso específico das artes plásticas, facilitando a concentração, a música propicia um clima favorável dentro do *setting* terapêutico, no contexto das atividades de quaisquer matizes, pois ela funciona como figura-fundo ou como estímulo gerador para estabelecer conexões nos campos míticos simbólicos (JUNG, 2012).

Desta forma, o trabalho musicoterápico na Terapia Ocupacional pode ser desenvolvido dentro de equipes de saúde multidisciplinares, em conjunto com médicos, psicólogos, fonoaudiólogos, terapeutas ocupacionais, fisioterapeutas e educadores. Também pode ser um processo autônomo realizado em consultório.

Figura 53 – Uso e indicações da música na Terapia Ocupacional

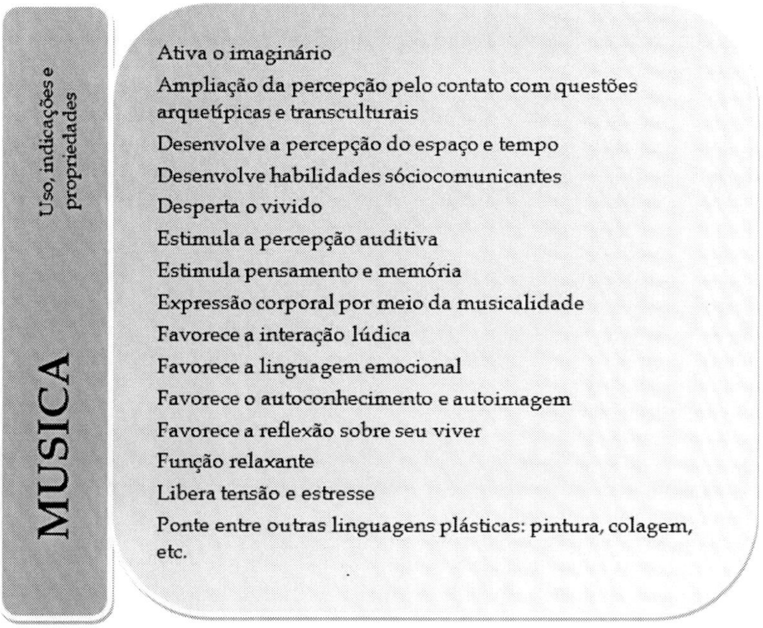

| Uso, indicações e propriedades | MUSICA | Ativa o imaginário
Ampliação da percepção pelo contato com questões arquetípicas e transculturais
Desenvolve a percepção do espaço e tempo
Desenvolve habilidades sóciocomunicantes
Desperta o vivido
Estimula a percepção auditiva
Estimula pensamento e memória
Expressão corporal por meio da musicalidade
Favorece a interação lúdica
Favorece a linguagem emocional
Favorece o autoconhecimento e autoimagem
Favorece a reflexão sobre seu viver
Função relaxante
Libera tensão e estresse
Ponte entre outras linguagens plásticas: pintura, colagem, etc. |

Fonte: Almeida, Martini e Bittencourt

De acordo com Freud (2012) e Sberse (2009), a música é uma forma de linguagem emocional capaz de desviar o ego e de devolvê-lo, trazendo a superfície da mente associações e conflitos inconscientes (figura 53). Nesse sentido, a música desperta a criatividade do SER, pois para Brito (1995, p. 12) o ser criativo deixa fluir os sentimentos, por meio da manifestação espontânea das emoções mais profundas. Esse processo remete a pessoa ao universo obscuro de sua essência sensitiva, para possibilita retorno ao universo transparente de sua essência criativa.

A música pode funcionar como coadjuvante, nas terapias expressivas, atuando como recurso auxiliar para introspecção mental e relaxamento físico favorecendo a liberação de conteúdos bloqueados[28]. E isto, em todas as atividades terapêuticas com outras artes: dança, teatro, literatura e artes plásticas. Sendo assim, ela pode e deve ser combinada com a literatura (nas criações de letra e música, levando a mulher a expor sentimentos e emoções); com o teatro (como trilha sonora de psicodramas/teatro terapêutico, por

---

[28] Conteúdos bloqueadas são emoções e sentimentos de experiências negativas, que vão deixando pequenos ou grandes "restos" emocionais que se guarda de fatos passados (CURY, 2014).

transmitir energia e impacto emocional) e com a dança (dança espontânea/biodança, por motivar movimentos harmoniosos e de impacto). Enfim, a música deve ser usada em todo tipo de dinâmica individual e de grupo próprias dos processos terapêuticos.

No caso específico das artes plásticas, facilitando a concentração, a música propicia um clima favorável dentro do *setting* terapêutico, no contexto das atividades de quaisquer matizes, pois ela funciona como figura-fundo ou como estímulo gerador para estabelecer conexões nos campos míticos simbólicos.

O trabalho musicoterápico na Terapia Ocupacional pode ser desenvolvido dentro de equipes de saúde multidisciplinares, em conjunto com médicos, psicólogos, fonoaudiólogos, terapeutas ocupacionais, fisioterapeutas e educadores. Também pode ser um processo autônomo realizado em consultório.

2.21 PINTURA

O uso da pintura na esfera afetiva é bem abrangente, pois as pinceladas além de lembrar o fluxo respiratório, ela oportuniza a estruturação emocional pela harmonização das emoções. Atualmente o conceito de pintura pode ser ampliado para a representação visual por meio das cores (MERLEAU-PONTY, 1971).

A escolha dos materiais e técnicas adequadas encontra-se vinculada ao resultado final desejado, assim, a análise de qualquer da projeção passa pela identificação do suporte e da técnica utilizadas. Enquanto técnica, a pintura envolve determinado meio de manifestação (a superfície onde ela será produzida) e um material para lidar com os pigmentos (os vários tipos de pincéis e tintas).

O suporte mais comum é a tela (normalmente uma superfície de madeira coberta por algum tipo de tecido), pode-se usar o papel ou tecidos. Os materiais comuns são: a tinta a óleo, a tinta acrílica, a anilina, o nanquim o guache e a aquarela. É também possível lidar com pastéis e crayons, embora estes materiais estejam mais identificados com o desenho.

Na pintura tem-se vário tipos de tinta, são eles:

- A tinta guache exige maior controle de movimentos, libera emoções e incentiva a imaginação.

- Quanto mais densa, mas controle dependerá.

- A aquarela, devido a sua leveza, e o uso obrigatório da água, mobiliza ainda mais o lado afetivo. Indicada para pessoas muito racionais e com dificuldade afetiva. Contraindicada para deprimidos.

- A tinta óleo, é recomendada para pessoas com depressão, pois possibilita maior equilíbrio da situação.

- O nanquim, quando puro é de fácil controle, mas exige agilidade e sensibilidade. Quando usado com água, é mais fluída, exigindo muito mais habilidade, atenção e concentração.

- Quanto mais expressão, mais autoconhecimento e mais autoconfiança.

- A pintura, assim como o desenho, pode ser livre, de cópia, ou dirigida.

- Com a pintura, trabalha-se a estruturação e a área afetiva emocional, chegando ao equilíbrio das emoções.

- E quanto mais diluída for a tinta, mais emocional é o resultado.

O elemento fundamental da pintura é a cor. Qualquer tipo de pigmento pode ser utilizado, como aquarela, guache, acrílica, tinta a óleo, nanquim e até tintas artesanais resultado do uso de terras coloridas e cola ou naturais, extraídas de vegetais.

A relação formal entre as massas coloridas presentes em uma construção simbólica constituí sua estrutura fundamental, guiando o olhar do terapeuta pela observação das sensações de calor, frio, profundidade, sombra, entre outros. Estas relações estão implícitas na projeção mítico poética da mulher (figura 54).

Figura 54 – Pintura representativa da projeção mítico poética da mulher

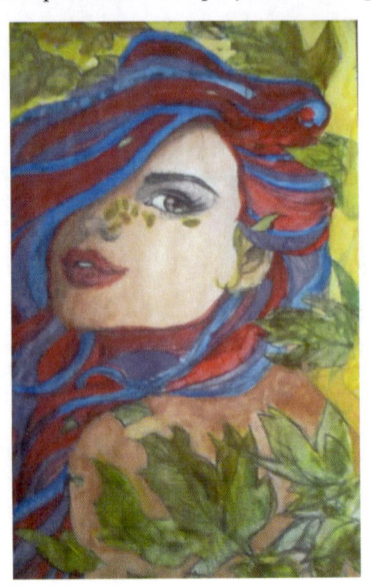

Fonte: acervo pessoal

A pintura se diferencia do desenho pelo uso dos pigmentos líquidos e do uso constante da cor, enquanto aquele se apropria principalmente de materiais secos, a pintura envolve determinado meio de manifestação (a superfície onde ela será produzida), um material para lidar com os pigmentos (os vários tipos de pincéis e tintas) e aplicadores diversos, seja pincéis, bastões, espátulas ou as mãos.

A pintura possui o seu próprio valor terapêutico especial. "Quando a pintura flui amiúde o mesmo ocorre com a emoção" (OAKLANDER, 1980, p. 62; VALLADARES, 2009). A fluidez da tinta com a sua função liberadora induz o movimento de soltura, de expansão, trabalhando o relaxamento dos mecanismos defensivos de controle. As cores quentes (amarelo, vermelho) ativas e dinâmicas aceleraram o metabolismo, enquanto as cores frias (verde, azul) com a característica balsâmica, acalmaram, lentificaram (figura 55).

Figura 55 – Uso e indicações da pintura para a Terapia Ocupacional

PINTURA — Uso, indicações e propriedades

- Ativa o imaginário
- Ampliação da percepção pelo contato com questões arquetípicas e transculturais
- Desbloqueia o inconsciente
- Desenvolve a experiência de diluir a cor
- Desperta a expansão superfícies por meio da cor
- Favorece a experimentação com o inusitado (pigmentos líquidos em movimento)
- Estimula pensamento e memória
- Favorece experimentações sensoriais e lúdicas com as cores
- Favorece a catarse emocional por meio das cores
- Favorece a contenção por meio de limitação de área de trabalho
- Favorece a linguagem emocional
- Favorece o autoconhecimento e autoimagem
- Favorece a reflexão sobre seu viver
- Favorece mobilidade (possibilita a variação de superfície e diferentes posturas)
- Favorece o processo de individualização

Fonte: Almeida, Martini e Bittencourt

Mas por que se pinta? Desde tempos imemoriais os humanos pintam por vários motivos nas diferentes culturas. Por motivos sagrados, ritos de magia, para comunicar ideias, sentimentos, por prazer. Baseado na necessidade do homem de transferir suas emoções e sua cultura, Philippini (2009, p. 39) refere que "A Pintura proporciona 23 mobilizações emocionais intensas, causada pelas experimentações com a cor".

A tinta *guache* exige maior controle de movimentos, libera emoções e incentiva a imaginação. A *aquarela* (figura 56), devido à sua leveza, e o uso obrigatório da água, mobiliza ainda mais o lado afetivo. Indicada para pessoas muito racionais e com dificuldade afetiva, porém não se deve ser indicada para os deprimidos, pois a tinta ultrapassa limites, não possibilita controle, por outro lado, se a pessoa é muito controladora e tem medo de perder o controle sobre objetos, comportamentos e pessoas, a aquarela é indicada, para que ela inicie a exploração da expansão.

Figura 56 – Pintura aquarela

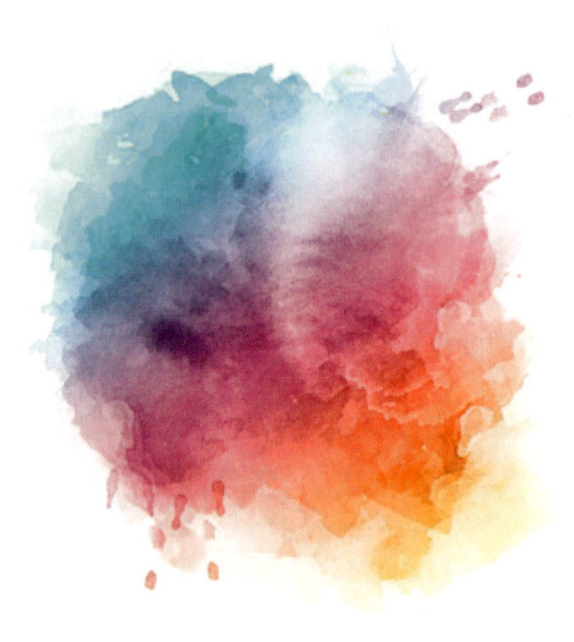

Fonte: acervo pessoal

A tinta óleo é recomendada para pessoas com depressão, pois possibilita maior equilíbrio da situação. O *nanquim* quando puro é de fácil controle, mas exige agilidade e sensibilidade. Quando usado com água, é mais fluída, exigindo muito mais habilidade, atenção e concentração, pois quanto mais ela flui, fluem ali, emoções e sentimentos, expressados e simbolizados favorecendo maior desbloqueio emocional, porque se perde o controle do material, o que a torna mais rica em descobertas e símbolos.

2.21.1 Muralismo, pintura mural ou parietal

Alencar (2009) esclarece que se entende como arte mural, muralista, pintura mural ou parietal a arte realizada sobre a parede, azulejo ou ainda sobre um painel suporte fixo ou permanente. Estreitamente vinculada à "arquitetura", trata-se de uma arte pública, feita em público e para o público, falando aos sentidos daqueles que transitam pelo local. É uma pintura executada sobre uma parede quer diretamente na sua superfície, como num afresco, quer num painel montado numa exposição permanente. Desta forma, o muralismo rompe com a arte de cavalete e incorpora novos materiais, ferramentas e técnicas ao processo de trabalho ao utilizar tintas de parede látex ou acrílica, de cores branca, preta e vermelha e outros pigmentos líquidos.

A arte muralista, quando intencionada à crítica social possui notadamente uma forte função social, sendo um canal de comunicação direto e eficiente entre o artista, a arte e o meio. Na técnica do afresco a aplicação de pigmentos de cores diferentes, diluídos em água, é empregada sobre a argamassa ainda úmida. A pintura pode ser feita em alto ou baixo relevo. Cordi *et al.* (2007, p. 208) enfatiza que "a arte cria e revela o sujeito, sua cultura e a sociedade" (figura 57).

Figura 57 – Muralismo

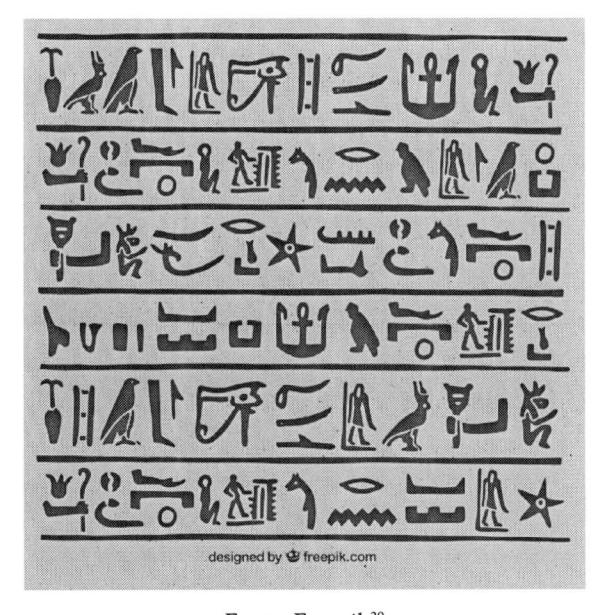

Fonte: Freepik[29]

Segundo Ernst Cassirer (2000), a experiência humana coexiste e se constrói em meio ao universo simbólico que perpassa pela existência, tendo a linguagem; o mito, a arte e a religião como seus principais constituintes. Da mesma maneira, as formas de manifestação da arte podem exercer importante papel enquanto mediadores com a realidade na constituição do SER, produzindo e reproduzindo sentidos em diálogo com o

---

[29] Disponível em: https://br.freepik.com/search?format=search&query=muralismo. Acesso em: 20 out. 2020.

histórico e com o subjetivo. Assim, o muralismo pode apresentar-se com caráter de promover diálogo, aproximação e/ou participação coletiva na elaboração pintura. Pintando nos espaços do bairro, na favela, no muro do vizinho ou da associação de moradores, constitui-se, de certa forma, um espaço social de encontro, convivência e diálogo sobre o cotidiano e as questões locais.

Os desenhos vêm sempre acompanhados de frases, palavras de ordem ou chamados principalmente quando o mural está vinculado a alguma campanha, protesto ou chamando a população à reflexão e à ação, que, segundo Fairclough (2001, p. 94), o discurso, como prática política estabelece, mantém e transforma as relações de poder e as entidades coletivas (classes, blocos, comunidades, grupos) entre as quais existem relações de poder. O discurso, como prática ideológica constitui, naturaliza, mantém e transforma os significados do mundo de posições diversas nas relações de poder.

Tanto o *graffiti* quanto a pichação são considerados atividades ilegais no Brasil, de acordo com a Lei Ambiental número 9605 (BRASIL, 1998), sancionada pelo então presidente da República Fernando Henrique Cardoso no início de 1998 e que não faz distinção entre as duas práticas, ambas tidas como crimes contra o meio ambiente. A mensagem nos muros quer, sempre, dizer alguma coisa a alguém, e isto influencia diretamente na formação de seus significados. Em outras situações, a intenção de um grafiteiro pode ser simplesmente despertar um estranhamento com relação ao espaço ocupado, à urbanidade e ao caos metropolitano, e então ele se dirige a todas as pessoas que passaram, passam e passarão pela sua obra, indistintamente (GITAHY, 1999).

O grafite, a pichação e a cidade se retroalimentam e evoluem juntos, seu ponto central encontra-se na figura do grafiteiro e/ou pichador, habitante da cidade e em quem a cidade igualmente habita. O seu imaginário é diretamente influenciado pela vivência urbana, e pelas experiências proporcionadas pela metrópole (CARVALHO, 1989).

2.21.2 Tinta a óleo

Jung (2011) sugeria a seus clientes que pintassem os sonhos de forma que pudessem dialogar com o material simbólico, trazendo uma realidade concreta. Se todo universo psíquico se manifesta nos sonhos, e os complexos se corporificam por meio de imagens, seria possível então, com experiência e sensibilidade, alcançar o sentido profundo dessas imagens com alta carga afetiva, desenhadas ou pintadas.

A pintura a óleo (figura 58) se caracteriza pela mistura de pigmento pulverizado e óleo de linhaça ou papoula. É uma massa espessa, da consistência da manteiga, e já vem pronta para o uso, embalada em tubos ou em pequenas latas. Dissolve-se com óleo de linhaça ou terebintina para torná-la mais diluída e fácil de espalhar.

O óleo acrescenta brilho à tinta; o solvente tende a torná-la opaca, ela oferece variação de cores, entre fortes ou fracas, de linhas tranquilas a desgovernadas, que associadas concebem um novo espaço, apresentando novo olhar do percurso do imaginário.

Figura 58 – Pintura a óleo

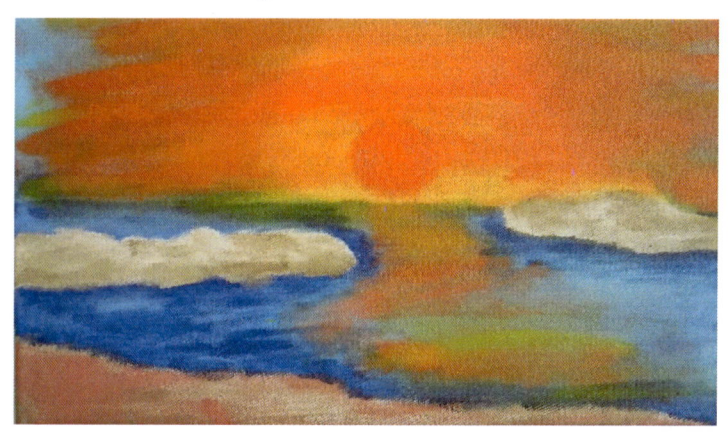

Fonte: acervo pessoal

A grande vantagem da pintura a óleo é a flexibilidade, pois a secagem lenta da tinta permite a mulher alterar e corrigir o seu trabalho. Ela pode ser aplicada em espelho, vidro, tela, papel etc.

2.21.3 Acrílico

Tinta sintética solúvel em água que pode ser usada em camadas espessas ou finas, permitindo ao artista combinar as técnicas da pintura a óleo e da aquarela. Se você quiser fazer tinta acrílica, você pode misturar tinta guache com cola (figura 59).

Figura 59 – Pintura acrílica[30]

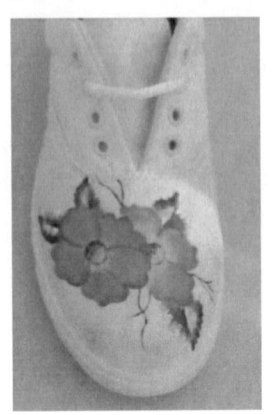

Fonte: acervo pessoal

2.21.4 Aquarela

Técnica de pintura na qual os pigmentos se encontram suspensos ou dissolvidos em água. Os suportes utilizados na aquarela são muito variados, embora o mais comum seja o papel com elevada gramatura (espessura do papel). São também utilizados como suporte o papiro, casca de árvore, plástico, couro, tecido, madeira e tela (figura 60).

Figura 60 – Pintura Aquarelada

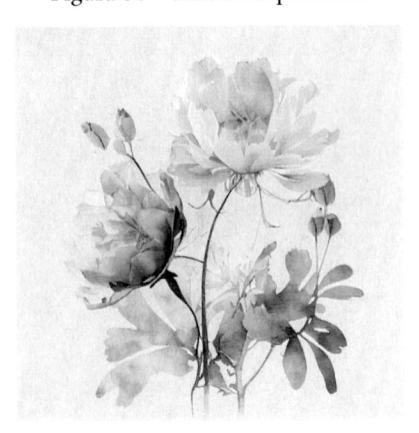

Fonte : Freepik[31]

---

[30] Arte produzida pela programa Mulheres Mil do Instituto Federal de Alagoas.

[31] Disponível em: https://br.freepik.com/. Acesso em: 20 out. 2020.

2.21.5 Guache

É a aquarela opaca, pois seu grau de opacidade varia com a quantidade de pigmento branco adicionado à cor, geralmente o suficiente para evitar que a textura do papel apareça por meio da pintura, a pintura a guache é menos porosa e segue contornos (figura 61).

Figura 61 – Pintura em guache[32]

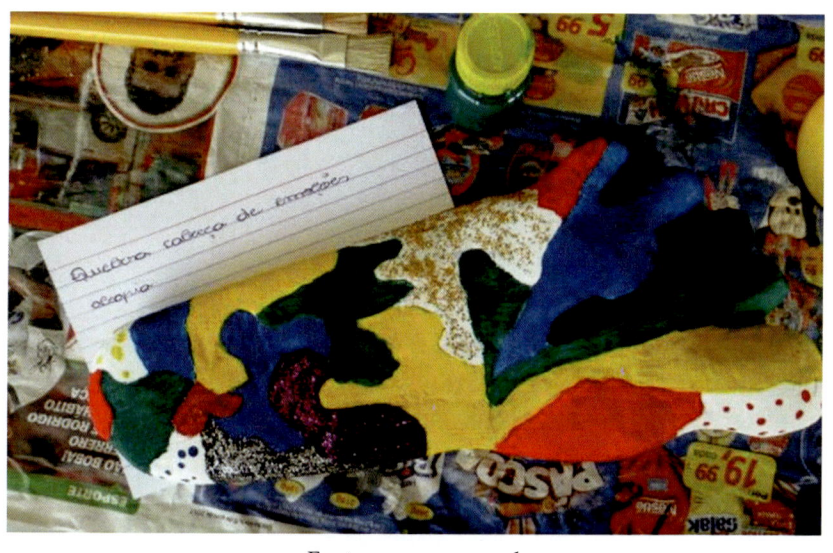

Fonte: acervo pessoal

2.21.6 Pintura de sopro

A pintura de sopro é uma técnica, na qual se colocasse tinta (aguada de guache ou anilina) sobre uma base porosa e por meio do canudo sopra-se a tinta dando movimento e expressão. A pintura produzida é resultado do vento (ar em movimento) que o sopro produz (física: movimento) para Jung (2011), representa o elemento ar (figura 62).

---

[32] Arte produzida pelo projeto de pesquisa Trama Escolar do Instituto Federal do Rio de Janeiro.

Figura 62 – Pintura a sopro

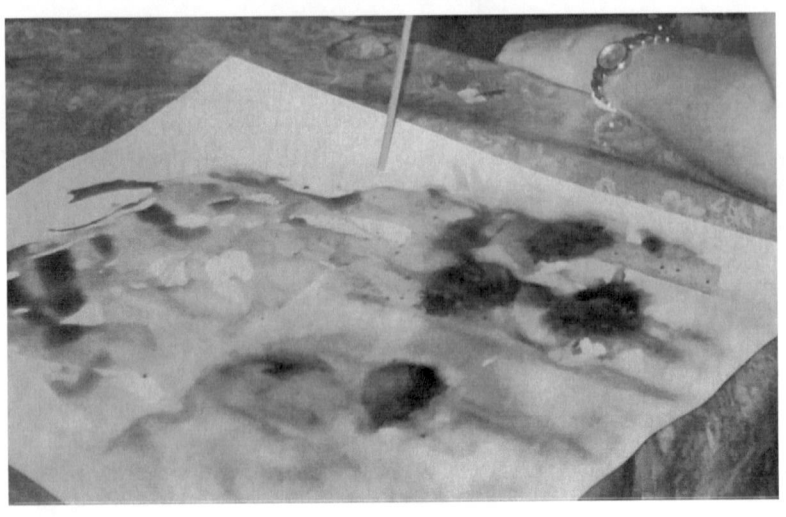

Fonte: acervo pessoal

O termo alma tem seu significado atrelado ao elemento ar, pois se pode encontrar a palavra *Animus* (espírito), *Anima* (alma), que possuem o mesmo significado do grego *Anemos*, traduzido por "vento", que também recebe o nome de *Pneuma* (espírito). O sentido de alma como "respiração" que em árabe o termo *Rih* representa "respiração ou vento" (JUNG, 1995). Desta forma, independentemente do idioma a palavra alma (latim, grego ou árabe), encontra-se vinculado ao ar em movimento, "sopro frio dos espíritos".

2.21.7 Analisando as possibilidades de aplicações

Ao se levar em consideração os efeitos das tintas no suporte escolhido, o terapeuta tem que ter em mente o que busca com aquela determinada técnica, pois ela favorecerá o desbloqueio do inconsciente e pelo simbolismo da cor, a qual é elemento anímico e, portanto, umidificação da natureza física da mulher. Segundo Hauschka (1987a, p. 35), é:

> [...] pela vivência das cores não apenas se forma "água juvenil", mas, também, se movimenta a água. Isto significa que a pessoa que lida com cores movimenta todo seu sistema glandular. O astral, que na elaboração das cores avança para o etérico, provoca vivificação de dentro. Como consequência, o sistema glandular respira melhor. Toda a atividade glandular pode

> também ser compreendida como uma espécie de respiração submersa. À inspiração corresponde a formação dos humores nas glândulas; à expiração corresponde a segregação. É que os membros essenciais superiores estão sempre ligados aos inferiores de uma forma respiratória rítmica; quando se ligam demasiadamente, ficam paralisados (HAUSCHKA, 1987a, p. 35).

Desta maneira, o FAZER depende do bem-estar físico e mental, pois quando ocorre o desequilíbrio deste processo a mulher fica desanimada com tendência ao isolamento e a depressão, porque a respiração enfraquece. Devido às constantes agressões isoladamente ou na presença dos filhos, ela pode perder o entusiasmo de VIVER e adquirir apatia frente aos estímulos diários, provocado pelo estresse da violência doméstica.

Segundo Hauschka (1987a), a pintura, especialmente o lidar com as cores, abrange, como indicação mais ampla, todas aquelas tendências patológicas ligadas à perturbação da vida respiratória em todos os níveis. Partindo dos sintomas mais gerais para os específicos, levando em conta todas as doenças ligadas à ilegítima captura da atividade respiratória e circulatória. Nesse âmbito, encontra-se a asma, todos os tipos de afecções anginosas, os processos arterioscleróticos no âmbito circulatório, e, finalmente, todo tipo de câimbras.

O tratamento medicamentoso é auxiliado pela pintura de forma que se aprenda a assumir conscientemente as forças anímico-astrais, por intermédio do eu, desviando-as para fora, aos sentidos, e daí para o exterior, libertando-as. Naturalmente, aqui é importante também a qualidade da atividade artística, pois se pode trabalhar sempre a partir do centro para ambos os lados; só pela técnica se pode unir e soltar, descontrair ou contrair, trabalhando no sentido dos processos nervosos formativos ou dos processos metabólicos dissolventes (HAUSCHKA, 1987a, p. 36-37).

Outro aspecto importante observado por Hauschka (1987), foi que ao CRIAR, extravasa as vivências anímicas inconscientes, de ao projetá--las exteriormente, ela permite a conscientização, assim essas forças são exercitadas pela vivência de seus conteúdos objetivos, de modo a despertar no corpo efeitos das correspondentes as projeções que atuarão na sua estruturação, pois quanto mais intenso e próximo do corpo for o processo de interiorização, mais ocorrerá a libertação da vontade e da criação. Ela ainda continua ao explicar que a atividade rítmica, tem como característica a mudança de estados, porque fortalece o sistema rítmico, pois a pintura "confere resistência e coragem à vida das sensações (ou afetiva) e a dirige, por meio da beleza, em direção às coisas e aos seres exteriores a nós mesmos, em direção ao meio ambiente atual" (p. 73).

2.21.8 Os papéis

A diferença entre os papéis é perceptível pelo toque e determina os materiais a serem utilizados, se secos ou úmidos. Podemos classificar os papéis em dois tipos básicos e podem se diferenciar quanto a espessura e o peso – são eles:

Porosos

Esses papeis são mais indicados para receber materiais com maior quantidade de água devido sua capacidade de absorver melhor o líquido:

- Papel Canson – apresenta grande resistência e serve para todos os tipos de tinta, nanquim, lápis de cor e pastéis. Os mais porosos são mais adequados à pintura.

- Papel Camurça – mais utilizado para forração e confecção de detalhes.

- Papel Crepom – bastante frágil, pode ser rasgado, cortado, amassado, produzindo efeitos interessantes. Sua tinta sai com facilidade.

- Papel Kraft – mais poroso que o papel pardo, pode ser pintado com tinta ou desenhado com lápis de cor e pastéis.

Lisos

- Papel sulfite – muito utilizado para escrita.

- Papel Cartolina – apresenta boa resistência e maleabilidade. Adequada para construções tridimensionais e é utilizada para emoldurar desenhos que serão expostos.

- Papel Cartão – mais espesso que a cartolina, também é utilizado para emoldurar desenhos e confeccionar caixas e outros objetos.

- Papel Celofane – bastante frágil, rasga-se com facilidade. Indicado para fazer detalhes coloridos em fantoches para teatro de sombras e outras atividades como vitral.

- Papel Couche – papel de revista, é utilizado na confecção de cestarias e bijuterias.

- Papel de Presente – utilizado em colagens e dobraduras.

- Papel de Seda – papel bem fino, produz interessantes texturas quando amassado e colado em alguma superfície. Também pode ser usado para desenhar com água sanitária, que serve para descolori-lo.

- Papel Glacê – muito utilizado para dobradura.

- Papel manteiga – devido sua transparência, serve para "decalcar" um desenho de uma superfície para outra, modificar ou acrescentar detalhes sem mexer na imagem-base.

2.22 POESIA

A poesia é arte literária, e como arte, recria a realidade. Ela é uma das etapas da metodologia sociopoética, que visa transformar os desafetos em poética, pois expressar subjetivamente um VIVER, ou no PROJETAR nos espaços geomíticos, a mulher combina palavras, recriando significados, subjetivando conteúdos pelo processo de metaforização textual. A poesia não é a resposta, é o que pergunta, representa o caminhar. Não é onde se encontra, mas por onde se caminha (GAUTHIER, 2012).

Na sociopoética, o conhecimento é criado a partir de produção (atividade artística), análise, avaliação e discussão dos dados de forma coletiva, pelos próprios sujeitos da pesquisa (grupo pesquisador). As categorias a serem criadas terão como base o imaginário (interface entre o real e o simbólico), cujo questionamento é amplo; aberto a teorizações múltiplas, pois por meio das recordações de experiências poderemos viajar dentro de nós mesmo e buscarmos o sentido do eu (SANTOS, I. *et al.*, 2005).

Nessa oficina se estabelece um objetivo e, com base nos sonhos, nas emoções e nos sentimentos, dando cor e vida a sincronia de palavras e frases, dançando com estímulos, personagens e caminhos, que a mulher tenta ordenar numa mistura entre o real e o fantasioso.

Ao descrever seus sentimentos e DESEJOS ela antecipa a vontade de VIVER e se RELACIONAR com as pessoas, que dentro deles encontra-se seu agressor.

Eu quero tanto falar de mim,
Eu quero tanto falar de amor,
Gostaria de dizer que vive de sonhos
Sofri no dia-a-dia

Tive insegurança, medo e dor.
Marcas que do amor que foi embora
Quero matar o dragão que usa força contra mim
Quero parar de tanto sangrar.

Quero trazer o príncipe
Quero transformar o dragão
Quero ser feliz.
Mudando eu, mudando ele.
(Participante da oficina de Sociopoética)

Ao escrever, ela busca o alívio e o desabafo, pela função terapêutica para quem resolve derramar emoções, dificuldades e atitudes cotidianas no papel. Nesse momento ela consegue organizar melhor seu pensamento, refletindo profundamente fatos vivenciados na sua vida, procurando nas palavras se libertar de sensações ruins pelo descompromisso da rotina abrindo a sensação de encontro consigo mesma, pois independente dos caminhos que ela percorrer suas palavras veio do seu inconsciente e no final, mesmo sem nada rimar, mesmo sem ponto em comum com o pretendido, tudo nos faz sentido.

2.23 SUCATA

Para Sommerhalder e Alves (2011), a sucata é um excelente material para pesquisa, conscientização e construção. A construção com uso de sucata favorece a criatividade, a imaginação, a viabilidade e a conscientização. O SER sente grande valor afetivo na fabricação de algo por si próprio, quanto mais ele se dedica à construção de algo que lhe seja prazeroso, maior será a felicidade ao final da tarefa. Essa construção traz para o SER uma imagem positiva de si mesma.

Além do aspecto econômico ser bem interessante na construção de objetos de sucata, trabalha-se a consciência ecológica, pois o reaproveitamento e a transformação de um material que iria para o lixo para algo lúdico conscientiza a criança para a questão ambiental e para o consumo exacerbado. O trabalho com a sucata estimula a reconstrução, a criatividade, as percepções, a atenção, a construção, a transformação, o concreto e a mudança (figura 63).

Figura 63– Uso e indicações da sucata na Terapia Ocupacional

SUCATA	Uso, indicações e propriedades	Ampliação da percepção pelo contato com questões arquetípicas e transculturais
		Desbloqueia o inconsciente
		Desenvolve a manualidade e flexibilidade
		Desenvolve a percepção do espaço e tempo
		Desenvolve coordenação visomotora
		Desenvolve força e resistência
		Desperta a expansão superfícies por meio da cor
		Estimula a percepção de figura fundo
		Estimula a percepção tátil, tridimensional
		Estimula pensamento e memória
		Experimenta texturas e cromatismo
		Expressão por meio da forma
		Favorece a contenção por meio de limitação de área de trabalho
		Favorece a linguagem emocional
		Favorece a mobilidade (possibilita a variação de superfície e diferentes posturas)
		Favorece o autoconhecimento e autoimagem
		Favorece o processo de individualização
		Favorece o processo de relacionar, reunir, criar, estruturar
		Oportuniza a ordenação, organização, reconstrução

Fonte: Almeida, Martini e Bittencourt

É um material transformador, pois se dá nova utilidade ao que antes era lixo. É a mudança por meio do concreto, é a busca de possibilidades de transformação e do reaproveitamento.

Por poder aliá-lo a pintura, a colagem e a modelagem, é uma atividade rica e complexa, que mobiliza o conteúdo interno, e já o transforma, reaproveitando-o de forma benéfica. O terapeuta deve ficar atento, para que nenhum detalhe escape, pois é um trabalho de muita sutileza.

Materiais diversos podem ser utilizados (plásticos, vidros, papéis, madeira, tecidos) de forma livre ou dirigidos. Equivale dizer que seria reaproveitar conteúdos psíquicos, tirando vantagem e proveito, oferecendo a psique novo sentido essencial no caminho de individuação. Preservar a forma em quase sua totalidade, porém sua identidade e utilidade sofrem grandes mudanças.

2.24 TEATRO

A representação dramática, assim como a dança, tem sua origem no limiar das culturas, conforme leciona Menegazzo (1994). Os atos mágicos estão sempre imbuídos do conceito mágico da encarnação e, invariavelmente, culminam no contágio. A encarnação mágica tem paralelo no psicodrama, no desempenho de papéis, de forma geral, e de forma específica, na técnica do duplo, em que um ego auxilia, "encarna" uma parte, uma parte/aspecto do eu do protagonista. Diz Moreno (1984, p. 9) *"no mundo psicodramático, o fato da encarnação é central, axiomático e universal [...]. Não é mais o senhor, o grande sacerdote ou o grande terapeuta que encarna Deus. A imagem de deus pode tomar forma e ser encarnada por qualquer pessoa [...]".*

O homem da sociedade primitiva avançou do pensamento mágico e pré-simbólico, para o pensar mítico-simbólico, que a partir desta fusão aparece o jogo de simulação, que nada mais é do que a representação dramática intencional, que sintetiza e organiza as experiências da MULHER e possibilita a mediação simbólica (figura 64). É pela representação mística, que, segundo Vale (2009. p. 2-3), "era regra fundamental o imitar fantasiosamente os episódios originais da humanidade [...]". Assim nasce a representação dramática mítica apresentava quatro funções fundamentais: comunicação, participação, compreensão e transformação, possibilitando a catarse ativa e ética.

Figura 64 – Uso e indicações do teatro na Terapia Ocupacional

TEATRO (Uso, indicações e propriedades)
Ativa os elementos arquetípicos
Ativa o imaginário e a criatividade
Desenvolve a percepção do espaço e tempo
Desenvolve a sensopercepção
Desenvolve conflito x resolução
Desenvolve a flexibilidade
Desenvolve a percepção do espaço e tempo
Desenvolve habilidades sóciocomunicantes
Desperta o vivido
Estimula a abstração e objetividade
Estimula a percepção auditiva
Estimula a expressão corporal
Estimula a conscientização de vivencias cotidianas
Estimula dimensão psico-sociocultural
Estimula pensamento e memória
Expressão por meio da coreografia
Favorece a linguagem emocional
Favorece a interação lúdica
Favorece a linguagem emocional
Favorece a reflexão sobre seu viver
Favorece o autoconhecimento e autoimagem
Favorece o processo de individualização
Favorece a projeção inconsciente
Libera tensão e estresse
Ocorre a liberação de tensão
Propicia reflexões e resgate de memórias afetivas

Fonte: Almeida, Martini e Bittencourt

2.24.1 Teatro do Oprimido

Criado pelo dramaturgo, diretor e teórico Augusto Boal em 1960, o Teatro do Oprimido é um método que utiliza de técnicas, exercícios e jogos teatrais realizada de forma ativa, para estimular a discussão e problematização de assuntos políticos, sociais, éticos e estéticos, sendo importante para resolver conflitos, objetivos, desejos e problemas aleatórios, pela desmistificação do corpo e da mente, aprendendo a discutir sobre os mais variados assuntos e expor suas opiniões de forma única, oportunizando ao SER buscar dentro de *Si-mesmo* a ação.

Segundo Boal (2005), o ser humano carrega em si o ator e o expectador porque age e observa, e o também escritor, o figurinista e o diretor da própria peça, ou seja, da própria vida, pois escolhe como agir, o que vestir em cada ocasião e como se comportar e para esquematizar criou a arvore do oprimido.

Boal (2005) afirma que pela prática de jogos, exercícios e técnicas teatrais, estimulam a discussão e a problematização de questões do cotidiano, fornecendo maior reflexão das relações de poder, por meio da exploração de histórias entre opressores e oprimidos, pois são diálogos sensoriais que exigem criatividade e ajudam a desenvolver em pessoas de qualquer idade e profissão o sentido de humanidade criando possibilidades de observarem a si próprios.

A base do **Teatro do Oprimido** é a exploração de situações de opressão e a valorização da capacidade criadora e criativa de todas as pessoas, em particular dos oprimidos. Isto acontece porque, depois do problema apresentado (uma pergunta ao público, sob a forma de teatro), os *espect-actores* podem substituir as personagens oprimidas e podem mudar a história, não apenas sugerindo como devia ser, mas atuando e confrontando-se com as outras personagens.

Figura 65 – Arvore do teatro do oprimido

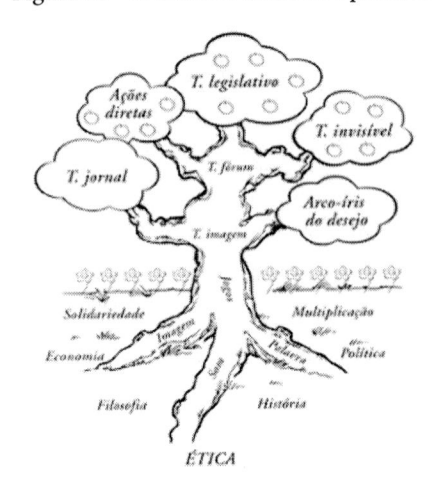

Fonte: Arbore[33]

A Árvore foi símbolo escolhido pelo próprio Boal (2005) para representar seu Método, por estar em constante transformação e ter a capacidade de Multiplicação. A Árvore do Teatro do Oprimido representa a estrutura

---

[33] Disponível em: http://www.arbore.org/obradoiro-de-teatro-d-oprimid. Acesse em: 21 nov. 2020.

pedagógica do Método que tem ramificações coerentes e interdependentes. Cada técnica que integra o Método é fruto de uma descoberta, é uma resposta a uma demanda efetiva da realidade (figura 65). Suas raízes fortes e saudáveis estão fundadas na Ética e na Solidariedade e se alimentam dos mais variados conhecimentos humanos. O solo do Teatro do Oprimido deve ser fértil, oferecer o acesso a saberes e base para criações.

2.24.2 *Role-playing*, jornal vivo e multiplicação dramática

O role-play é tipicamente conhecido como uma forma de jogo em que os jogadores fingem ser outra pessoa. Foi, e ainda é, muito usado nos jogos sociais onde se ajudam os alunos a compreender o comportamento social e as interações sociais, tendo sido transportado para a Psicologia sendo uma técnica amplamente utilizada em terapia, sobretudo nas cognitivo-comportamentais ou analíticas.

Esta técnica é utilizada para modelar comportamentos relevantes, ajudando o cliente a descrever relações funcionais e produzir autoconhecimento diante das queixas interpessoais. Assim, a técnica de role-play, consiste na encenação de um problema ou situação (figura 66) na área das relações humanas, onde duas ou mais pessoas simulam uma situação hipotética de forma mais real possível (LIMBERGER; SILVA, 2014).

Figura 66 – A representação do outro

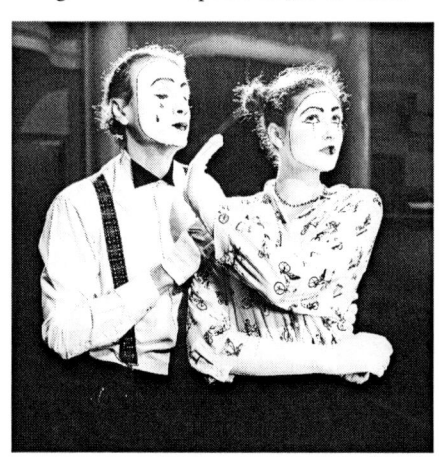

Fonte: Freepik[34]

Para Randi e Carvalho (2013), o cerne deste método está na síntese que se faz do desempenho desses papéis. É importante que a pessoa que coordene este tipo de técnica conheça bem e compreenda as pessoas que interpretam a dramatização. No resumo, deve constar a carga emocional e as atitudes adotadas dali em diante. Trata-se de uma técnica informal e que assegura a participação psicológica do indivíduo, eliminando as inibições e facilitando a comunicação.

Para Aguiar (1998 *apud* VALE, 2000, p. 5), por ser um método interativo e fruto de co-criação o teatro espontâneo cumpre, de forma específica, as funções sócias analítica, nos níveis individuais e coletivos:

- Liberação e expansão do potencial espontâneo criativo.

- Desenvolvimento do espírito de grupo/equipe – por propiciar uma interação face a face intensa, que exige dos atores solidariedade, disponibilidade, generosidade e harmonia interpessoal.

- Catarse de integração intrapessoal e intragrupo, autoconsciência e reorganização de papéis sociais e psicológicos.

- Desvelamento do coconsciente/coinconsciente grupal (conceitos de Moreno) que ao mesmo tempo, são relacionais e constituintes do EU fazendo emergir múltiplos sentidos do grupo, no aqui e agora.

- Produção de novos sentidos para o grupo e seus membros.

Apesar de parecer uma técnica de fácil utilização, são necessários cuidados na sua aplicação, deste modo para se usar esta técnica dever-se-á:

- Apresentar e definir o problema a dramatizar.

- Escolher e fixar os aspectos do relacionamento a serem enfatizados na dramatização.

- Definir e apresentar os papéis.

- Escolher quem serão os atores e as linhas que irão orientar o seu desempenho.

- Não se preocupar com a perfeição da representação.

- Evitar demoras excessivas, realizando a dramatização num tempo que permita a apresentação de todos os tópicos a dramatizar.

Boal (1996 *apud* VALE, 2000, p. 5), ao comentar o sentido terapêutico do Teatro do Oprimido, recorda que o vocábulo psique, seja em grego, inglês ou francês, designa não só "o conjunto de fenômenos psíquicos que formam a unidade pessoal, como também um objeto, um espelho no qual uma pessoa, em pé, pode ver-se por inteiro, ou seja, o espectador vê sua psique, vê-se a si mesmo no outro".

2.25 TECELAGEM

Ao tecer, busca-se tramar, dominar o fio e formar estruturas, desta maneira se estimula a capacidade de organizar, articular e entrelaçar. Philippini (2009, p. 61) relata que "a linha da tecelagem, de forma diferente em seu uso no bordado e na costura, cria seu próprio suporte, desde que saibamos tramá-lo a contento. Tal como em nossas vidas, em que a produtividade tece o fio, nossa linha biográfica, cuja harmonia vai resultando de nossas próprias construções existenciais".

Figura 67 – Tipos de tares

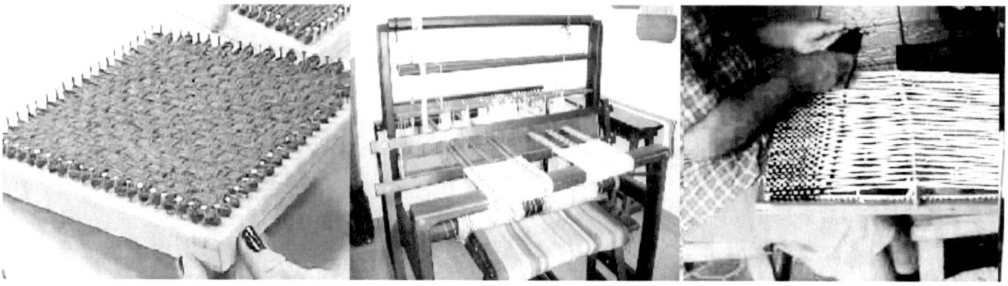

Fonte: Freepik[35]

O tecer originou-se da necessidade de proteger-se o corpo, os pequenos teares manuais, confeccionados de papelão ou de pequenas tiras de madeira com a ajuda de cortes ou de pequenos pregos, oferecem a estrutura necessária para que se crie a urdidura, e se forme a tessitura. Os grandes exigem movimentos mais amplos e alguns o uso dos membros inferiores (figura 67).

As cores dos fios e suas texturas oferecem o suporte à atividade criativa, desafiando o imaginário a construir novas combinações. A linha na tecelagem, de forma diferente do seu uso no bordado e na costura, cria seu próprio suporte, desde que saibamos tramá-lo a contento, além disso, favorece a criatividade a manualidade e o aumento de resistência (figura 68).

---

[35] Disponível em: https://br.freepik.com. Acesso em: 23 out. 2020.

Figura 68 – Tecelagem ampliando a resistência manual e a criatividade

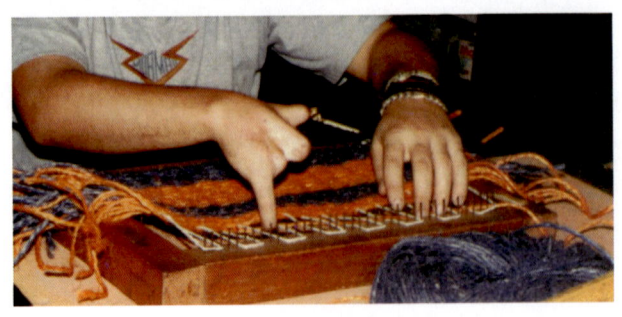

Fonte: acervo pessoal

Para Philippini (2009, p. 73), o "tecer é semelhante à nossa vida, em que a produtividade tece o fio, nossa linha biográfica, cuja harmonia vai resultando de nossas próprias construções existenciais". Precisa achar o fio da meada; dar um nó (para situações difíceis).

Figura 69 – Uso e indicações da tecelagem na Terapia Ocupacional

TECELAGEM | Uso, indicações e propriedades

- Ativa os elementos arquetípicos
- Ativa o imaginário e a criatividade
- Desembaraça os nós da vida
- Desenvolve a percepção do espaço e tempo
- Desenvolve a sensopercepção
- Desenvolve conflito x resolução
- Desenvolve a manualidade e flexibilidade
- Desenvolve a percepção do espaço e tempo
- Desenvolve coordenação visomotora
- Desenvolve habilidades sóciocomunicantes
- Desenvolve força e resistência
- Estimula a percepção de figura fundo
- Estimula a percepção tátil, tridimensional
- Estimula pensamento e memória
- Experimenta texturas e cromatismo
- Favorece a estruturação emocional
- Favorece a relação inter e intrapessoal
- Integra vontade/ação
- Ordena pensamento/emoção
- Organiza o viver
- Reuni vontade/acão

Fonte: Almeida, Martini e Bittencourt

A tecelagem pode ser oferecida para clientes de várias idades, em processos clínicos graves, idosos ou crianças. Ajuda a concentração, desenvolvimento psicomotor (figura 69).

REFERENCIAS

AGUIAR, Moysés. *Teatro espontâneo e psicodrama*. São Paulo: Agora, 1998.

ALMEIDA, Geraldo Peçanha de. *Teoria e prática em psicomotricidade jogos, atividades lúdicas, expressão corporal e brincadeiras infantis*. 2. ed. Rio de Janeiro: Wak editora, 2007.

ALMEIDA, Jenifer C. Calcografia. *Revista Tecnologia Gráfica*, São Paulo, novembro 2010. Revista editada pela Associação Brasileira de Tecnologia Gráfica - Faculdade Senai de Tecnologia Gráfica.

ALVES, Gabriela Jobim da Silva Alves; RAPHAELLI, Natália; FANGUEIRO, Raul. Desenvolvimento Sustentável na Indústria Têxtil: Estudo de Propriedades e Características de Malhas Produzidas com Fibras Biodegradáveis. *In:* Congresso Nacional de Técnicos Têxteis, 22., 2006, Olinda, *Anais [...]*. Olinda: CNTT, 2006.

ANDRADE, Liomar Quinto de. *Terapias expressivas*. São Paulo: Vetor, 2000.

ANDRADE, Mário de. *Danças dramáticas do Brasil*. Belo Horizonte: Ed. Itatiaia, 2002.

ARCURI, Irene. *Arteterapia do Corpo & Alma*. São Paulo: Casa do psicólogo, 2004.

ASSOCIAÇÃO BRASILEIRA DA INDÚSTRIA TÊXTIL E DE CONFECÇÃO. Indústria Têxtil e de Confecção Brasileira: *cenário, desafios, perspectivas, demandas*. ABTI. Brasília, 2013.

BARTHES, Roland. *O império dos signos*. Tradução de Leyla Perrone-Moisés, São Paulo: Martins Fontes, 2007

BATISTA, Valéria Valério. A máscara e a persona no processo arteterapêutico. *Revista de Arteterapia da AATESP*, São Paulo, v. 1, n. 1, p. 23-34, 2010.

BATT, Tanya Robyn *O tecido dos contos maravilhosos:* Contos de lugares distantes. São Paulo: WMF Martins Fontes, 2010.

BELLEI, Sérgio Luiz. Dois Humanismos. Belo Horizonte, *Sapere Aude,* v. 13, n. 25, p. 51-62, 2022.

BERNADET, Jean-Claude. *Que é cinema*. São Paulo. Brasiliense. 1981.

BERNARDET, Jean-Claude. *Cineastas e imagens do povo*. São Paulo: Brasiliense, 1985.

BERNARDO, Patricia Pinna. *A prática da arteterapia:* correlações entre temas e recursos, volume I: temas centrais em arteterapia. São Paulo: Ed. Do Autor, 2008.

BEZERRA, Paloma Oliveira; KATO, Marly Nunes de Castro. O cinema e a educação: algumas considerações. *In:* Encontro Estadual de Didática e Práticas de Ensino, 5., 2013, Goiânia. *Anais [...]*. Goiânia: EDIPE, 2013.

BOAL, Augusto. *O arco-íris do desejo*: método Boal de teatro e terapia. Rio de Janeiro: Civilização Brasileiro, 1996, p. 27-42.

BOAL, Augusto. *Teatro do oprimido*. Rio de Janeiro: Civilização Brasileira, 2005.

BOECHAT, Walter. *A Mitopoese da psique*: mito e individuação. Petrópolis: Vozes, 2008.

BOMFIM, Zulmira Áurea Cruz; SANDOVAL, Salvador. *Cidade e afetividade: estima e construção dos mapas afetivos de Barcelona e São Paulo*. Tese (Doutorado em Psicologia) – Pontifícia Universidade Católica de São Paulo, São Paulo 2003.

BOURDIEU, Paul. *A economia das trocas simbólicas*. 7 ed. São Paulo: Perspectiva. 2011

BRASIL. Lei nº 9.605, de 12 de fevereiro de 1998. Dispõe sobre as sanções penais e administrativas derivadas de condutas e atividades lesivas ao meio ambiente, e dá outras providências. Brasília, DF, 1998.

BRICKMAN, Lola. *A linguagem do movimento corporal*. São Paulo: Summus, 1989.

BRITO, Leila *et al*. *O princípio é o verso*. Belo Horizonte: Lutador, 1989.

BRITO, Leila. *O texto e seu contexto*: técnica de redação. Belo Horizonte, 1995.

CALABRIA, Carla Paula Brondi; MARTINS, Raquel Valle. *Arte, História e Produção*: Arte Ocidental. São Paulo: FTD, 2009. v. 2.

CAMPBELL, Joseph; MOYERS, Bill. *O Poder do mito*. São Paulo: Palas Atena, 2012

CAMPBELL, Joseph; COUSINEAU, Phil. *A Jornada Do Herói*. São Paulo: Ágora, 2017.

CAMPOS, Ludimila Caliman; GARCIA, Mereida Maria Modesta Netto. Pensando nos nós do Macramê: uma história, uma técnica, um lugar de memória no cotidiano feminino. *19&20*, Rio de Janeiro, v. VII, n. 3, jul./set. 2012.

CARVALHO, Maria Margarida M. J. de; ANDRADE, Liomar Quinto. Breve histórico do uso da arte em psicoterapia. *In:* CARVALHO, Maria Margarida M.

J. de. *A arte cura?* Recursos artísticos em psicoterapia. Campinas: Editorial Psy II, 2000. p. 27-38.

CARVALHO, Sérgio Lage T. A saturação do olhar e a vertigem dos sentidos. *Revista da USP*, São Paulo, v. 32, p. 126-154, 1996

CASADO, Tânia. *Tipos Psicológicos e estilos de comportamento motivacional:* O diálogo entre Jung e Fromm. Dissertação de mestrado de Administração da Faculdade de Economia e Administração da USP, São Paulo, 1993.

CASSIRER, Ernst. *Linguagem e Mito.* São Paulo: Perspectiva: 2000.

CATAFAL, Jordi; OLIVA, Clara. *A Gravura.* Lisboa: Editora Estampa, 2003.

CÁURIO, Rita. *Artêxtil no Brasil:* Viagem pelo Mundo da Tapeçaria. Rio de Janeiro: Ed. do Autor, 1985.

CAVALHEIRO, FCR. Herói e Violência. Junguiana – *Revista da Sociedade Brasileira de Psicologia Analítica*, São Paulo, n. 13, 1995.

CHEVALIER, Jean Silva; GHEERBRANT, Alan. *Dicionário de Símbolos.* Rio de Janeiro: José Olympio, 2020.

CINTRA, W. Wagner. A marionete no espírito das vanguardas históricas (uma desculpa para falar de Tadeus Kantor). Tradição e modernidade no teatro de formas animadas. *Móin - Móin:* Revista de sobre Teatro de Formas Animadas, Jaraguá do Sul, v. 2, p. 203 - 217, 2006.

CIRILLO, José. *Artes da Fibra.* Vitória: Universidade Federal do Espírito Santo/ Núcleo de Educação Aberta e a Distância, 2010.

COLL, César; PALÁCIOS, Jesus, MARCHESI, Álvaro. *Desenvolvimento psicológico e educação.* Porto Alegre: Artes Médicas, 1995.

CORBETTA, Gloria. *Manual do escultor:* um guia com técnicas escultóricas. Porto Alegre: AGE Editora, 2003.

CORDI, Cassiano; SANTOS, Antônio Raimundo dos. *Para filosofar.* São Paulo: Scipione, 2007.

CORREA, Maria Cecilia Martins Ribeiro. *Mosaicos*: Mapas de Nós. 2012. (Exposição).

COSTALL, A. P. Are Theories of Perception Necessary? A Review of Gibson's the Ecological Approach to Visual Perception. *Journal of the Experimental Analysis of Behavior*, v. 41, n. 1, p. 109-115, 1984.

COSTELLA, Antônio. *Introdução à Gravura e História da Xilogravura*. Campos de Jordão: Mantiqueira, 1984.

CRATTY, Bryant. *Inteligência pelo movimento*. Rio de Janeiro: DIFEL, 1975.

CURY, Augusto. *Ansiedade: Como enfrentar o mal do século*: A Síndrome do Pensamento Acelerado: como e por que a humanidade adoeceu coletivamente, das crianças aos adultos. São Paulo: Editora Saraiva, 2014a;

CURY, Augusto. A Fascinante Construção do Eu; como desenvolver uma mente saudável em uma sociedade. *In:* CURY, Augusto. *Estressante*. 2.ed. São Paulo: Editora Planeta do Brasil, 2014.

DAMÁSIO, Antônio. *O mistério da consciência*: o corpo e das emoções ao conhecimento de si. São Paulo: Editora Companhia das Letras, 2015.

DESLANDES, Suely F.; GOMES, Romeu; SILVA, Cosme Marcelo Furtado Passos da. Violência doméstica contra a mulher. *Cad. Saúde Pública*, Rio de Janeiro, v. 16, n. 1, p. 129-137, 2000.

DONDIS, Donis A. Elementos Básicos da Comunicação Visual. *In:* DONDIS, Donis A. *Sintaxe da Linguagem Visual*. Tradução de Jefferson Luiz Camargo. São Paulo: Martins Fontes, 2002. p. 51-83.

DOWNING, Christine (org.). *Espelhos do Self*: as imagens arquetípicas que moldam a sua vida. São Paulo: Cultrix, 1993.

FAIRCLOUGH, Norman. *Discurso e mudança social*. Brasília: Editora UnB, 2001.

FAUR, Mirella. *Círculos Sagrados para Mulheres Contemporâneas*. São Paulo: Pensamento, 2011.

FAUR, Mirella. *Fiar e Tecer*, as artes mágicas femininas. Disponível em: http://www.teiadethea.org/ 2009. Acesso em: 20 ago. 2020.

FEIST, Jess; FEIST, Gregory J.; ROBERTS, Tomi-Ann *Jung: la psicología analítica*. Mc Graw Hill. 2015.

FERNANDES, Ciane. *O corpo em movimento*: o Sistema Laban/Bartenieff na formação e pesquisa em artes cênicas. São Paulo: Annablume, 2006

FERREIRA, Aurélio Buarque de Holanda. *Mini Aurélio*: o dicionário da língua portuguesa. 8.ed. Curitiba: Positivo, 2010.

FREUD, Sigmund. *Totem e tabu.* In S. Freud Obras Completas (P. C. Souza, trad., Vol. 11, p. 13- 244). São Paulo: Companhia das Letras. 2013

FREUD, Sigmund. *O Método de Interpretação dos Sonhos.* São Paulo: L& Pm Pockets, 2017

GALLEGOS DE DANOSO. Magdalena *El Desarrolo de la Escultura en la Escuela Quiteña.* Encuentros. Conferencia del Centro Cultural del BID, Banco Interamericano de Desarrolo en Washington, D. C., Octubre, 1994.

GAUTHIER, Jacques. *O oco do vento*: metodologia da pesquisa sociopoética e estudos transculturais. Curitiba: CRV; 2012.

GIL, Marta Esteves de Almeida; ANDRADE, Geraldo Sandoval de. *Cegueira e deficiência visual*: uma abordagem sociológica. *In:* Cegueira e deficiência visual: uma abordagem sociológica. Folheto, 1989.

GITAHY, Celso. *O que é Graffiti.* São Paulo: Braziliense, 1999.

GIULIANO, Jose Antônio Schenini. *Os processos de fundição, como ferramenta na obtenção de esculturas em metal.* Dissertação de Mestrado em Metalúrgica e Materiais do Programa de Pós-Graduação em Engenharia de Minas, Metalúrgica e de Materiais, UFRGS, 2008.

GOMES, P. Danúbio Gonçalves. *Caminhos e Vivências.* Porto Alegre: Fumproart, 2000.

GONÇALES, Alina Sanches; CURY, Maria Cristina Lancia. Avaliação de dois testes auditivos centrais em idosos sem queixas. *Brazilian Journal of Otorhinolaryngology*, São Paulo, v. 77, n. 1, p. 24-32, 2011.

GOUVÊA, Álvaro de Pinheiro. *Sol da Terra.* O uso do Barro em psicoterapia. São Paulo: Summus Editorial, 2019.

GUIMARAES, Gleny Duro. *Aspectos da teoria do cotidiano*: Agnes Heller em perspectiva. Porto Alegre: EDIPUCRS, 2002.

HALL, Calvin S; LINDZEY, Gardne; CAMPBELL John B. *Teorias da Personalidade.* São Paulo, Artmed, 2000.

HAUSCHKA, Margarethe. *Terapia Artística.* Contribuições para atuação terapêutica. São Paulo: Antroposófica, 2004.

HEIDE, Paul von der. *Terapia artística.* São Paulo: Antroposófica, 1987.

HELLER, Agnes. *Cotidiano e História.* Rio de Janeiro: EdUERJ, 1985.

HOLLIS, Richard. *Design gráfico*: uma história concisa. São Paulo: Martins Fontes, 2005.

HOPCKE, Robert H. *Guia para a Obra Completa de C. G. Jung*. Petrópolis: Vozes, 2011.

ICART ISERN M.T Medicina y cine para la docencia y la investigación. *Rev Med Cine* Salamanca, v. 10, n. 2, p. 51-5, 2014.

JAFFÉ, Lawrence W. *Libertando o coração* - Espiritualidade e psicologia junguiana. São Paulo: Cultrix, 1992.

JOURDAIM, Robert. *Música, Cérebro e Êxtase*. Tradução de Sônia Coutinho. Rio de Janeiro: Objetiva, 1998.

JUNG, Carl Gustav. Civilização em transição. *In: Obras Completas de* Carl Gustav. *Jung*, vol. X/3. Petrópolis: Vozes, 2011.

JUNG, Carl Gustav. *Letters: II 1951- 1961*. G. Adler, A. Jaffe, and R.F.C. Hull, Princeton: Princeton University Press, 1995. vol. 2.

JUNG, Carl Gustav. *O espírito na arte e na ciência*. Obras Completas. Vol.XV. Petrópolis: Vozes. 2012.

JUNG, Carl Gustav. *A energia psíquica*. Obras Completas. Vol.VIII/I. Petrópolis: Vozes. 2012.

JUNG, Carl Gustav. *A natureza da psique*. Obras Completas. Vol.VIII/II. Petrópolis: Vozes, 2012.

JUNG, Carl Gustav. *A prática da psicoterapia*. Obras Completas. Vol.XVI/I. Petrópolis: Vozes, 2012.

JUNG, Carl Gustav. *Os arquétipos e o inconsciente coletivo*. Petrópolis: Vozes Ed, 2012, p. 53.

JUNG, Carl Gustav. *Psicologia do inconsciente*. Petrópolis: Vozes, 2012.

JUNG Carl Gustav. *Tipos psicológicos*. Petrópolis: Vozes, 2012.

JUNG, Carl Gustav. *Fundamentos de Psicologia Analítica*. Petrópolis: Vozes, 2008c.

JUNG, Carl Gustav. *O homem e seus símbolos*. Rio de Janeiro, *HarperCollins*; 2016

JURKOWSKI, Henryk. Ensinando filosofias no Teatro de Bonecos. Bonequeiro – ator-bonequeiro – performer. *Móin-Móin - Revista de Estudos sobre Teatro de Formas Animadas*, Florianópolis, v. 2, n. 14, p. 26-037, 2018

JURKOWSKI, Henryk. *Consideraciones sobre el teatro de títeres*. Bilbao: Concha de a Casa, 1990.

KAST, Verena. *A dinâmica dos símbolos*: fundamentos da psicoterapia junguiana. São Paulo: Vozes, 2013.

KELOGG, W. N. Sonar system of the blind. *Science*, v. 137, p. 399-404, 1967

LABAN, Rudolf. *Domínio do movimento*. São Paulo: Summus, 1978.

LAMBERT Paul. *Nonlocalizing vestibular findings on electronystagmography*. Ear Hear. 1986.

LARSEN, Stephen. *Imaginação Mítica a Busca de Significado Por meio da Mitologia*. Rio de Janeiro, Campus, 1991.

LEAL, Ana Lucia Peres. *Um olhar sobre a cena do graffiti no Rio de Janeiro*. 2009. 152f. Dissertação (Mestrado em Antropologia) – Centro de Estudos Sociais, Universidade Federal Fluminense. Niterói, 2009.

LIMA, Jonatas Pereira; CAMAROTTI, Maria de Fátima. *Ensino de ciências e biologia*: o uso de modelos didáticos em porcelana fria para o ensino, sensibilização e prevenção das parasitoses intestinais. Campina Grande, II Conedu, 2015.

LIMBERGER, L.S.; SILVA, J.C. Os role playing games (RPGS) como uma ferramenta em psicoterapia: um estudo de caso. *Boletim de Psicologia*, v. 139, n. LXIII, p. 193-200, 2014.

MACCHI, Aurelio; KNOP, Naum; PAGES, Mariano. *Técnicas de la escultura*. Buenos Aires, Argentina: Centro Editor de América Latina S. A., 1976.

MAY, Rollo. *A coragem de criar*. Rio de Janeiro: Nova Fronteira, 2000

MEDEIROS, Ligia Maria Sampaio de. *Desenhística*: a ciência da arte de projetar desenhando. Santa Maria: CHDs Editora, 2004.

MELO, Walter. *Nise da Silveira*. Rio de Janeiro: Imago, 2001, p. 80

MENEGAZZO, Carlos M. *Magia, mito e psicodrama*. São Paulo: Agora, 1994. cap. 4, p. 17-65.

MERLEAU- PONTY, Maurice. *O visível e o invisível*. São Paulo: Perspectiva, 1971.

MIDGLEY, Barry *Guia Completa de Escultura, Modelado y Cerâmica*: Técnicas y Materiales. Madrid: Madrid: Tursen S. A, 1993.

MORENO, Jacob Levy. *O teatro da espontaneidade*. São Paulo: Summus Editorial, 1984, p. 9.

MUCCI, Alfredo. *A Arte Do Mosaico*. Rio de Janeiro: Ao Livro Técnico, 1962.

MURAD, Afonso Tadeu. *Ecoteologia: um mosaico* São Paulo: Paulus, 2016.

MYERS, Isabel Briggs; MYERS, Peter. *Introdução à Teoria dos Tipos Psicológicos*; Tradução e edição da Coaching Psicologia Estratégica. São Paulo, 1997.

MYERS, Isabel Briggs; MYERS, Peter *Ser humano é ser diferente*. Tradução de Eliana Rocha. São Paulo: Editora Gente, 1997.

NAKANO, Katsuko; CAVALLI, Francesca. *Terra Fogo Homem*. São Paulo: Aliança Cultural Brasil -Japão, 1989.

NASCIMENTO, Valberes B.; ANGNES, Lúcio. Eletrodos fabricados por" silk--screen". *Química Nova*, v. 21, p. 614-629, 1998

NEVES, Neide. *Klauss Vianna: estudos para uma dramaturgia corporal*. São Paulo: Cortez, 2008.

OAKLANDER, Violet. *Descobrindo Crianças*: Abordagem gestáltica com crianças e adolescentes. São Paulo: Summus, 2010.

OSTROWER, Faya. *Criatividade e processos de criação*. 25. ed. Petrópolis: Vozes, 2010.

PALLARO, Patrícia. *Authentic movement*: a collection of essays by Mary Starks Whitehouse, Janet Adler and Joan Chodorow. London, England and Philadelphia, PA: Jessica Kinsley Publishers. 1999

PALMA, Jorge. *Fibras, Fios e Tecidos*. Disponível em: http:// jorgepalma55.tripod.com/fib.html. Acesso em: 10 out. 2020.

PEDROSA, Mariane dos Reis; TAVARES, Helenice Maria. Expressão corporal e educação: Elos de conhecimento. *Revista da Católica*, Uberlândia, v. 1, n. 2, p. 198-206, 2009.

PENIDO, Eliana. *Oficina Cerâmica*. Rio de Janeiro: Senac Nacional, 2002.

PHILIPPINI, Angela. *Linguagens e Materiais Expressivos em Arteterapia*: Uso, Indicações e Propriedades. Rio de Janeiro: Ed. Wak, 2009.

RANDI, Marco Antônio Ferreira; CARVALHO, Hernandes Faustino de. Aprendizagem através de Role-Playing Games: uma abordagem para a educação ativa. *Revista Brasileira de Educação Médica*, Rio de Janeiro, v. 37, n. 1, p. 80-88, 2013.

REIS, Alice Casanova. A experiência estética sob um olhar fenomenológico. *Arq. bras. psicol.*, Rio de Janeiro, v. 63, n. 1, p. 75-86, 2011.

REIS, Andréia Maria Ferreira. O corpo rompendo fronteiras: uma experimentação a partir do movimento genuíno e do sistema Laban/Bartenieff. 2007. Dissertação de Mestrado do Programa Pós-graduação em artes Cênicas da Universidade Federal da Bahia,2007

RENGEL, Lenira. *Dicionário Laban*. São Paulo: Annablume, 2003.

RICK, Cristiane Fonseca *et al. Estudo da liga à base de Zn-Al-Cu-Mg aplicada na fabricação de joias folhadas*. 2006. Dissertação de Mestrado. Pontifícia Universidade Católica do Rio de Janeiro, Rio de Janeiro, 2006. Acesso em: 10 out. 2020.

RIEDI, T.; FREIRA, R. V. *Graphias: xilogravura*. Folhetim. Juazeiro do Norte: URCA, 2008.

SANTOS, Iraci *et al.* (org.). *Prática da pesquisa nas ciências humanas e sociais*: abordagem sociopoética. São Paulo: Atheneu, 2005.

SARAF, D. N. *Jammu and Kashmir*: Land, people, culture. Ed 37. Hauz Khas, New Delhi – India: Abhinnav Publications, 1987.

SARAIVA, Sonia Anastasia Cardoso Durães. *O uso do barro em arteterapia*. Monografia de conclusão de curso apresentada ao ISEPE como requisito parcial à obtenção do título de especialista em Arteterapia. Retirado em, v. 14, 2008.

SAWAIA, Bader. *Porque investigo afetividade*. Texto apresentado para concurso de promoção na carreira para categoria de Professor Titular do Departamento de Sociologia da PUCSP. São Paulo: PUC/SP, 2000.

SBERSE, Ivânia Maria Nunes de Lima. A indisciplina e a importância da Arteterapia: atividades musicais. *In:* ORMEZZANO, G. *Questões da Arteterapia*. Passo Fundo: UPF Editora, 2009.

SHARP, Daryl. *Tipos de Personalidade*. São Paulo, Cultrix, 1990.

SILVA, Ceres. Técnica do Movimento Consciente: uma leitura pessoal da técnica Klauss Vianna. Tuiuti: *Ciência e Cultura*, Curitiba, v. 10, n. 2, p. 45-47, 1998.

SILVA, Rene Marc da Costa. *A Eterna Luz Do Universo*. Joinville: Editora Clube de Autores, 2016

SILVEIRA, Nise da. *O Mundo das Imagens*. São Paulo: Ática, 2001.

SILVEIRA, Nise. *Jung, vida e obra*. Rio de Janeiro: Paz e Terra, 1968

SOMMERHALDER, Aline; ALVES, Fernando Donizete. *Jogo e a educação da infância*: muito prazer em aprender. Curitiba: CRV, 2011.

SOUZA, Alberto Barros. *Educação pela arte e artes na educação*. Lisboa: Instituto Piaget, 2003.

DE SOUZA, Salete Eduardo; DE GODOY DALCOLLE, Gislaine Aparecida Valadares. O uso de recursos didáticos no ensino escolar. *Arq Mudi. Maringá*, Paraná, v. 11, n. Supl 2, p. 110-114p, 2007.

SPOLIN, Viola. *Improvisação para o teatro*. São Paulo: Perspectiva S.A., 2000.

STEVENS, Anthony. *Jung:* Vida e pensamento. Tradução de Atílio Brunetta, Petrópolis: Vozes, 1990.

STOKOE, Patrícia. *Expressão corporal na pré-escola*. São Paulo. Grupo Editorial Summus, 1987.

TAPOLLET, Ú. A terapia por meio da marionete e do conto. *In:* CARAM, C.; MATOS, G. *Contos e metáforas em terapia*. Belo Horizonte: Grupo Passarela, 2002.

TOLLER, Jane. *Papier-Mâché in Great Britain and America*. London: George Bell and Sons Ltd. 1962.

VALE, Zoé Margarida Chaves. Contribuição do teatro espontâneo em pesquisa com jovens de uma escola pública. *Revista brasileira de Psicodrama*, São Paulo, v. 17, n. 2, p. 79-82, 2009.

VALLADARES, Ana Cláudia Afonso; CARVALHO, Ana Maria Pimenta. A arteterapia no contexto da hospitalização pediátrica: O desenvolvimento da construção com sucata hospitalar. *Acta Paulista de Enfermagem*, v. 18, p. 64-71, 2005.

VIANNA, Klauss. *A Dança*. 3. ed. São Paulo: Summus, 2005

VIGOTSKI, Lev S. *A construção do pensamento e da linguagem*. São Paulo: Martins Fontes, 2001.

VON FRANZ, Marie-Louise. *O processo de individuação. In*: JUNG Carl Gustav. *O homem e seus símbolos*. Rio de Janeiro: Nova Fronteira.1977, p. 158-229.

VON FRANZ, Marie-Louise; HILMAN, J. *A Tipologia de Jung*. São Paulo, Cultrix, 2011.

VON FRANZ, Marie-Louise. *A interpretação dos contos de fada*. 10. ed. Petrópolis: Paulus, 2018.

WAHBA, Liliana Liviano. Criatividade: inspiração, possessão e arte. *Viver Mente & Cérebro*: Coleção Memória da Psicanálise, p. 82-89, 2005.

WIENER, William R.; WELSH, Richard L.; BLASCH, Bruce B. *Foundations of orientation and mobility*. Manual Vol. 1. American Foundation for the Blind, 2010.

WHITEHOUSE, M. C. G. Jung and dance therapy. *In:* PALLARO, P.; LOVELL, S.; MARS, D.; DIBBELL-HOPE, S.; AVSTREIH, Z. A. K.; CHODOROW J.; EHRENREICH H. J. *et al. Musicant S.*, Authentic movement: essays by Mary Starks Whitehouse, Janet Adler and Joan Chodorow. London: Jessica Kingsley Publishers, 1999.

WHITMONT, Edward C. A *busca do símbolo:* conceitos básicos de psicologia analítica. São Paulo: Cultrix, 1998.

WOJNACK, D. *Orientação e Mobilidade para as pessoas*: Visualmente Deficientes com Desvantagens Adicionais. Vinã Del Mar, Chile [s.n], 1989.

YOZO, Ronaldo Yudi K. *100 jogos para grupos*: Uma abordagem psicodramática para empresas, escolas e clínicas. 18. ed. São Paulo: Ágora, 1996.

ZACHARIAS, José Jorge Moraes. *Entendendo os Tipos Humanos*. Rio de Janeiro: Paulus, Série Entendendo, 1995.

ZALUAR, Amélia. O Poder Mágico do Barro. *Revista Imagens da Transformação*. Rio de Janeiro: Clínica Pomar, v 4, p. 4. 1997.

ZOJA, Luigi. *O pai:* história e psicologia de uma espécie em extinção. São Paulo: Axis Mundi, 2005.

INCONSCIENTE

Almeida, M. A.
Machado, L. F. O.
Martini, E. C.
Bittencourt, A. M.

3.1 INSTÂNCIA DA PSIQUE DE JUNG

Na concepção junguiana o inconsciente é percebido como pessoal e coletivo. No primeiro, as percepções e impressões do indivíduo, ou seja, o seu contato com o mundo exterior vai moldando dinamicamente a instância fronteiriça entre o consciente e o inconsciente coletivo. Para Nise Silveira (2011, p. 64), *"Embora não estejam em conexão com o ego, nem por isso deixam de ter atuação e de influenciar os processos conscientes, podendo provocar distúrbios tanto de natureza psíquica, quanto de natureza somática"*, pois são nessas conexões que se encontram armazenadas as percepções cotidianas que em dado momento, deixam de ser úteis para a situação vivida, ou precisam ser drenadas por acarretar algum tipo de sofrimento.

Jung (2012) conceitua e diferencia, essas duas instâncias da psique: refere que o inconsciente coletivo faz parte da psique e distinguir-se do inconsciente pessoal pelo fato de que não deve sua existência à experiência pessoal, não sendo, portanto, uma aquisição pessoal. Enquanto o inconsciente pessoal é constituído essencialmente de conteúdos que já foram conscientes e, no entanto, desapareceram da consciência por terem sido esquecidos ou reprimidos, ou percebidas subliminarmente. Elas se baseiam em: lembranças e impulsos infantis reprimidos; acontecimentos esquecidos; experiências percebidas por debaixo do limiar da consciência, sendo constituída pelas experiências pessoais, sendo única para cada SER (FEIST, 2015) e nele que se encontram os complexos.

Ele ainda esclarece que os conteúdos do inconsciente coletivo nunca estiveram na consciência, sendo produto de todas as gerações na história da humanidade. Tais como a figura materna, nascimentos, mortes, medo do escuro, com conceitos universais, como Deus, a água, a terra etc., transmi-tidos ao longo das gerações, de modo que os indivíduos de todas as partes do mundo e de todas as épocas são influenciados por essas experiências. Ele não permanece latente, mas se encontra ativo e influencia: – Pensamentos – emoções e atos de cada SER, geraram a origem a vários mitos, lendas e crenças religiosas da humanidade. Nesse sentido, seu conteúdo é constituído essencialmente de arquétipos, as quais trocam informações e se atualiza com o meio ambiente, ele é mais profundo e menos acessível da psique. Muitas vezes eles surgem nos sonhos, marcando uma tendência inata do SER que é a tendência de reação mecânica cada vez que se estimula sua herança biológica.

Nise (1968) continua a esclarecer que o inconsciente coletivo corresponde às camadas mais profundas do inconsciente conferindo ao ser humano potencialidades para desenvolver comportamentos repe-tidos pela humanidade ao longo de sua existência, sendo uma herança comum a todos.

Entende-se por Instinto, o conjunto de diretrizes biológicas heredi-tárias de comportamento com a finalidade adaptativa, que visam à conser-vação da vida do indivíduo e da sua espécie, enquanto os Complexos, são conteúdo do inconsciente pessoal, normalmente se encontram associadas à emoção. Os complexos são pessoais, mas também podem derivar-se das experiências coletivas da humanidade, pois Jung (2008) esclarece que os complexos surgem do inconsciente pessoal e coletivo.

A intuição é sempre tida como sendo uma dotação ou uma força mística possuída pelo SER, muitas vezes referenciada a alguns privilegiados, no entanto, todos nós já vivenciamos momentos em que a resposta certa "simplesmente surge do nada". Assim o intuitivo só pode responder no imediato – no aqui e agora. Ele gera suas dádivas no momento de espon-taneidade, no momento quando se encontra livre para atuar e se inter-re-lacionar, envolvendo-se com o mundo à sua volta que está em constante transformação (SPOLIN, 2000).

Às vezes, em momentos como estes, precipitados por uma crise, perigo ou choque, uma agressão que transcende os limites daquilo que é familiar, e entra na área do desconhecido, liberando tempo escasso para o gênio que tem dentro de si. Ela estimula a espontaneidade, possibilitando ao homem *re*-formar-se, ao gerar a explosão que o liberta de velhos fatos e informações. Nesse sentido, a espontaneidade é um processo, que traduz o momento de descoberta, de vivência da expressão criativa.

Figura 1 – Dinâmica da Psique de Jung

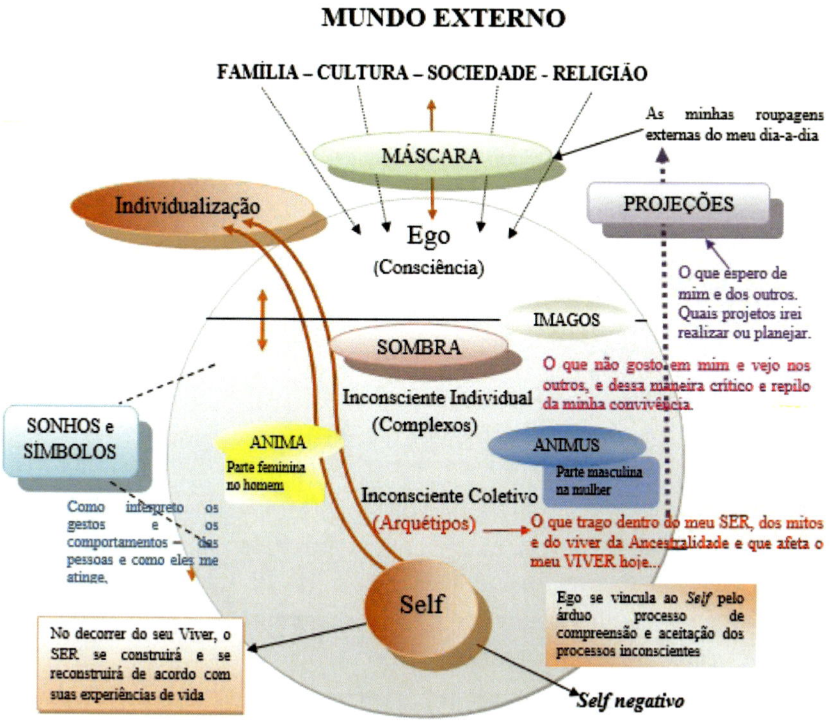

Fonte: adaptado pelas autoras

Esta dinâmica (figura 1) acontece, metaforicamente, como um drama protagonizado pelo Ego, pela Sombra e pela Persona. O Ego responde a essa dinâmica apresentando-se como um si mesmo (SER), correspondendo a uma ideia (ideia de si), para o ego, o indivíduo apresenta-se na dureza do seu texto (resultado final) e não como processo que envolve correlações e conflitos entre vários aspectos da psique (DESLANDES *et al.*, 2000), que ao final acaba fazendo com que o ego se acomode e ancore-se em personagens aceitos pelo meio social, representados como máscaras, ou personas.

Downing (1999) relata que Jung reconheceu que sempre as imagens arquetípicas ocorrem na consciência individual, independente se estas manifestações sejam concretas e/ou particulares de cada ser, mas independentemente elas sofrem a influência de fatores socioculturais e individuais que se caracterizam como espelhamento das experiências interiores e de interação com o mundo. Esclarece ainda que a instância arquetípica é uma potencialidade de SER como resultado de todos os processos e eventos da existência. Nesse sentido, o SER ao se relacionar; consigo mesmo ou com o seu ambiente (entorno), ele não o faz plena e conscientemente, pois o *Self* como arquétipo motriz apresenta-se, ou como imagem arquetípica; ou como reflexo de uma potência para ser inteiro no mundo, a qual é contextualizada como DESEJO. Assim sendo, as imagens arquetípicas não são resquícios de um pensamento primitivo, nem depósito morto, mas sim parte de um sistema vivo de interações entre a psique humana e o mundo exterior.

Segundo Yozo (1996), o adulto adquire modelos, regras e convenções morais, os quais, gradualmente, tolhem sua espontaneidade criadora, tornando-se rígido e hermeticamente fechado em seu próprio mundo materialista e consumista. Torna-se prisioneiro da rotina e de suas obrigações, precisando resgatar a ordem lúdica.

Arquétipos são núcleos instintivos passados de forma psicobiológica de geração a geração, imitindo padrões de comportamento herdados da humanidade. Simboliza a imagem arcaica, que tem sua origem no inconsciente coletivo. Ele se diferencia dos complexos e dos instintos, pois cada arquétipo tem uma parte consciente e uma parte do inconsciente pessoal. Apesar de sua base biológica, os arquétipos surgem pela repetição de experiências dos antepassados humanos.

Para Jung (2007b), cada SER tem dentro de si incontáveis números de arquétipos e cada vez que uma experiência pessoal corresponde à imagem primitiva latente, o arquétipo correspondente é ativado. Cada arquétipo tem vida e personalidade próprias. Existe um grande número de arquétipos em forma de imagens vagas, mas só uns poucos têm evoluído o suficiente para poder se conceituar. Os mais importantes são: – a pessoa – sombra – anima – animus – a grande mãe – o velho sábio – o herói/a heroína e – eu.

3.1.1 Ego

O ego é o centro da consciência e um dos maiores arquétipos da personalidade. Fornece sentido de consistência e direção do viver consciente, planejando e analisando conscientemente. Ele tende a contrapor-se a qualquer coisa que possa ameaçar a frágil consistência da consciência e tenta convencer o SER de que sempre deve planejar e analisar conscientemente sua experiência. O ego é o elemento central de toda a psique e chega a ignorar o inconsciente. De acordo com Jung (2012), a princípio a psique é apenas o inconsciente. O ego emerge dele e reúne numerosas experiências e memórias, desenvolvendo a divisão entre o inconsciente e o consciente, pois nele só existem conteúdos conscientes derivados da experiência pessoal de cada um.

3.1.2 Persona

A *persona* é a forma pela qual o SER se mostra ao mundo. Ela representa o caráter que se assume e é por meio dela que os relacionamentos ocorrem, tendo caracteres positivos e negativos. A persona inclui os papéis sociais (máscaras), como o tipo de vestimenta que condiz com o estilo de expressão pessoal do SER. O termo *"persona"* é derivado da palavra latina equivalente a máscara, e que se refere às máscaras usadas pelos atores no drama grego para dar significado aos papéis que estavam representando. As palavras "pessoa" e "personalidade" também estão relacionadas a este termo (figura 2).

Figura 2 – A Persona

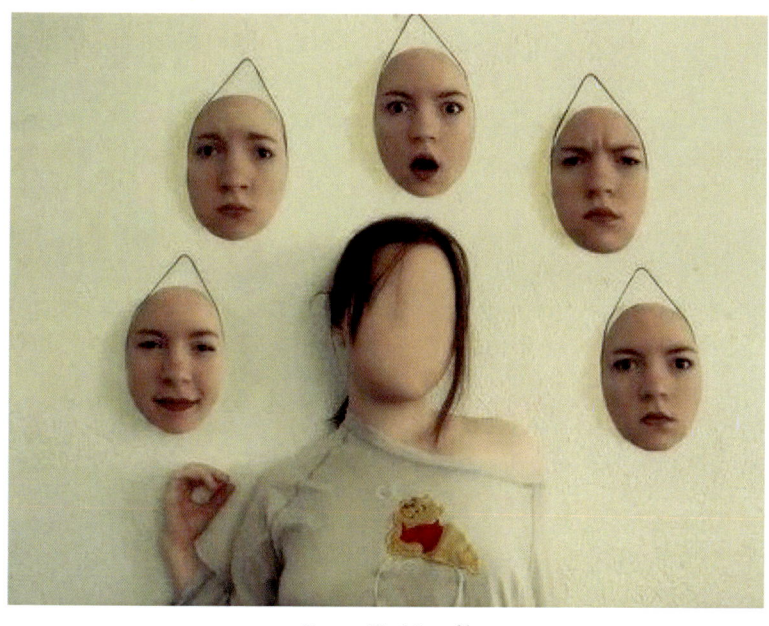

Fonte: Ibahiyya[36]

---

[36] Disponível em: https://ibahiyya.e-monsite.com/pages/travail-2020-2021/thlp/distanciel/jung-et-la-persona.html. Acesso em: 24 maio 2022.

A *persona* é uma imago[37] do sujeito, constituída em grande parte de materiais coletivos, sendo produto de compromisso com a sociedade: o *EU* se identifica mais com a persona do que com a sua individualidade, e quanto mais isso ocorre, mais o sujeito é aquele que aparenta ser (JUNG, 2011).

De acordo com Reis (2011) esse tornar-se um *"si mesmo"* é a realização das potencialidades da pessoa, pois por meio do processo de individualização o homem se torna único que de fato, realiza a sua potencialidade, pois a persona representa tanto os aspectos tanto positivos quanto negativos. Desta forma, uma persona dominante pode abafar o indivíduo, ocasionando um embotamento daqueles que se identificam com essa persona, gerando a tendência destes se perceberem apenas nos termos superficiais de seus papéis sociais e de sua fachada. Jung (2012) chamou também a persona de "arquétipo da conformidade". Entretanto, a persona não é totalmente negativa. Ela serve para proteger o ego e a psique das diversas forças e atitudes sociais que a invadem, sendo também instrumento precioso de comunicação.

Cabe a *Persona* realizar o ajuste de toda essa dinâmica. Ela compõe o eu social e se apresenta de acordo com a necessidade de cada pessoa em se relacionar, de ser aceita pelo seu meio e de ser rejeitada. Para Jung (2012), ela corresponde à necessidade de o indivíduo adaptar-se ao mundo social, e ele esclarece:

> *Como todo ser humano, é, na realidade, individual, mas é-o inconscientemente. Em virtude de sua identificação, maior ou menor, com a disposição do caso, engana pelo menos os outros e ilude a si próprio, com frequência, no tocante ao seu caráter. Coloca uma máscara, sabendo claramente que ela corresponde, por uma parte, a seus propósitos e, por outra parte, às exigências e opiniões dos que o cercam, predominando umas vezes um desses fatores, outras vezes o outro. A essa máscara, adotada ad hoc, dei o nome de persona. Com esta palavra era designada a máscara dos antigos atores. (1975, p. 477).*

Também a persona proporciona uma personalidade dinâmica, pois ela não se enquadra de maneira rígida a um modelo pré-estabelecido, mas atuará de acordo com os propósitos do SER de atender a si próprio, ou ao meio social, ou seu meio familiar, ou seu meio cultural e seu ambiente.

Hall e Lindzey (1973) atribuem à persona a responsabilidade de produzir a personalidade pública. Eles nos dizem que:

---

[37] Designa uma imagem inconsciente de objeto, realizada e construída em idades precoces e que fica investida pulsionalmente.

> *A persona é a máscara usada pelo indivíduo em respostas às solicitações da convenção e das tradições sociais e às suas próprias necessidades arquetípicas internas. É o papel que a sociedade lhe atribui, a parte que a sociedade espera que ele represente na vida. O propósito da máscara é produzir uma impressão definida nos outros e, muitas vezes, embora não obrigatoriamente, dissimula a natureza real do indivíduo. A persona é a personalidade pública, aqueles aspectos que ostentamos ao mundo ou que a opinião pública fixa no Indivíduo, em oposição à personalidade privada, que existe por trás da fachada social. (1984, p. 101).*

3.1.3 Sombra

Jung (2012) refere que a sombra é o arquétipo da escuridão e da repressão, a sombra representa as características que o SER não quer reconhecer em *Si-mesmo* e que tenta esconder de si e dos outros. Ela é o centro do inconsciente pessoal, núcleo do material que foi reprimido da consciência, inclui tendências, desejos, memórias e experiências que são rejeitadas pelo SER como incompatíveis com a persona e contrárias aos padrões e ideais sociais (figura 3).

Figura 3 – Sombra

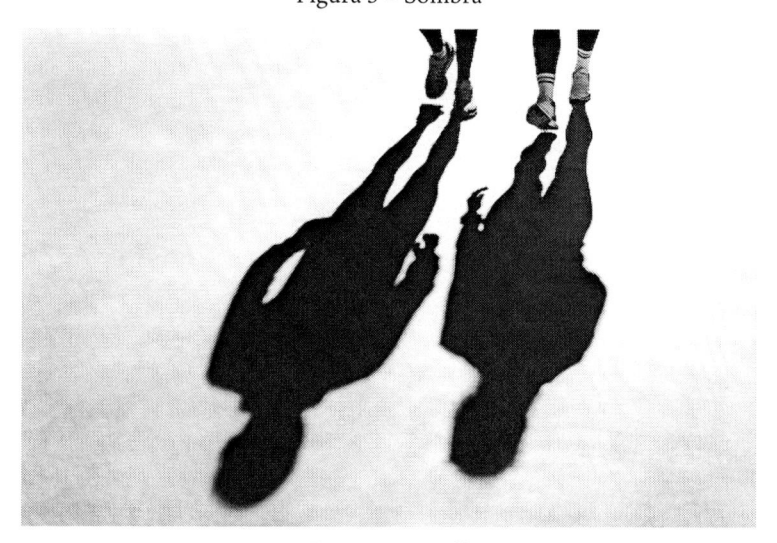

Fonte: Freepik[38]

---

[38] Disponível em: https://br.freepik.com/. Acesso em: 24 maio 2020.

Quanto mais forte for à persona, e quanto mais o SER se identifica com ela, mais ela repudiará outras partes de *Si–mesmo*. É mais fácil projetar a face escura da personalidade sobre os outros, do enxergar em si à maldade, o feio, a escuridão dentro de si. Nesse sentido, a sombra é considerada a parte inferior na personalidade do SER, o que ele negligencia aquilo que é ruim, mas ela não é apenas uma força negativa na psique é também considerada como depósito de considerável energia instintiva, espontânea e de vitalidade, sendo a fonte principal da criatividade (JUNG, 2012).

Jung (2012) descobriu que o material reprimido se organiza e se estrutura ao redor da sombra, que se torna, em certo sentido, um *self* negativo, a sombra do ego. Ela surge nos sonhos como uma figura escura, primitiva, hostil ou repelente, porque seus conteúdos foram violentamente retirados da consciência e aparecem como antagônicos à perspectiva consciente. Se o material da sombra for trazido à consciência, ele perde muito de sua natureza amedrontadora e escura, por isso ela é mais perigosa quando não é reconhecida. Neste caso, o indivíduo tende a projetar suas qualidades indesejáveis em outros ou a deixar-se dominar pela sombra sem o perceber.

Quanto mais o material da sombra tornar-se consciente, menos ele pode dominar. Entretanto, a sombra é uma parte integral da natureza do SER e nunca pode ser simplesmente eliminada. Jung (1931, p. 59), relata que "Como posso ser substancial sem dispor de uma sombra? Eu também preciso ter um lado escuro, se quiser ser inteiro; e, tornando-me consciente de minha sombra, lembro-me, novamente, que sou um ser humano como qualquer outro".

Assim como todos os arquétipos, a sombra origina-se no inconsciente coletivo e pode permitir acesso individual a grande parte do material inconsciente que é rejeitado pelo ego e pela persona. Lidar com a sombra é um processo que dura a vida toda, e que consiste em olhar para dentro de *si – mesmo* e refletir honestamente sobre aquilo que encontra nela oculto (SILVA, 2016).

3.1.4 Self

Jung (2012) chamou o *self* de arquétipo central, arquétipo da ordem e totalidade da personalidade, foi identificado por ele, após ter concluído sobre as outras estruturas da psique. *Self* representa o "Consciente e inconsciente não estão necessariamente em oposição um ao outro, mas complementam-se mutuamente para formar uma totalidade" (JUNG, 1951, p. 53). Ele representa na natureza psíquica, o SER integrado, que diferente do que se pensa, não é um estado acabado e pronto, mas um investimento de construção capaz de transitar em *Si-mesmo* sem prejuízo da sua organização. O movimento de adequações e desinstalações de papéis e comportamentos é percebido na maneira como o SER se apresenta, convive, responde aos estímulos da vida. Para este pesquisador, o *self*, no decorrer da vida passa por muitos episódios os quais construirá e se desconstruirá, seus valores e percepção de viver.

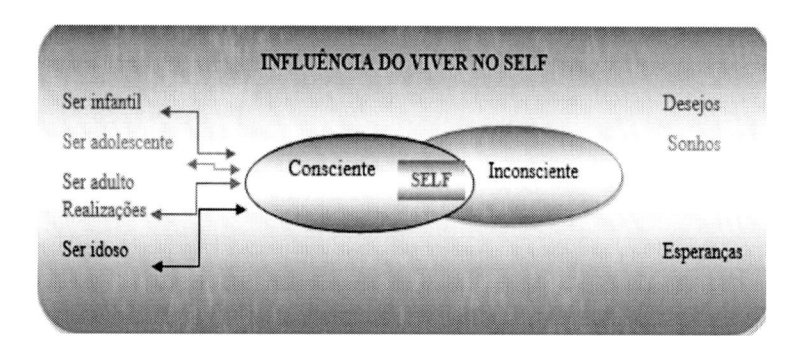

Essas adequações podem ser pensadas em todas as fases do desenvolvimento humano (da infância até o envelhecimento), mas é somente na fase adulta que o SER se torna consciente dessa construção, afirmando-se como sujeito no mundo, no momento em que impõe suas características e age como se nada mais pudesse mudar, rejeitando, portanto, todos os movimentos que o desloquem, apesar disso, com a mudança dos valores e do ambiente do seu entorno, o SER continua mudando a *si – mesmo* e aos seus valores (JUNG, 2012).

Figura 4 – O "eu mesmo"

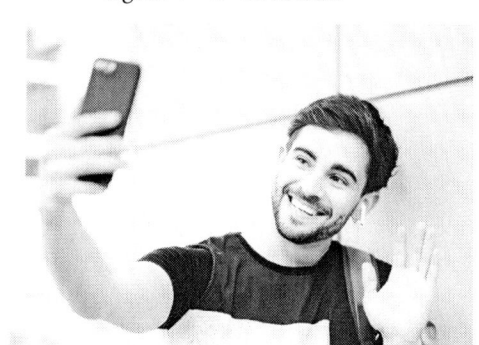

Fonte: Freepik[39]

---

39   Disponível em: https://br.freepik.com/. Acesso em: 24 maio 2020.

Jung (1936, p. 41) refere que "O *self* (figura 4) não é apenas o centro, mas também toda a circunferência que abarca tanto o consciente quanto o inconsciente; ele é o centro desta totalidade, assim como o ego é o centro da consciência". Inicialmente ele poderá aparecer em sonhos (objetos do processo de individuação) como uma imagem significante de forma impessoal (um ponto ou uma sujeira), de forma figurada (círculo, mandala, cristal ou pedra), ou de forma pessoal (casal real, criança divina), ou na forma de outro símbolo de divindade, todos estes são símbolos da totalidade, unificação, reconciliação de polaridades, ou equilíbrio dinâmico, isso se deve ao fato de que o *self* é pouco familiar e pouco desenvolvido na maioria das pessoas.

O desenvolvimento do *self* não significa que o ego seja dissolvido, pois este último continua sendo o centro da consciência, mas agora ele é vinculado ao *self* como consequência de longo e árduo processo de compreensão e aceitação dos processos inconscientes. O ego já não parece mais o centro da personalidade, mas uma das inúmeras estruturas dentro da psique.

Segundo Boechat (2008), o Self inicia-se entorno da meia idade seu processo de Individuação, pois é nesta fase de vida que a persona entra em confronto com a sombra, ocorre o equilíbrio entre *anima* e *animus* e por fim desenvolvimento do *self* e quando ele chegar a sua plena realização representa que ocorreu profunda integração de todas as facetas conscientes e inconscientes da personalidade.

3.1.5 Anima ou Animus

Jung (2012) afirmava que todos os homens são psicologicamente bissexuais, porque têm uma parte masculina e uma parte feminina, dentro de si. A parte feminina do homem surge do inconsciente coletivo em forma de arquétipo e oferece grande resistência à consciência. Desta forma, Jung gerou uma estrutura inconsciente que representasse a parte sexual oposta de cada indivíduo; a qual denominou de *anima* no homem e *animus* na mulher (figura 5).

Figura 5 – Animus/ Anima

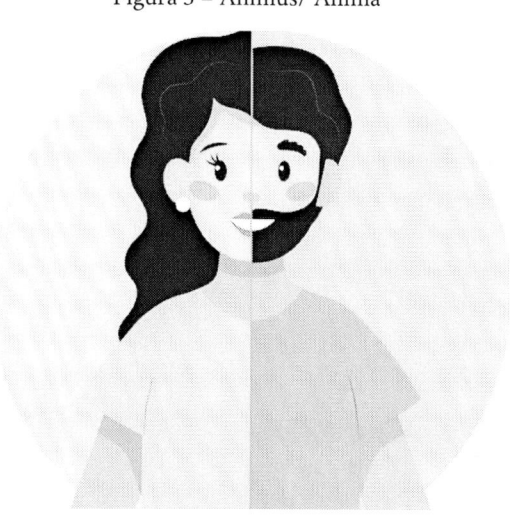

Fonte: Freepik[40]

Esta estrutura psíquica básica funciona como ponto de convergência para todo material psíquico que não se adapta à autoimagem consciente do SER como homem ou mulher. Portanto, na medida em que uma mulher se define em termos femininos, seu *animus* vai incluir aquelas tendências e experiências dissociadas que ela definiu como masculinas.

Para dominar as projeções da *anima* (HOPCKE, 2011), os homens devem superar as barreiras intelectuais, aprofundar seu inconsciente e de perceber a parte feminina de sua personalidade. Para Jung, o *anima* representa às primeiras experiências de homens do viver ao lado de mulheres (mães, irmãs e amantes) que se insere no inconsciente coletivo e se aglutina com a ideia global do feminino. Desta forma, o homem tem propensão especial para projetar a sua *anima* sobre sua esposa ou amante, influenciando irracionalmente suas emoções.

Jung (2012), ainda refere que pai do sexo oposto ao da criança é uma influência importante no desenvolvimento da *anima* ou *animus*, e todas as futuras relações com o sexo oposto, pois as crianças são intensamente afetadas pelas projeções das fantasias do seu *anima* ou *animus*. Este arquétipo é um dos mais influentes reguladores do comportamento, ele surge em sonhos e fantasias como figuras do sexo oposto funcionando como mediador fundamental entre processos inconscientes e conscientes.

---

[40] Disponível em: https://br.freepik.com/. Acesso em: 24 maio 2020.

3.1.6 Grande Mãe e as Deusas

O arquétipo da Grande Mãe (figura 6) é formado pela experiência cultural coletiva, que possui a polivalência simbólica e duas polaridades uma positiva e outra negativa.

Figura 6 – Características da Grande Mãe

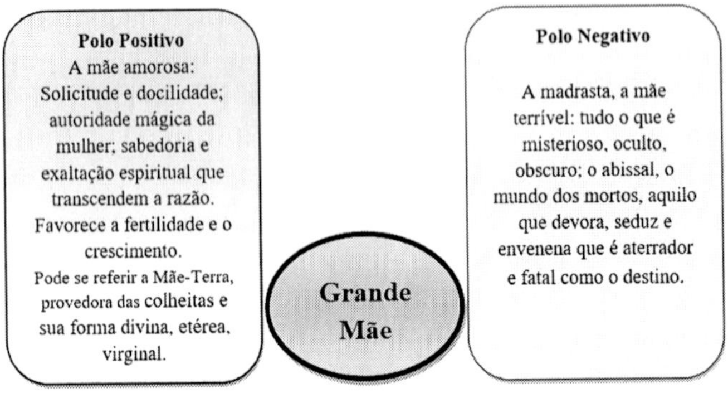

Polo Positivo
A mãe amorosa:
Solicitude e docilidade;
autoridade mágica da
mulher; sabedoria e
exaltação espiritual que
transcendem a razão.
Favorece a fertilidade e o
crescimento.
Pode se referir a Mãe-Terra,
provedora das colheitas e
sua forma divina, etérea,
virginal.

Grande Mãe

Polo Negativo
A madrasta, a mãe
terrível: tudo o que é
misterioso, oculto,
obscuro; o abissal, o
mundo dos mortos, aquilo
que devora, seduz e
envenena que é aterrador
e fatal como o destino.

Fonte: diagramado pelas autoras

Cabe aqui ressaltar dois aspectos de suma importância em relação ao arquétipo materno. O primeiro é que, na acepção de Jung (2000), não é apenas da mãe pessoal que provém às influências sobre a *psique* dos filhos, "mas é muito mais o arquétipo projetado na mãe que outorga à mesma um caráter mitológico e com isso lhe confere autoridade e até mesmo numinosidade" (JUNG, 2000, p. 93) e o segundo, e não menos importante, é que na psicologia masculina, o arquétipo da mãe vem sempre mesclado com o da *anima*, pois a figura materna, para o homem, por ser de seu sexo oposto e desconhecido ela possui algo de estranho, misterioso, fabuloso e temível.

Jung (2012) refere que todos os SERES (homens ou mulheres) têm o arquétipo da grande mãe, pela sua dualidade pode ser percebido como fertilidade e alimento – poder e destruição, assim se de um lado ela pode dar e preservar a vida, fertilidade e alimento, por outro lado pode devorar ou abandonar suas crias (destruição).

Para Woolger, Woolger (2007), as deusas mitológicas relacionam-se com o próprio ciclo de vidas: a energia livre da criança e da adolescência reconhecida como a deusa jovem, que reconhece em si a força vital e a capacidade de contrair e expandir essa energia em relação a si e ao seu entorno. Na busca do manter a vida, da subsistência, do poder, da autoafirmação e da segurança surge a deusa guerreira. Na fase adulta, surge a deusa mãe, ancestral que apresenta características intrínsecas (deusa cuidadora, geradora e mantenedora de seus filhos), com doação e instinto maternal profundos. Na fase do envelhecimento, o aspecto da anciã depositária da energia das deusas sábias, as portadoras dos segredos da humanidade. Assim, eles representam as relações dos mitos femininos greco-romano, as deusas cujas energias emocionais transmutam dentro de si (figura 7).

Figura 7 – A grande Mãe e as deusas gregas

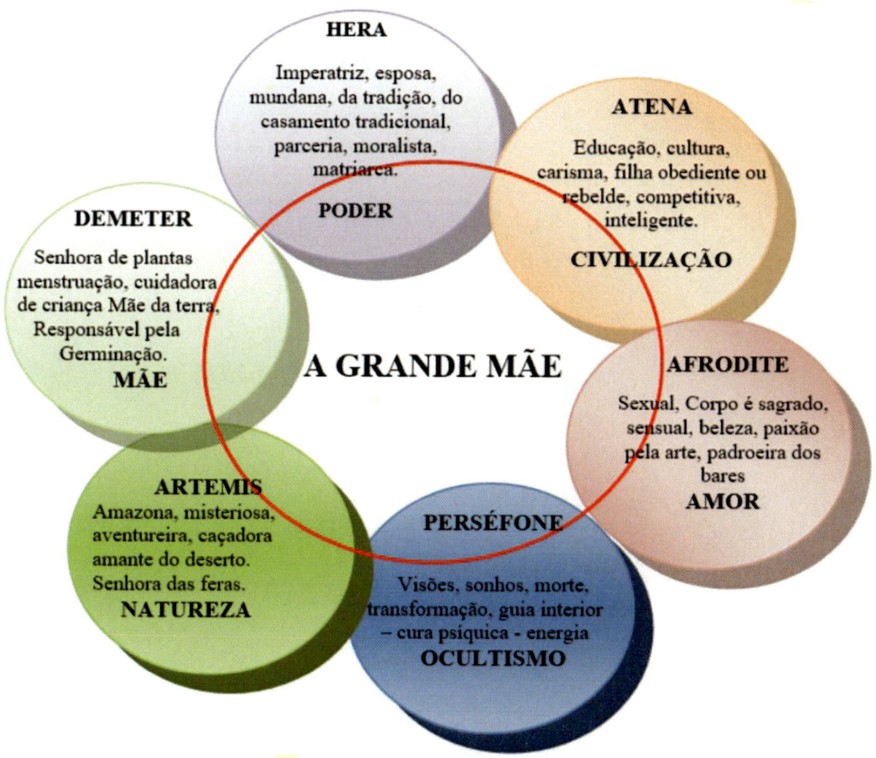

Fonte: representação segundo Bolem, 2007

Desta maneira, segundo Bolen (2007) a psiquiatria junguiana, destaca representações de padrões arquetípicos femininos a partir da mitologia grega, cujas projeções arquetípicas das forças interiores das deusas influenciam o comportamento da mulher. Para essa pesquisadora quando a mulher descobre quais deusas as influenciam, começam a compreender-se e dá o início do processo de investigação interna e do movimento íntimo e pessoal de si mesma. A autora explica esse movimento de autoconhecimento, ocorre primeiro por forças dos instintos, das prioridades e habilidades e das possibilidades de encontrar significado pessoal por meio de escolhas com capacidade de assimilar, aceitar, reconhecer e superar para que a transformação ocorra.

3.1.7 Grande sábio

O velho é o arquétipo da sabedoria ligada à consciência universal ele representa, por um lado, o saber, o conhecimento, a reflexão, a inteligência e a intuição e, por outro, também qualidades morais como benevolência e solicitude, as quais tornam explícito seu caráter "espiritual" (JUNG, 2008, p. 218). Trata-se, geralmente, de um homem muito idoso, de barba ou cabelos brancos, que parece viver uma vida totalmente autônoma, longe das coisas deste mundo. Os seus atributos mais frequentes são, por ordem, a barba comprida, a vela, o Livro do Destino, o cajado e os carneiros ou cabras. Tal enumeração deixa adivinhar que o velho tem, muitas vezes, a aparência de um sacerdote, de um pastor, de um peregrino, de um eremita, de um monge, de um pescador, de um chefe índio, de um patriarca etc.

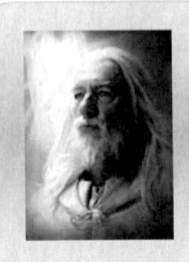

Já dizia um velho sábio: "Se benza, porque a sua felicidade vai ofender muita gente."

Leonardo Costa

O velho assinala a sua missão que é sempre a de cumprir uma ação mediadora. Cada um dos seus gestos, a sua aparência, o momento em que intervém na cura, coloca um par de valores relativos à luz de uma verdade total. Jung (2000, p. 213) afirma que, frequentemente, quer seja em sonhos ou histórias fantásticas, a figura do Velho aparece como arquétipo do espírito – no sentido de função espiritual na busca por uma sabedoria que transcende o material, pois "O velho sempre aparece quando a heroína se encontra numa situação desesperadora e sem saída, da qual só pode salvá-lo uma reflexão profunda ou uma ideia feliz [...]".

Para ele o Velho diz a heroína/herói o que ele poderia ter pensado por si só, mas não o fez, representando, assim, a reflexão útil e a concentração de forças morais e físicas que, segundo o teórico, realizam-se no espaço psíquico extra consciente de maneira espontânea, quando já não se pode ter pensamento consciente.

Jung (2008, p. 217) ressalta que a intervenção do Velho constitui "a objetivação espontânea do arquétipo", sendo incapaz de unificar a personalidade, daí a necessidade de intervenção objetiva do arquétipo, que deverá equilibrar a reação emocional por meio de confrontos e conscientizações internas unindo as experiências vividas com a sua projeção consciente.

Para Zoja (2005), o arquétipo do Pai está incluído em um grupo de arquétipos masculinos que abarcam, por exemplo, o *animus*, o Velho Sábio e a heroína, pois o e arquétipo do velho sábio muitas vezes se confundem com o arquétipo do pai. Segundo Jung (2011), os arquétipos masculinos encontram-se ligado ao desenvolvimento da consciência, enquanto os femininos muitas vezes associados ao inconsciente.

3.1.8 Heroína/Herói

Arquétipo da heroína é representado na mitologia como uma pessoa forte (Cleópatra), que pode ter poderes sobre-humanos (Isis) e a luta contra o destino, para conquistar ou derrotar as forças do mal, em forma de dragões, monstros, serpentes e demônios. No entanto, a heroína costuma ser destruída por alguma pessoa ou circunstância aparentemente insignificante. Quando a heroína vence o vilão, liberta dos seus sentimentos de impotência e dor, pois ao vencê-lo ela está vencendo simbolicamente a escuridão da inconsciência pré-humana (CAMPBELL, 2012).

3.1.9 Energias Psíquicas

Freud (2012) compara figurativamente a energia psíquica a um rio, que brota de uma fonte inconsciente e que procura um caminho para desaguar (expressão) no mar. Ele esclarece que os *bloqueios* (frustrações e conflitos) representados pelo correr das águas no leito do rio, causam dificuldades e pressões (agressividades). É contra esses problemas que a energia (fluxo da água) procura ultrapassar ou eliminar; não conseguindo êxito, ocorre o retorno da energia, o aumento (repressões) da tensão e a saída por outros leitos mais ou menos adequados (compensação, sublimação) ou inadequados (aberrações, perversões, descompensações).

Dentre as energias psíquicas dividiu-se em três regiões topológicas do sistema nervoso central, a saber:

Instinto   Emoção   Sentimento

- Instinto → reação natural, mais ou menos reflexa, automática e inconsciente, ligados a necessidades orgânicas vitais (respiração, sede, sono, fome e sexualidade) e de natureza puramente biológica.

- Emoção → estado temporário, funcionam como respostas automáticas de defesa e prontidão, sendo marcada por modificações fisiológicas, que para Damásio (2015) elas se dividem em:

  - Primárias ou universais→ alegria, tristeza, medo, cólera, surpresa e aversão.

  - Secundária ou sociais→ paixão, ciúmes, vergonha, culpa, orgulho.

  - Terciário ou de fundo→ prazer (bem-estar), dor (desprazer, mal-estar), calma, tensão, fadiga, excitação, relaxamento, entusiasmo, letargia, estabilidade, instabilidade, equilíbrio, desequilíbrio, harmonia e discórdia.

- Sentimento ou afeto→ estados psicológicos de longa duração, vinculados aos estados de felicidade ou infelicidade. Segundo Fonseca (2012), o sentimento parece ser extensão durável da emoção, mas que na realidade comportam a maior ligação à cognição (quadro 1).

Quadro 1 – Comparativo entre emoção e sentimento

Emoção	Sentimento
Corpo	Mente
Dirigidas para exterior	Dirigidas para interior
Dimensão comunicacional	Dimensão particular

Emoção	Sentimento
Intensidade	Suavidade
Brevidade	Duradouro
Paixão	Amor
Medo	Fobia
Tristeza	Depressão
Cólera	Ódio

Fonte: Fonseca, 2012

Fonseca (2012), ainda relata que uma emoção é um conjunto de respostas químicas e neurais baseadas nas memórias emocionais, surgindo quando o cérebro recebe um estímulo externo. Enquanto o sentimento é uma resposta à emoção, como a emoção da origem ao sentimento as duas encontram-se relacionadas entre si.

Figura 8 – Relação emoção e sentimento

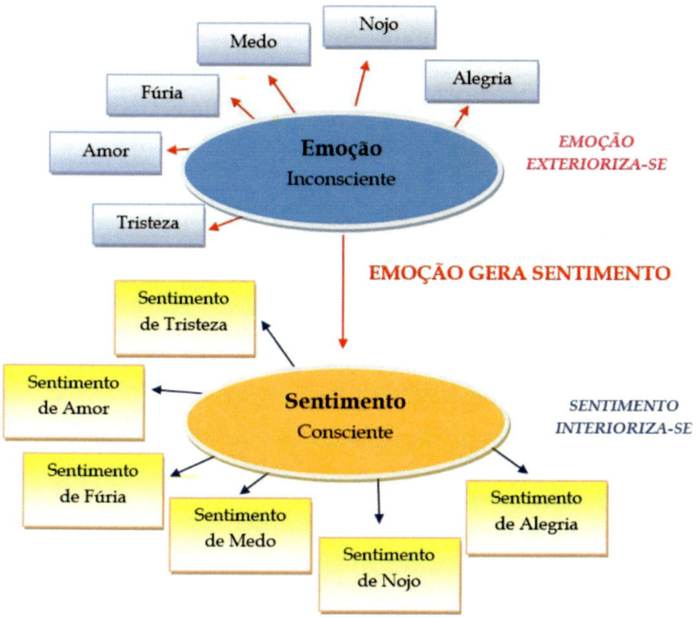

Fonte: Damásio, 2015

Damásio (2015) em suas pesquisas detectou que as emoções são exteriorizadas e os sentimentos são interiorizados. Desta forma, as emoções são literalmente "corporalizadas", pois as emoções estão intimamente ligadas às sensações. O sentimento sucede quando a pessoa toma consciência da emoção, e se apega a ela de forma estável (figura 9).

Nesse sentido, a energia emocional comporta a instintual e a sentimental se vincula as outras duas. Assim sendo, as sobrecargas dessas energias trazem tensões as quais são prejudiciais para o equilíbrio da personalidade, sendo que a arte favorece o projetar e o equilíbrio emocional. Sendo que as atividades de música, dança, teatro, expressivas, verbais e escritas favorecem esse harmonizar interno.

3.1.10 Mito

Segundo Campbell (2012), os mitos são metáforas do potencial espiritual do ser humano, identificando o indivíduo com sua vida e com o mundo, cujas virtudes passaram rapidamente a vícios e estão desarmonizadas das necessidades morais da vida real. Barthes (2007, p. 199) refere que "o mito é um sistema de comunicação, o qual transmite uma mensagem" e como tal, o mais importante é a mensagem que ele simboliza. Chevalier e Gheerbrant (2016) reforçam que os mitos mais significativos exprimem uma função da psique e as suas relações representam a vida psíquica do SER em suas polaridades como um teatro social. Desta forma a função primária da mitologia e dos ritos é fornecerem símbolos que acarretam o avanço do espírito.

> *A função mais importante do mito é 'fixar' os modelos exemplares de todos os ritos e de todas as atividades humanas significativas: alimentação, sexualidade, trabalho, educação etc.*
>
> *É como uma narrativa que fala de deuses, de heróis culturais, da origem de várias coisas como determinadas festas, ou alimentos, certos animais etc. Ele é o* coração do rito.

Campbell (2012) afirma, ainda, que os mitos possuem quatro funções, a saber:

1. A função mística – reconciliar a consciência às precondições de sua própria existência – ou seja, abre o mundo para a dimensão do mistério deste Universo, como ele é. Assim o SER toma consciên-

cia da transcendência de tudo e se permite lidar com o mistério, perceber a magnitude da criação e, ao mesmo tempo, ter ciência de sua condição humana.

2. A função cosmológica – mostra a forma do universo, mas de tal modo que o mistério ainda se manifesta nele.

3. A função Sociológica – na medida em que o mito suporta e dar validade as ordens sociais e moral específica: aquela ordem da sociedade de onde surgiu a própria mitologia. Todas as mitologias chegam a nós no campo de determinada cultura e devem se endereçar a nós por meio da linguagem e dos símbolos dessa mesma cultura. Apesar da sua atemporalidade simbólica não pode esquecer que os mitos se originaram para atender determinada cultura e, portanto, configurados com os valores vigentes da época.

4. A função pedagógica – quando o mito pode ensinar a como viver uma vida humana sob qualquer circunstância. Desta forma, a compreensão dos mitos faz com que o indivíduo encontre ressonância dos mitos nos eventos de sua vida, cuja percepção mítica da vida permite que o ser humano perceba sua completude e ligação com o Universo.

Para Campbell (2012) cada indivíduo deve encontrar um aspecto do mito (figura 9) que se relacione com sua própria vida.

Figura 9 – O mito e sua relação com o tempo

MITO
(Representação coletiva)

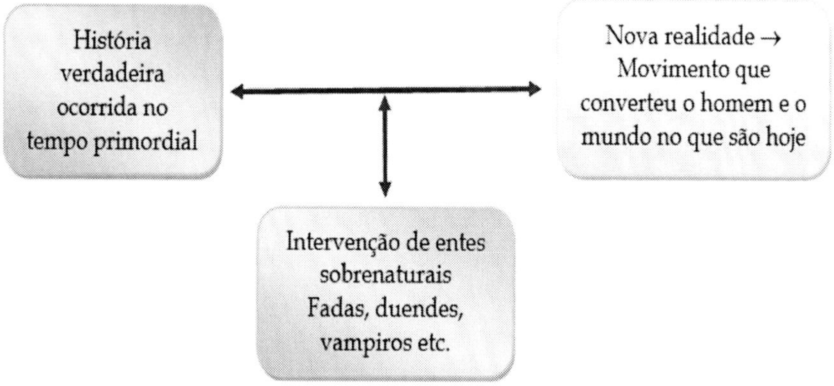

História verdadeira ocorrida no tempo primordial

Nova realidade → Movimento que converteu o homem e o mundo no que são hoje

Intervenção de entes sobrenaturais Fadas, duendes, vampiros etc.

Boechat (2008, p. 3) afirma que, a título de resumo e de relações entre os conceitos à imagem é a linguagem fundamental da alma e os símbolos são a chave para a compreensão das imagens. Os mitos, por sua vez, são estórias simbólicas que se desdobram em imagens significativas, que tratam das verdades dos homens de todos os tempos.

> **RITO**
> Tipo de cerimônia na qual determinada maneira de agir, palavras, gestos ou símbolos são vistos como dotados de poder para produzir resultados desejados.
>
> Todas as sociedades humanas possuem ritos, uma característica interessante dos ritos é dar destaque ao trânsito de uma situação a outra como, por exemplo, a saída da infância em direção à adolescência, fazendo dele um ato cercado de cuidados especiais.
>
> É comum o rito de separação ser mais elaborado nas cerimônias funerárias; o rito de agregação nos casamentos e o de margem na gravidez.

De acordo com Jung (1998 *apud* BOECHAT, 2008) existem duas formas de pensamento, uma delas linear e adaptativa, que se presta às funções do ego, trabalhando por associações lógicas de ideias e outra circular e mitológica, que ocorre no sonho e na fantasia, trabalhando com associações arquetípicas mitológicas. Essas duas formas de pensamento são inseparáveis, sendo chamado de pensamento simbólico, que é uma chave estreita para o processo de individuação, outorgando ao mito uma condição vital à existência humana.

3.1.11 A heroína/herói atual

Cavalheiro (1995, p. 8) refere que se faz necessário se reescrever os mitos, porque eles precisam ser modernizados, para que não serem percebidos e sentidos como farsa e se transformando em "mitos da sociedade de consumo e da simulação, procurando com isso vencer a heroína, não pelo confronto direto, mas pela manipulação".

Cavalheiro (1995, p. 9) ainda continua esse pensamento ao referir que a heroína atual está esvaziada e mantém-se pelo consumo, cujo interesse é particular e não coletivo. A heroína torna-se um ídolo, inclusive nas características de fugacidade, da substituição por um ídolo mais novo, que fale de perto com o sucesso. Seus objetos de desejo estão, ao mesmo tempo, perto dos olhos e longe das posses.

Por ser mais individualista em sua luta e não se preocupar com a coletividade a heroína atual lança seu ódio contra a sociedade, gerando, a partir disso, violência e destruição, pois, entra em cena a agressividade e a violência. A agressividade é o dinamismo, a energia, a força. É um impulso de realização e criação, isto é, a força da libido contida na própria essência da heroína. Em contrapartida, a violência é o desejo de destruição, a pulsão de morte. Assim, a heroína pode ser agressiva (construtivo) ou violenta (destrutivo).

Atualmente essa heroína convive diariamente no Brasil, pois a violência urbana, familiar, sexual e de gênero ultrapassa os níveis de agressividade e de manipulação favorecendo a criação de uma heroína destrutiva o qual é aceito, idealizado e temido por todos. Uma heroína que não tem amor pelo próximo, pela sua comunidade ou pela sua família.

Ela/Ele é o representante simbólico do movimento da libido, correspondendo, então, à própria pulsão de vida, invertendo o sentido de conservar, de defender, de ser útil, pela união direta ao combate e aos ritos de passagem multifacetários. Ele pode ser violento, louco, astuto, transgressor, dentre outras possibilidades.

3.1.12 Processo de Individualização

Para Jung (2008) o processo de individuação consiste em confrontar os vários aspectos sombrios, reconhecendo-os e despindo-se da persona e das imagens primordiais, que nada tem de individualismo, muito pelo contrário, é um processo que estimula o indivíduo criar condições para que cada um desperte o melhor de si e do outro, o tempo todo, fazendo-o sair do isolamento e empreender uma convivência mais ampla e coletiva, por estar mais próximo, conscientemente da totalidade, mas ainda mantendo sua individualidade.

A individuação consiste em aproximar o mundo do indivíduo e não o excluí do mesmo. "A individuação, em geral, é o processo de formação e particularização do ser individual e, em especial, é o desenvolvimento do indivíduo psicológico como ser distinto do conjunto, da psicologia coletiva" (JUNG, 2012, p. 467). É, portanto, um processo de diferenciação que objetiva o desenvolvimento da personalidade individual, se levando em consideração que o indivíduo não é um ser único, mas pressupõe também um relacionamento coletivo para sua existência, também o processo de individuação não leva ao isolamento, mas a um relacionamento coletivo mais intenso e mais abrangente (JUNG, 2012).

Ele representa a busca do ser pelo seu autoconhecimento, é um processo de desenvolvimento da totalidade psíquica. Para que ele se realize é necessário passar pelas seguintes etapas: *Confronto com a Persona*: Reconhecimento do eu da persona, consciência das "máscaras". *Confronto com a Sombra*: A pessoa consciência das qualidades positivas e negativas inconscientes. *Confronto com a Anima/ Animus*: Personaliza as tendências psicológicas femininas na psique do homem e vice-versa (JUNG, 2008).

A terapia é um processo que exige esforços do terapeuta e da mulher, os dois formam uma única célula dinâmica, que segundo Jung se deve uma questão de interação do inconsciente dos envolvidos. Ele estabeleceu dois estágios terapêuticos, cada um divide-se em outras duas partes: Estágio analítico: confissão e elucidação Estágio sintético: educação e transformação.

3.2 O PROCESSO CRIATIVO COMO AGENTE DE INDIVIDUAÇÃO

Jung (2012) reconhece que o processo de individuação está vinculado ao inconsciente, e que ele se efetiva pela interação perfeita entre o inconsciente e o consciente, por meio da ação do "centro organizador de onde emana esta ação reguladora" – o *self* (totalidade absoluta da psique que se diferencia do ego – pequena parte da psique).

Fayga Ostrower (2010) dá a dimensão exata desta inferência, em sua obra Criatividade e Processos de Criação, para ela "assim como o próprio viver, criar é um processo existencial. Não abrangendo apenas pensamentos nem apenas emoções". Nesse sentido a experiência e a criatividade são possibilidades de discernir símbolos e significados, os quais se originam nas regiões profundas do mundo interior, sensório, afetivo do SER, onde a emoção permeia os pensamentos ao mesmo tempo em que o intelecto estrutura as emoções e onde, desde cedo o homem no seu viver, formula e reformula a sua própria percepção. Ela ainda refere que o caráter subjetivo da ação criativa é o impulso da força vital que provêm de áreas ocultas (inconsciente) do SER.

Neste sentido, unindo a criativa de Fayga com a psicologia analítica de Jung, pode-se verificar que os processos criativos são unificados independentemente de serem inconsciente ou consciente, pois o ato criador, sempre favorece a integração, adquirindo a predominância da intuição, pois lhe confere condições para enfrentar o inesperado, possibilitando que ele visualize instantaneamente a ocorrência de fenômenos, julgando e compreendendo a si mesmo.

O valor das expressões artísticas nas culturas humanas é historicamente reconhecido. Como atesta Andrade (2000, p. 13), a arte tem uma função simbólica, por criar "substitutos da vida", sem nunca descrever o real, permitindo "ao homem expressar e ao mesmo tempo perceber os significados atribuídos à sua vida, na sua eterna busca de um tênue equilíbrio com o meio circundante". Assim, pois, "a arte manifesta uma relação profunda do homem com o mundo". Por meio da arte, esclarece Andrade (2000, p. 14), "o homem pode unir o seu 'eu' limitado e individual a uma existência coletiva, ao mesmo tempo em que lhe possibilita apoderar-se das experiências alheias".

3.3 TIPOS PSICOLÓGICOS

Jung (1971b) conceituou o temperamento humano, dividindo-o nos Tipos Psicológicos, com base na forma em que o indivíduo atua e investe sua energia em sua vida. Ele identificou que cada indivíduo pode ser caracterizado como sendo orientado ou para seu mundo interior (introversão) ou para o mundo exterior (extroversão).

A energia dos introvertidos segue de forma mais natural em direção ao seu mundo interno e se orienta mais por fatores subjetivos. Por sua vez, a energia do extrovertido é mais focalizada no mundo e acontecimentos externos e à realidade objetiva, após conceituar as duas atitudes psicológicas básicas, tentou explicar a diferença entre as pessoas do mesmo grupo, extrovertido ou introvertido.

A distinção que Jung faz entre introvertidos e extrovertidos residem na direção que seus interesses possuem e no movimento da libido, que Jung entende como sendo energia psíquica. Pode-se dizer que a extroversão tem como enfoque dado ao objeto e introversão como o enfoque dado ao sujeito. Assim, em relação ao tipo introvertido e extrovertido ele revelou: "um encarrega-se da reflexão; o outro, da iniciativa e da ação prática" (JUNG, 1971b, p. 47), mas ele esclarece que ninguém é puramente introvertido ou extrovertido, há uma alternância rítmica entre as duas atitudes, pois "ambas" as atitudes existem dentro dele, mas só uma delas foi desenvolvida como função de adaptação; logo podemos supor que a extroversão cochila no fundo do introvertido, como uma larva, e vice-versa (JUNG, 2012).

Para Jung (2012), a extroversão e a introversão são duas atitudes naturais, antagônicas entre si, ou movimentos dirigidos. Em sucessão harmônica, deveriam formar o ritmo da vida. Alcançar esse ritmo harmônico supõe uma suprema arte de viver (JUNG, 2011). Na extroversão, a energia da pessoa flui de maneira natural para o mundo externo de objetos, fatos e pessoas, em que se observa: atenção para a ação, impulsividade (ação antes de pensar), comunicabilidade, sociabilidade e facilidade de expressão oral.

Extroversão significa "o fluir da libido de dentro para fora" (JUNG, 2012). O indivíduo extrovertido vai confiante de encontro ao objeto. Esse aspecto favorece sua adaptação às condições externas, normalmente de forma, mas fácil do que para o indivíduo introvertido.

Na introversão, o indivíduo direciona a atenção para o seu mundo interno de impressões, emoções e pensamentos. Assim, observa-se uma ação voltada para o interior, hesitabilidade, o pensar antes de agir; postura reservada, retraimento social, retenção das emoções, discrição e facilidade de expressão no campo da escrita. O introvertido ocupa-se dos seus processos internos suscitados pelos fatos externos. Desta forma o tipo introvertido diferencia-se do extrovertido por sua orientação por fatores subjetivos e não pelo aspecto objetivamente dado. Jung aponta para o fato de que a expressão "fator subjetivo" não deve ter a conotação preconceituosa de algo que foge à realidade.

3.3.1 Funções Psíquicas

Para explicar as diferenças dos Tipos Psicológicos, Jung (2008) lançou mão do conceito de Função Psíquica ou Função Psicológica. Esta é uma atividade da psique que apresenta consistência interna, sendo uma atribuição congênita, que estabelece habilidades, aptidões e tendências no relacionamento do indivíduo com o mundo e consigo mesmo. O modo preferencial de um SER reagir ao mundo deve-se dentre outras razões, à herança genética, às influências familiares e às experiências que o indivíduo teve ao longo de sua vida.

Além dos dois tipos de atitude, a extroversão e introversão, Jung (2012) verificou que existiam diferenças importantes entre pessoas de um mesmo grupo, ou seja, um introvertido poderia diferir muito de outro introvertido. Para Jung (2012), essas diferenças entre os indivíduos eram causadas pelas diversas maneiras com que as pessoas utilizavam suas mentes, ou seja, pelas funções psíquicas e/ou processos mentais preferencialmente utilizados pelo SER para se relacionar com o mundo externo ou interno.

Jung (2008) observou que o comportamento humano não é algo aleatório, em que as ações são resultados do acaso. Ao invés disso, ele identificou que o comportamento segue padrões desenvolvidos a partir da estrutura da mente humana. Desta forma, Jung desenvolveu uma teoria, representada na Figura 11, sobre os tipos psicológicos tendo por base quatro funções e duas atitudes, pois para ele o tipo psicológico é uma explanação da personalidade humana, esclarecendo que as funções são sentimento, raciocínio, intuição e sensibilidade, cujas atitudes extroversão e a introversão, encontram-se presentes, pois a mente humana está em atividade, ela está realizando uma das duas tarefas: obtendo informações (percebendo) ou organizando e priorizando informações para decidir (julgando), porque as pessoas utilizam diariamente esses quatro processos.

Figura 10 – Organização da mente humana

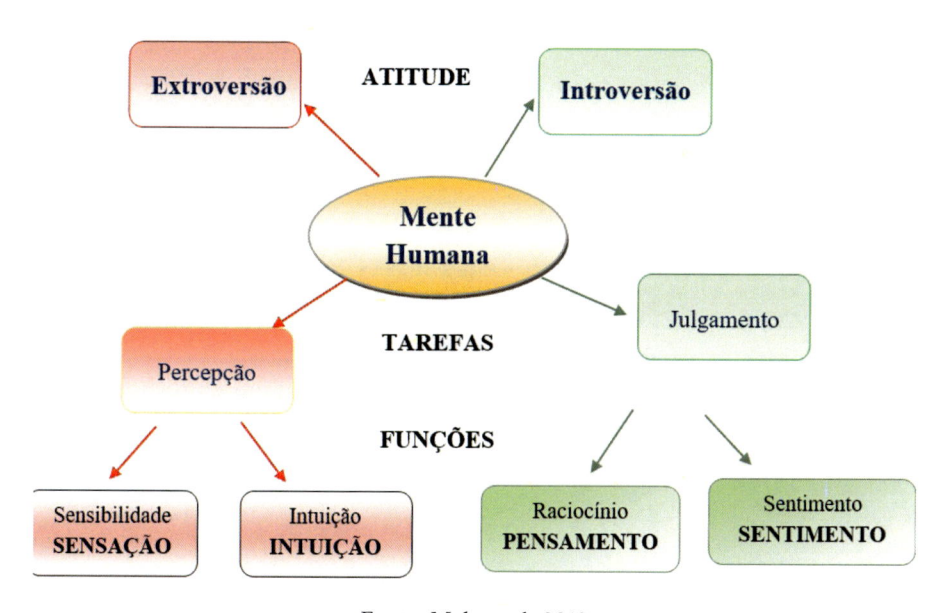

Fonte: Melo *et al.*, 2012

Melo *et al.* (2012) referem que os tipos psicológicos são desenvolvidos à medida que as pessoas direcionam sua energia para cada um dos pares opostos (dicotomias), cujas dicotomias são duas características de uma determinada dimensão posicionadas em extremidades contrárias.

Para Jung (2008) a complexidade do ser humano reside no fato de que cada SER reúne todos estes tipos e funções psicológicas, mas em graus variados, sendo que alguns se mostram conscientes e outros inconscientes. Entre estes mundos divergentes, a fantasia, o sonho, a imaginação aparece como o grande mediador. Nesse sentido, a Sensação e a Intuição são funções irracionais, uma é oposta a outra, uma vez que a situação é apreendida diretamente, sem a mediação de um julgamento ou avaliação, representadas pelas funções perceptivas a palavra é a apreensão.

> **Funções Opostas**
>
> Sentimento (valores pessoais)→ *Pensamento (julga, classifica e discrimina)*
>
> Sensação (práticas e realistas)→ *Intuição (busca significados)*

As funções Pensamento e Sentimento são considerados racionais que determina o modo de tomada de decisões. Estas funções são também chamadas de funções de julgamento, responsáveis pelas conclusões acerca dos assuntos de que trata a consciência, cuja palavra é apreciação (Quadro 2).

Quadro 2 – Sinopse das funções de Jung

	Funções Racionais		Funções Irracionais	
	Caráter judicativo e por serem influenciadas pela reflexão.		Situação é apreendida diretamente, sem a mediação de um julgamento ou avaliação.	
	Pensamento	**Sentimento**	**Sensação**	**Intuição**
Característica	Conexão lógica e conceitual entre os fatos percebidos.	Incentiva movimentos sociais.	Função dos sentidos, que traz as informações (percepções) do mundo por meio dos órgãos dos sentidos.	Percepção se dá por meio do inconsciente apreensão do ambiente geralmente acontece por meio de "palpites" ou pressentimentos, ou "inspirações".
	Análise lógica e racional dos fatos.	Valores pessoais (seus ou de outros) na tomada de decisões.	Função do real acredita nos fatos, têm facilidade para lembrar-se deles e dão atenção ao presente.	Busca os significados, as relações e possibilidades futuras da informação recebida.

	Funções Racionais		Funções Irracionais	
	Caráter judicativo e por serem influenciadas pela reflexão.		Situação é apreendida diretamente, sem a mediação de um julgamento ou avaliação.	
	Pensamento	**Sentimento**	**Sensação**	**Intuição**
Tipo de Pessoa	Julga, classifica e discrimina.	Julga o valor intrínseco das coisas.	Enfoque no real e no concreto é voltado para o "aqui - agora".	Tende a ver o todo e não as partes, e, por isso.
	Não tem maior interesse pelo valor afetivo.	Preocupa-se com a harmonia do ambiente.	Práticas e realistas.	Costumam apresentar dificuldades na percepção de detalhes.
	Orientada por leis gerais aplicáveis às situações.	Valorizar sentimentos em suas avaliações.	Manter as coisas funcionando do que em criar caminhos.	Sonhos premonitórios e as comunicações telepáticas.
	Não considera os valores pessoais.	Decisões sem lógica da causalidade.		Age pela via inconsciente.

Fonte: Jung, 2008

A função Pensamento é voltada para a razão, procuram ser imparciais em seus julgamentos. A essa função se contrapõe à função Sentimento, que para Nise da Silveira (1988, p. 54) é quando o SER "estabelece julgamentos como o pensamento, mas a sua lógica é toda diferente. É a lógica do coração".

Ao demonstrar as quatro funções, Jung escreveu:

> Sob o conceito de Sensação pretendo abranger todas as percepções por meio dos órgãos sensoriais; o Pensamento é a função do conhecimento intelectual e da formação lógica de conclusões; por Sentimento entendo uma função que avalia as coisas subjetivamente e por Intuição entendo a percepção por vias inconscientes... A Sensação constata o que realmente está presente. O Pensamento nos permite conhecer o que significa este presente; o Sentimento, qual o seu valor; a Intuição, finalmente, aponta as possibilidades do "de onde" e do "para onde" que estão contidas neste presente... As quatro funções são algo como os quatro pontos cardeais. Tão arbitrárias e tão indispensáveis quanto estes (JUNG, 2012, p. 497).

Pode-se dizer, em relação às funções psíquicas, que:

> A Sensação corresponde à totalidade das percepções de fatos externos que nos chegam por meio dos sentidos; a Sensação nos dirá que alguma coisa é (existe)... o Pensamento dá o nome a esta coisa e agrega-lhe um conceito... o Sentimento nos informa o valor das coisas, nos diz se elas nos agradam ou não, constituindo uma avaliação e não uma emoção. A quarta e última função está ligada ao conceito do tempo que equivale a um passado e a um futuro - conhecemos o passado, mas o futuro dependerá de um palpite que é a Intuição (ZACHARIAS,1994, p. 100).

Dessa forma, uma pessoa do Tipo Pensamento tende a não dar muita importância ao seu sentimento (valores pessoais). Por sua vez, o tipo Sensação tende a não dar crédito às suas intuições. Já o tipo Sentimento, expulsa os pensamentos que lhe desagradam e o Intuitivo ignora o que está a sua frente. Portanto, "a Sensação diz que alguma coisa é; o Pensamento exprime o que ela é; o Sentimento expressa-lhe o valor; e a Intuição é o que complementa a visão do mundo, pois aventa sobre suas possibilidades" (CASADO, 1993).

As funções descritas por Jung determinam como os estímulos externos e internos são percebidos pela consciência e qual a tendência que o indivíduo apresenta para lidar com estes estímulos. Esta função predominante indica a sua *função superior* e por ser a função que a pessoa mais comumente utiliza, é também a função que mais se desenvolveu.

A *sensação* estabelece aquilo que está presente na realidade, o pensamento permite-nos reconhecer seu significado; o sentimento indica seu valor e a intuição aponta possibilidades como de onde vem e para onde vai, numa dada situação. Outras duas funções passam a atuar como *funções auxiliares* e a função que é oposta a mais comumente utilizada, a quarta função, menos desenvolvida e ocorre mais no inconsciente, denominada *função inferior*.

Figura 12 – Os elementos da natureza e as funções psíquicas

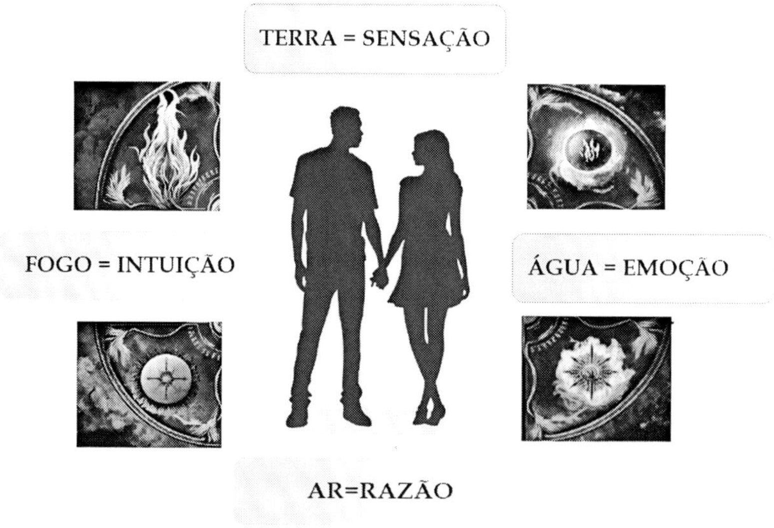

Fonte: Freepik[41]

Desta forma, a criatividade (figura 12) favorece a relação com os quatro elementos (ar, fogo, terra e água) os quais se encontram vinculada as quatro funções psíquicas referenciadas por Jung (2008).

Assim sendo, surgiu oito tipos psicológicos:

Quatro extrovertidos:

- Pensamento extrovertido
- Sentimento extrovertido
- Sensação extrovertida
- Intuição extrovertida

Quatro introvertidos:

- Pensamento introvertido
- Sentimento introvertido
- Sensação introvertida
- Intuição introvertida

Jung (2008) também dividiu as quatro funções em dois grupos (quadro 3):

---

41 Disponível em: freepik.com. Acesso em: 25 abr. 2023.

- Funções Racionais (Pensamento e Sentimento)
- Funções Irracionais (Sensação e Intuição)

Quadro 3 – Tipos Psicológicos de Jung

Tipos Psicológicos	
Pensamento Extrovertido	Lógico, objetivo, dogmático.
Sentimento Extrovertido	Emotivo, sensível, sociável típico em mulheres.
Sensação Extrovertido	Busca o prazer adaptável.
Intuição Extrovertido	Criativo, capaz de motivar outros e aproveitar oportunidades.
Pensamento Introvertido	Mais interessado em ideias do que nas pessoas.
Sentimento Introvertido	Reservado, não demonstra, mas é capaz de emoções profundas.
Sensação Introvertida	Sem interesse pelo exterior, expressa-se em buscas estéticas.
Intuição Introvertida	Mais preocupado com o inconsciente do que a realidade cotidiana.

3.4 DINÂMICA DA PERSONALIDADE

Ao analisar as quatro funções durante o desenvolvimento psíquico, Jung (2009) constatou ainda, que uma das funções se torna função dominante (principal), enquanto outra função se desenvolverá com menos intensidade, torna-se a função auxiliar da primeira. As outras duas funções, a terciária e a inferior não se desenvolverão na consciência, permanecendo no inconsciente. Para Jung quando as funções se realizam em graus muito desiguais, elas podem gerar perturbações neuróticas. "Se uma função não é empregada... há o perigo de que escape de todo ao manejo consciente, tornando-se autônoma e mergulhando no inconsciente onde vá provocar ativação anormal" (SILVEIRA, 2000, p. 55).

Segundo Jung (2012), o inconsciente é o produto da interação entre o inconsciente coletivo e o meio ambiente em que o indivíduo cresce.

> Tudo quanto conheço, mas sobre o qual no momento não estou pensando; de tudo quanto eu tinha consciência, mas agora esqueci; tudo quanto os seus sentidos percebem, mas que não é notado pela minha mente consciente; tudo quanto, involuntariamente e sem prestar atenção, sinto, penso, recordo, quero e faço; todas as coisas futuras que

estão tomando forma em mim e que alguns dias virão à consciência; tudo isso é o conteúdo do inconsciente (STEVENS, 1990, p. 52).

3.4.1 Função Dominante

Dentre as quatro funções psíquicas, existe sempre uma preferida pelo sujeito. Em virtude de seu maior uso, esta função torna-se mais desenvolvida e diferenciada, pois se tem a tendência de se utilizar o lado mais apto. Desta forma, a função dominante surge pelo exercício, significando que esta se encontra mais desenvolvida do que as demais, uma vez que se faz uso maior dela do que a das outras, o que determina o aspecto funcional do Tipo Psicológico.

A função dominante (principal) caracteriza o Tipo Psicológico do indivíduo, dando a ele suas peculiaridades psicológicas, pois cada indivíduo a utiliza, a fim de obter melhores resultados na luta pela existência, conforme escreveu Jung:

> Na luta pela existência e pela adaptação, cada qual emprega instintivamente sua função mais desenvolvida, que se torna, assim, o critério de seu hábito de reação... Assim como o leão abate seu inimigo ou sua presa com a pata dianteira (e não com a cauda, como faz o crocodilo), também nosso hábito de reação se caracteriza normalmente por nossa força, isto é, pelo emprego de nossa função mais confiável e mais eficiente, o que não impede que às vezes, também possamos reagir utilizando nossa fraqueza específica. Tentaremos criar e procurar situações condizentes e evitar outras para, assim, fazermos experiências especificamente nossas e diferentes das dos outros (JUNG, 2012, p. 493).

Nise da Silveira (2001, p. 56) destacou que a função dominante como a arma mais eficiente que o SER "dispõe para usar na sua orientação e adaptação ao mundo exterior; ela se torna o seu *Habitat* reacional". Sharp (1993), por sua vez, esclarece que a experiência mostra que é praticamente impossível que alguém desenvolva todas as funções psicológicas simultaneamente, pois a exigência social obriga o SER a aplicar-se frente ao seu viver (antes e acima de tudo), favorecendo à diferenciação da função com a qual ele se encontra mais bem equipado pela natureza, ou que irá lhe assegurar o maior sucesso social. Ele afirmou: "Muito frequentemente... um homem se identifica mais ou menos completamente com sua função mais favorecida e, portanto, mas desenvolvida. É isto o que dá origem aos vários tipos psicológicos" (SHARP, 1993, p. 73).

Sobre o desenvolvimento da função principal, Marie-Louise Von Franz escreveu:

> Por volta da idade do Jardim da Infância, já podemos detectar o desenvolvimento da função principal, por meio da preferência por alguma ocupação ou pela forma de relacionamento da criança com os seus colegas. A unilateralidade vai aumentando com o desenvolvimento cronológico e o meio, por sua vez, colaborando para reforçá-la, verificando, portanto, o aumento do desenvolvimento da função superior e a lenta degeneração da inferior (VON FRANZ, 2011, p. 36).

Para a autora, existem casos em que esta unilateralidade é abrandada, como com as pessoas que vivem em contato com a natureza – camponeses; caçadores e povos primitivos. Ela esclarece que essas pessoas não sobreviveriam se não usassem quase todas as suas funções: um camponês jamais poderá se tornar tão unilateral quanto um habitante da cidade.

3.4.2 Função Secundária e a Função Terciária

No curso do desenvolvimento aparece outra função, chamada de função secundária ou auxiliar, que é distinta da função principal e não oposta a ela. Para Jung (2012), a função secundária é aquela que, no processo de diferenciação, fica relegada a um plano inferior e sua existência é útil para servir à função principal. Os tipos raros, teoricamente "puros" têm pouco desenvolvimento da função secundária.

A importância do processo auxiliar na dinâmica tipológica reside em ser apoio à função superior – traz equilíbrio (não igualdade) entre extroversão e introversão e entre o julgamento e a percepção. A função auxiliar dos extrovertidos lhes dá acesso à sua vida interior e ao mundo das ideias, enquanto nos introvertidos lhes dá o meio de se adaptar ao mundo das ações e lidar com ele de maneira eficiente. Neste sentido, segundo Myers e Myers (1997, p. 43) "[...] Para viverem felizes e efetivamente em ambos os mundos, as pessoas necessitam de um auxiliar equilibrado que tornará possível a adaptação em ambas as direções – o mundo à sua volta e seu próprio interior".

Myers e Myers (1997) escreveram uma parábola, comparando as funções psicológicas com os cargos das forças armadas, desta forma, o processo dominante (função superior), seria o general, e a função auxiliar um ajudante de ordens. No caso dos extrovertidos, o general está sempre exposto – as pessoas fazem suas negociações diretamente com ele – e o ajudante de ordens ficaria respeitosamente atrás ou dentro da barraca. O general dos introvertidos está dentro da barraca trabalhando em assuntos de alta prioridade, o ajudante de ordens está do lado de fora evitando as interrupções.

Neste caso, o ajudante de ordens é com quem as pessoas se encontram e com quem negociam – apenas quando o negócio é muito importante, as pessoas conseguem encontrar o general em pessoa. Assim, se as pessoas não perceberem que existe um general dentro da barraca, entenderão que é o ajudante de ordens que está no comando (entendendo esta como sua função superior).

A função terciária é uma função com desenvolvimento rudimentar, cuja importância está na complementaridade da dinâmica (consciente/inconsciente) atribuída aos quatro elementos da tipologia. A função terciária é aquela oposta à função auxiliar na escala de preferências.

3.4.3 Função Inferior

A função inferior é a função menos desenvolvida e se contrapõe à dominante, não significa que o indivíduo não possua aquela função, mas significa que a função ocorre sem a participação consciente e, quando negligenciada em demasia, pode interferir diretamente no funcionamento consciente. Cabe ressaltar alguns aspectos que caracterizam a função inferior, como suscetibilidade e tirania, grande carga emocional e concentração vital, grau acentuado de autonomia (por não estar subordinada à autoridade da consciência), portanto campo de enorme potencial.

Para Von Franz (2011, p. 19):

> A função inferior representa a parte desprezada da personalidade – ridícula; lenta e inadaptada - que constrói a conexão com o inconsciente e que retém, portanto, a chave secreta da totalidade inconsciente. Enfim, ela é a ponte para o inconsciente e sempre dirigida para o mundo simbólico... a função inferior faz a ponte para o inconsciente.

Segundo Von Franz (2011), o comportamento da função inferior é refletido nos contos de fadas, nos quais em geral aparece como o terceiro filho de um rei e a quarta figura do conjunto, tendo de acordo com os mitos, qualidades superficiais diferentes: algumas vezes é o mais jovem, outras são pouco retardadas ou ainda um tolo completo.

Segundo Jung (2012), à medida que a libido é dirigida, em sua maior parte, para a função principal, a função inferior evolui regressivamente tornando-se incompatível com a função principal. Assim sendo, a função dominante é consciente e a função inferior, permanece no inconsciente de forma bruta, primitiva e arcaica, que para Jung (2012. 17) é "uma ferida aberta, por onde qualquer coisa pode entrar".

Na visão de Whitmont (1998, p. 130):

> Nossas funções inadequadas são a porta de entrada pela qual as dificuldades, problemas e sofrimentos nos alcançam. Quando o ego se encontra em um estado de excessiva identificação com a função superior, as funções inadequadas podem ter um efeito sabotador sobre a personalidade consciente.

Jung (2012, 65) demonstrou o processo de enantiodromia[42], termo utilizado por Heráclito que significa "correr em direção contrária", advertindo que um dia tudo reverte ao seu contrário. Para Jung (2012), Heráclito descobriu a mais fantástica de todas as leis da psicologia: "a função reguladora dos contrários... Só escapa da lei da enadiodromia quem é capaz de diferenciar-se do inconsciente...". Assim, o conceito de dinâmica psíquica baseia-se no equilíbrio de opostos, onde a função inferior deve ser reconhecida, para que não seja reprimida no inconsciente e venha a irromper no consciente de forma danosa e destrutiva.

Segundo Jung (2012, p. 50) a função inferior tende a aparecer abruptamente quando uma pessoa se encontra sob pressão e/ou doente, por exemplo:

> Acontecimentos positivos ou negativos podem trazer à tona a função contrária inferior. Sobrevindo isso, manifesta-se a hipersensibilidade, sintoma da existência de uma inferioridade. Assim estabelecem-se as bases psicológicas da desunião e da incompreensão, não só entre duas pessoas, como também da cisão dentro de si mesmo... a natureza da função inferior é caracterizada pela autonomia; é indepen-

---

[42] Par Jung a superabundância de qualquer força produz inevitavelmente o seu oposto. Assim significa a emergência de opostos inconscientes que surge quando há uma tendência unilateral que domina a vida consciente. É um mecanismo compensatório

> dente, ela nos acomete, fascina e enleia, a ponto de deixarmos de ser donos de nós mesmos e não nos distinguirmos mais exatamente dos outros.

Quando o SER age unilateralmente em excesso, a função dominante retira muita energia psíquica da função inferior, tornando-se primitiva e perturbada, todavia a função inferior pode, eventualmente, ganhar energia, emergindo no consciente de forma infantil e arcaica, trazendo o desequilíbrio e a neurose. Esse fato pode ser observado em muitos idosos que eram percebidos como pessoas preocupadas e que de repente pode tornar-se áspera e extremamente crítica (tipo sentimento).

3.5 CUIDAR PELA ARTE

Platão concebia a Arte como algo inatingível e infinitamente superior ao homem, algo luminoso que é o reflexo do esplendor dos deuses, de nível transcendente, mas para o qual o homem tende pela sua aproximação pela vida espiritual, que ele representa como Belo, que se encontra vinculado ao amor e associado às virtudes morais (SOUZA, 2003, p. 18). Platão (2011) ainda refere que o amor é um estado de desejo de beleza e a partir dela conceber e criar objetos, os quais representam imagens internas, espirituais, pois acarretam a elevação espiritual. Para este pensador o belo é um estado afetivo de prazer, de satisfação e d bem-estar, intimamente ligado aos aspectos morais e sociais (o bem).

Segundo Herbert Read (1958 *apud* SOUZA, 2003, p. 26), a relação da atividade artística envolve três atitudes distintas:

- Atividade de expressão pessoal→ representa a necessidade inata do SER de se expressar seus sentimentos e às vezes se comunicar com outras pessoas.

- Atividade de observação→ envolve o DESEJO que o SER tem de registrar suas impressões sensíveis, de clarificar os seus conceitos e de construir objetos que o auxiliem nas suas atividades práticas.

- Atividade crítica→ representa a reação do SER frente aos modos de expressão que lhe são ou foi dirigida, de forma geral, a resposta do SER aos valores do mundo e da cultura.

Jung (2012) chamou a atenção para a existência da polaridade, pela oposição entre o inconsciente e o consciente, que para ele, retrata um relacionamento compensatório: o consciente controlando os arroubos selvagens e ilógicos do inconsciente, e o SER procura evitar que o outro se utilize da racionalidade fria e árida, banal e vazia, com a tendência do inconsciente em atravessar as barreiras que defendem nossas convicções mais arraigadas (MAY, 2000, p. 58-59).

Para Jung (2012) a criatividade é a possibilidade ao SER liberar todos os seus elementos inconscientes, permitindo a entrada daquilo que é chamado de "vontade criativa", o que representa uma ameaça para a ordem vigente. Assim, sendo o impulso criativo a voz e a expressão das formas do pré-consciente e do inconsciente, ele representa uma ameaça à racionalidade e ao controle exterior.

Assim, pelo fazer é possível desbloquear a criatividade e acionar os mecanismos do processo de individuação, pela entrega interior, em acreditar que o ego não se perderá no inconsciente, e que, por isso o ato da criação exigirá coragem do consciente para embrenhar-se no âmago mais profundo do ser. Faz-se necessário, que a terapia ocupacional, favoreça o desbloqueio da expressão criativa pelo manuseio e experimentação de materiais e formas diversas e de múltiplas modalidades de arte, em atmosfera acolhedora e protegida, facilitando o resgate das possibilidades individuais, e auxiliando "o despertar da sensorialidade e da percepção" pela vivência da espontaneidade em atividades lúdicas, artísticas, resgatando a musicalidade, a oratória entre outras, para tal, essa profissão poderá utilizar:

- Técnicas que provoquem a criatividade;
- Técnicas que instiguem a produção artística;
- Técnicas que estimulem a imaginação;
- Técnicas que permitam a criação e a manifestação da arte;
- Técnicas que sensibilizem o viver etc.

Desta forma, ao buscar elaborar a significação de imagens e símbolos nas obras de arte, em nosso caso, as obras criadas no CUIDAR. Para Silveira (2001, p. 54), os símbolos são verdadeiros transformadores de energia psíquica, daí sua importância no CUIDAR; ele refere que os símbolos são dínamos que transformam uma modalidade de energia psíquica em outra.

Assim, os símbolos expressos na arte não são vistos como simples projeção de conteúdos inconscientes, mas como mecanismos à sua transformação qualitativa, contribuindo para o equilíbrio psíquico. Nessa perspectiva, entende-se que, ao externalizar no papel o drama interior vivido de modo desordenado, o indivíduo não só dá forma a suas emoções, mas por meio disso despotencializa figuras ameaçadoras (SILVEIRA, 2001, p. 18), cuja metamorfose remete a mudança de forma, conservando-se a essência do ser, que é abundante como metáforas nas artes, mas vivenciada como experiências reais nos delírios e sonhos das mulheres.

Existem inúmeras técnicas que podem ser usadas pelo terapeuta ocupacional em seu trabalho seguindo a linha junguiana, ao propor atividades específicas disponibilizando a mulher diferentes materiais à sua escolha (papéis, giz, tintas, aquarela, argila etc.), a partir de objetivos ou temas pertinentes ao caso em questão, visando com isso auxiliar a mulher em seu processo de individuação. Tal como postulado por Jung (2012, p. 355), a individuação designa o processo no qual um ser se torna realmente uma unidade, pela integração consciente de seus vários aspectos inconscientes, manifestando a sua unicidade: trata-se da realização de seu *Si-mesmo*, no que tem de mais pessoa. O processo de individuação é o crescimento psíquico, o constante desenvolvimento da personalidade, no qual cada pessoa deve encontrar seu modo único de se realizar (VON FRANZ, 1997).

Para Jung a criatividade é um forte vetor pertencente à espécie humana e, ainda, sendo a arte que impor ordem à desordem originada pela inteligência, cultura e racionalidade para compensar a dor existencial da espécie humana (WAHBA, 2009). Tem-se estudado o processo de criar e sua ativação de conteúdos inconscientes, onde o Ego e a *Persona* são deixados à margem, dando espaço à Sombra ou o inconsciente mais profundo, *anima e animus,* pois a criatividade exige a confiança de que o Ego não se perderá.

Para a artista plástica Fayga Ostrower (2010), o processo de criação demanda uma tensão psíquica profunda, cuja renovação provoca a sobrevida do instinto criador.Ela deve ser elaborada no sentido de não somente ser impulso momentâneo que pode se esvair, mas algo que garanta a vitalidade.

Figura 13 – O cuidar pela arte

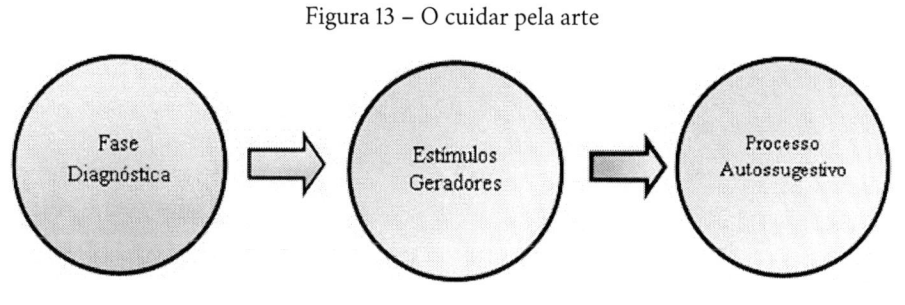

Fonte: Ostrower, 2010

Para tal, a consciência é fator importante no sentido da geração de novas realidades que ocorrem dentro de um nível de consciência mais complexo. As três etapas estão representadas na figura 13:

- **Fase diagnóstica**: momento na qual a criação gera vínculo com o terapeuta e o grupo apor meio da confiança e segurança e a experimentação expressiva (observação das linguagens verbais e não verbais) identificação das características emocionais e das formas de interação e expressão do grupo.

- **Estímulos geradores:** execução de trabalhados, compreendidos e elaborados mais profundamente os conteúdos já identificados, utilizando estímulos simbólicos compatíveis como contos, filmes, histórias, dentre outros.

- **Processo autogestivo:** atividades baseadas na sua história e nos processos pelos quais passaram juntos. As atividades devem estar de comum acordo entre todos os membros do grupo, para tal é necessário que o grupo tenha desenvolvido vínculo e credibilidade.

De acordo com a natureza da matéria de que são constituídas, elas foram divididas em dois grandes grupos:

1º Artes Fonéticas (Música e Literatura);

2º Artes Visuais (Pintura, Escultura e Arquitetura).

Na perceptiva da extensão e duração, Cartaxo (2009) dividiu-as em:

1º Artes de Tempo (Música e Literatura);

2º Artes de Espaço (Pintura, Escultura e Arquitetura).

> ## ARTE
>
> **Movimento** → música, teatro, dança, literatura → vinculada à temporalidade, a fonética e a linguagem.
>
> **Repouso** → escultura, arquitetura, pintura → vinculada à espacialidade, a visualidade e a expressão inconsciente.

O princípio das primeiras é a harmonia (imagens mentais, fugazes, impressões sonoras); e das segundas é a simetria (obras plásticas permanentes). Para Fechner (BRITO, 1995), a arte se dividi em relação ao conceito de tempo, tais como:

1º Artes de movimento ou rítmicas (Música, Literatura, Dança e Teatro). Apresentam séries de momentos que se desdobram, deslizam no tempo, registram quadros fugazes e cambiantes.

2º Artes de repouso ou plásticas (Pintura, Escultura e Arquitetura). Apresentam momentos da vida universal ou individual, surpreendidos e fixados na imobilidade da pedra e da tela: massas, volumes paralisados num instante definitivo do tempo.

REFERÊNCIAS

AGUIAR, Moysés. *Teatro espontâneo e psicodrama*. São Paulo: Agora, 1998.

ANDRADE, Liomar Quinto de *Terapias Expressivas*. São Paulo: Vetor, 2000.

ARCURI, Irene Gaeta. *Arteterapia do Corpo & Alma*. São Paulo: Casa do psicólogo, 2004.

BARTHES, Roland. *O império dos signos*. Tradução de Leyla Perrone-Moisés São Paulo: Martins Fontes, 2007.

BATISTA, Valeria Valério. A máscara e a persona no processo arteterapêutico. *Revista de Arteterapia* da AATESP, São Paulo, v. 1, n. 1, p. 23-34, 2010.

BATT, Tanya Robyn *O tecido dos contos maravilhosos*: Contos de lugares distantes. São Paulo: WMF Martins Fontes, 2010.

BERNARDO, Patrícia Pena. *A prática da arteterapia*: correlações entre temas e recursos, volume I: temas centrais em arteterapia. São Paulo: Ed. Do Autor, 2008.

BOAL, Augusto. *O arco-íris do desejo:* método Boal de teatro e terapia. Rio de Janeiro: Civilização Brasileiro, 1996, p. 27-42.

BOECHAT, Walter. *A Mitopoese da psique*: mito e individuação. Petrópolis: Vozes, 2008.

BOURDIEU, Pierre. *A economia das trocas simbólicas*. 7. ed. São Paulo: Perspectiva. 2011.

BRICKMAN, Lola. *A linguagem do movimento corporal*. São Paulo: Summus, 1989.

CAMPBELL, Joseph, MOYERS, Bill. *O Poder do mito*. São Paulo: Palas Atena, 2012.

CAMPBELL, Joseph; COUSINEAU, Phil. *A Jornada Do Herói*, São Paulo, Ágora, 2017.

CARTAXO, Zalinda. 1. ARTE NOS ESPAÇOS PÚBLICOS: a cidade como realidade. *O Percevejo online*, v. 1, n. 1, 2009.

CARVALHO, Maria Margarida M. J. *A arte cura?* Recursos artísticos em psicoterapia Campinas, SP: Editorial Psy I. 2000.

CASADO, Tânia. *Tipos Psicológicos e estilos de comportamento motivacional*: O diálogo entre Jung e Fromm. Dissertação de mestrado de Administração, Faculdade de Economia e Administração da USP, São Paulo, 1993.

CASSIRER, Ernst. *Linguagem e Mito*. São Paulo: Perspectiva: 2000.

CAVALHEIRO, Fernando Cesar R. Herói e Violência. Junguiana - *Revista da Sociedade Brasileira de Psicologia Analítica*, São Paulo, n. 13, 1995.

CHEVALIER Jean Silva; GHEERBRANT, Alan. *Dicionário de símbolos*. Rio de Janeiro: José Olympio, 2016.

COLL, Cesar; PALACIOS, Jesus; MARCHESI, Álvaro. *Desenvolvimento psicológico e educação*. Necessidades Educativas Especiais e a Aprendizagem Escolar. Porto Alegre: Artes Médicas, 1990.

CORDI, Cassiano; SANTOS Antônio Raimundo dos. *Para filosofar*. São Paulo: Scipione, 2007.

DAMÁSIO, Antônio. *O mistério da consciência*: o corpo e das emoções ao conhecimento de si. São Paulo: Editora Companhia das Letras, 2015.

DOWNING, Christine (org.). *Espelhos do Self*: as imagens arquetípicas que moldam a sua vida. São Paulo: Cultrix, 1993.

FEIST, Jess; FEIST, Gregory J.; ROBERTS, Tomi-Ann *Jung: la psicología analítica*. Nova Iorque: Mc Graw Hill, 2015.

FONSECA, Vitor. Importância das emoções na aprendizagem: uma abordagem neuropsicopedagógica. São Paulo, Revista Psicopedagogia, 33(102), 365-384. 2016).

GREEN, S. El Livro de los mandalas del mundo. Santiago, Chile: Océano Âmbar, 2005.

HOPCKE, Robert H. *Guia para a Obra Completa de C. G. Jung*. Petrópolis: Vozes, 2011.

JUNG, Carl Gustav *Psicologia do Inconsciente*. Petrópolis: Vozes, 2007b.

JUNG, Carl Gustav. Civilização em transição. *In: Obras Completas de C. G. Jung*, vol. X/3. Petrópolis: Vozes, 2011.

JUNG, Carl Gustav. *Letters: II 1951- 1961*, ed. G. Adler, A. Jaffe, and R.F.C. Hull, Princeton, NJ: Princeton University Press, 1995. v. 2.

JUNG, Carl Gustav. *O espírito na arte e na ciência*. Petrópolis: Vozes, 2012. (Obras Completas, v. XV).

JUNG, Carl Gustav. *A energia psíquica*. Obras Completas. Vol.VIII/I. Petrópolis: Vozes, 2012a.

JUNG, Carl Gustav. *A natureza da psique*. Obras Completas. Vol.VIII/II. Petrópolis: Vozes, 2012b.

JUNG, Carl Gustav. *A prática da psicoterapia*. Obras Completas. Vol.XVI/I. Petrópolis: Vozes, 2012c.

JUNG, Carl Gustav. *Os arquétipos e o inconsciente coletivo*. Petrópolis: Vozes Ed, 2012.

JUNG, Carl Gustav. *Psicologia do inconsciente*. Petrópolis: Vozes, 2012d.

JUNG, Carl Gustav. *Tipos psicológicos*. Petrópolis: Vozes, 2012e.

JUNG, Carl Gustav. *Fundamentos de Psicologia Analítica*. Petrópolis, Vozes, 2008.

KAST, Verena. *A dinâmica dos símbolos: fundamentos da psicoterapia junguiana*. São Paulo: Vozes, 2013.

LARSEN, Stephen. *Imaginação Mítica a Busca de Significado Por meio da Mitologia*. Rio de Janeiro: Campus, 1991.

MAY, Rollo. *A coragem de criar*. Rio de Janeiro: Nova Fronteira, 2000 p. 58-59.

MELO, Walter. *Nise da Silveira*. Rio de Janeiro: Imago, 2001, p. 80.

MENEGAZZO, Carlos M. *Magia, mito e psicodrama*. São Paulo: Agora, 1994. cap. 4, p. 17-65.

MERLEAU-PONTY, Maurice. *O visível e o invisível*. São Paulo: Perspectiva, 2000.

MYERS, Isabel Briggs; MYERS, Peter. *Introdução à Teoria dos Tipos Psicológicos*; Tradução e edição da Coaching Psicologia Estratégica. São Paulo, 1997.

MYERS, Isabel Briggs, MYERS, Peter. *Ser humano é ser diferente*. Tradução Eliana Rocha. São Paulo: Editora Gente, 1997.

NAKANO, Katsuko; CAVALLI, Francesca. *Terra Fogo Homem*. São Paulo: Aliança Cultural Brasil-Japão, 1989.

OSTROWER, Fay. *Criatividade e processos de criação*. 25. ed. Petrópolis: Vozes, 2010. p. 56.

PHILIPPINI, Angela. *Linguagens e Materiais Expressivos em Arteterapia*: Uso, Indicações e Propriedades. Rio de Janeiro: Ed. Wak, 2009.

REIS, Alice Casanova. A experiência estética sob um olhar fenomenológico. *Arquivos Brasileiros de Psicologia*, v. 63, n. 1, p. 75-86, 2011.

SHARP, Daryl. *Tipos de Personalidade*. São Paulo: Cultrix, 1990.

SILVEIRA, Nise da. *O Mundo das Imagens*. São Paulo: Ática, 2001.

SILVEIRA, Nise da. Jung, vida e obra. Rio de Janeiro: Paz e Terra, 1968.

STEVENS, Anthony. *Jung: Vida e pensamento*. Tradução Atílio Brunetta. Petrópolis: Vozes, 1990.

VON FRANZ, M Marie-Louise O processo de individuação. *In:* JUNG. Carl. Gustav. *O homem e seus símbolos*. Rio de Janeiro: Nova Fronteira, 1977. p. 158-229.

VON FRANZ, Marie-Louise; HILMAN, James. *A Tipologia de Jung*. São Paulo: Cultrix, 2011.

WAHBA, Liliana Liviano. Criatividade, inspiração, possessão e arte. *In: Viver mente & cérebro*, São Paulo, v. 2, p. 82-89, 2009. Coletânea. Memória da Psicanálise – Jung: a psicologia analítica e o resgate do sagrado, 2 ed. revista e atualizada.

WHITMONT, Edward C A *busca do símbolo:* conceitos básicos de psicologia analítica. São Paulo: Cultrix, 1998.

ZACHARIAS, José Jorge Moraes. *Entendendo os Tipos Humanos*. Rio de Janeiro: Paulus: Série Entendendo, 1995.

LINGUAGENS EXPRESSIVAS

4.1 SIGNIFICANDO A LINGUAGEM PELA EXPRESSÃO

Almeida M. B.
Martini, E. C.
Bittencourt, A. M.

A Terapia Ocupacional vinculada ao social utiliza o FAZER por meio da arte tendo como foco suas propriedades curativas por via imagética, e pictórica na comunicação entre a mulher e a terapeuta (utilização de técnicas de artes plásticas), pois a arte é a expressão mais pura que há para a demonstração do inconsciente de cada um. É a liberdade de expressão, é sensibilidade, é criatividade, é vida. Por meio dela podem-se perceber hábitos e atitudes, conscientizar, transformar, criar possibilidades de novas atitudes frente as nossas dificuldades. O fazer arte ocorre dentro do enquadre terapêutico ocupacional específico, seguindo princípios, técnica, embasamento teóricos e objetivos que visam fundamentalmente o desenvolvimento emocional do indivíduo, repercutindo na ampliação de potencialidades criativas (ANDRADE, 2000).

A expressão da imaginação e icônica, as quais fazem referência a um signo que representa um objeto por similaridade, imbuindo-se de seu significado e agrega conteúdo do inconsciente constelados no momento do CRIAR e do FAZER, visto que a seleção dos conteúdos relevantes e irrelevantes à formação da imagem é um processo consciente, que baseado na psicologia de Jung (2002), projeta em símbolos os arquétipos (inconsciente coletivo), que se manifesta no sintoma ou no complexo, condensa imagem e emoção, sendo consequentemente revestido por sentimento e dinamismo. Os arquétipos apresentam certa autonomia e carga energética atraindo conteúdo do consciente que lhes revestem com roupagens adequadas à época e à circunstância pela qual são evocados. São, portanto, "elementos estruturais numinosos[43]" que dão a fôrma para que conteúdo do consciente se moldem

---

[43] Numinosos – inspirado pelas qualidades transcendentais da divindade.

e, assim, possam tornar-se perceptíveis. Assim, o símbolo também agrega função terapêutica que não se restringe à imagem em si, contemplando o significado que transcende a própria imagem (TOMMASI, 2003).

Na busca de interpretar o símbolo projetado, procura-se decifrar a realidade oculta por meio do que é imperceptível. No entanto, mesmo sendo interpretados, os significados nele implícitos nunca se esgotam, pois quando seu significado é completamente decifrado, ocorre a morte do símbolo (KAST, 2013).

Nas artes, em geral, observam-se inúmeras projeções do simbolismo humano, nos remetendo às imagens pessoais e impessoais (arquetípicas) descritas tão amplamente por Jung (2011), o que justifica a grande influência do pensamento junguiano no desenvolvimento das práticas terapêuticas ocupacionais vinculadas a violência doméstica à mulher. Para Jung os elementos pictóricos que não correspondem a nenhum lado externo devem provir do "íntimo".

Estudo da linguagem do material

→ Acessar conteúdos inconscientes

→ Aproximar da compreensão

→ Favorecer a criatividade e o desbloqueio

Todos os processos e efeitos de profundidade psíquica, representados pictoricamente, são em oposição à representação objetiva ou "consciente" dos simbólicos, indicando uma maneira possível, e de forma aproximada, um sentido que, por enquanto, ainda são desconhecidos (JUNG, 1935/1985, p. 120).

Como podemos compreender a partir dos estudos de Silveira (2001), as imagens internas são subjetivas por retratarem a realidade psíquica em sua amplitude (consciente e inconsciente pessoal), mas podem ser universais, pois muitas vezes apresentam motivos arquetípicos compartilhados com toda a humanidade (inconsciente coletivo). Ela valorizou a análise das produções artísticas de clientes psiquiátricos (como Jung propunha com a análise da sequência de sonhos), observando a repetição de motivos e a presença do fluxo de imagens do inconsciente carregadas de energia psíquica, inclusive na representação de temas mitológicos, pois representam a canalização da energia contida por meio da catarse, podendo desencadear a redistribuição da energia psíquica durante a elaboração artística, mencionando a oportunidade de oferecimento de espaço continente às projeções de conteúdos inconscientes durante o processo expressivo, discutindo também a questão da análise e interpretação das produções das mulheres (ZIMMERMANN, 1992), mas para que isso ocorra de maneira adequada, faz-se necessário ter informações sobre a história de vida do SER que a projetou.

Criar é expressar a existência, as emoções do SER mais profundas, abrange a habilidade em usar o inconsciente para alterar, renovar, recombinar os aspectos da vida e do viver. É sentir o mundo com vitalidade e TRANSFORMAR os elementos que causam dor em elementos conscientes e CUIDADOS. É expressar vivencias; sonhos; angústias; medos de acordo com os sentidos do SER e dos conteúdos ocultos que são projetados nos símbolos e signos no CRIAR. Expressar-se criativamente é a capacidade que o SER tem de poder dar formas visuais e significado por meio de palavras aos personagens interno que cada elemento tem dentro de si.

A função do imaginário é fundamental para que se vinculem pensamentos, sentimentos, memórias, aspectos da personalidade e do *self,* centro de saúde, equilíbrio e harmonia, representando o pleno potencial da psique e a sua essência, facilitando intensa e profunda compreensão dos sentimentos e emoções, desenvolvendo a capacidade de VER, SENTIR, AGIR e SER da mulher. Urrutigaray (2011) diz que quando um indivíduo se confronta com um símbolo ele transforma a realidade simbólica e se transforma pelo desenvolvimento da criatividade.

4.2. DESENVOLVIMENTO SOCIAL HUMANO E SEU SISTEMA DE RELAÇÕES

Tavares, J. S. L.

Lopes, L. S.

Santos, T. S.

Lima, S. C. R.

Quadros, M. K. G.

Machado, L. F. O.

Bittencourt, A. M.

O SER humano, em seus relacionamentos envolve uma série de interações entre os sujeitos que se conhecem ou não, demonstrando aspectos comportamentais que se ancoram em processos e dinâmicas de interações, as quais apresentam níveis distintos de complexidade no comportamento social, cada um com propriedades próprias. Esses Os níveis são como processos que se inter-relacionam e se influenciam mutuamente o VIVER do SER frente a si mesmo, sua família, seu trabalho e sua comunidade.

A natureza dessa interação depende:

- De ambos os participantes;
- Do comportamento que os indivíduos manifestam em cada interação;
- Da natureza do relacionamento, a qual é influenciada pelo tipo de grupo a que está relacionada;
- Do ambiente, o qual desenvolve a relação ou vínculo;
- Ao conteúdo do comportamento apresentado (o que fizeram juntos);
- À qualidade do comportamento (de que forma foi feito); e
- À padronização (frequência absoluta e relativa) das interações que o compõem.

Desta forma, os relacionamentos interpessoais (relação de ajuda) consistem em um dos fatores fundamentais para a felicidade das pessoas (HINDE, 1997) a qualidade dos relacionamentos presentes na vida é essencial para a felicidade e o bem-estar do SER. Hinde (1997) refere que as diferenças pessoais, podem satisfazer as necessidades complementares, como o fato de cada SER possuir habilidades e objetivos específicos. Ele conclui que as diferenças são positivas, pois estimulam a troca de ideias e o confronto de diferentes perspectivas. No trabalho do terapeuta ocupacional, a identificação de habilidades e conhecimentos diferentes traz efeitos benéficos para as pessoas que são cuidadas e as que cuidam. Contudo, as diferenças pessoais podem dificultar a comunicação, a percepção adequada do outro, e dar lugar a conflitos de opinião.

O conflito surge quando a necessidade de autonomia do SER e sua conexão com outras pessoas, afeta o relacionamento, seja por motivos pessoais, sociais, familiares ou profissionais os sujeitos buscam manter rede de relacionamentos sociais, ao mesmo tempo em que desejam ser autossuficientes. Esse tipo de conflito ocorre diante de objetivos parcialmente incompatíveis, como desejar sobressair-se e ser reconhecido e, ao mesmo tempo, relacionar-se bem, trabalhar em conjunto.

Neste sentido, pode-se entender que o relacionamento interpessoal se refere à sequência real de interações entre duas ou mais pessoas no tempo presente ou passado, as quais dependem de fatores afetivos/cognitivos, envolvendo a autoestima, o autoconceito e suas expectativas de viver, sonhar e sofrer (figura 1).

Figura 1 – Relações dialéticas entre níveis sucessivos de complexidade social

Fonte: Hinde, 1997

Desta forma, o SER se depara com várias categorias que o auxiliam a organizar os dados sobre as relações, reciprocidade, complementaridade, intimidade, percepção interpessoal, poder, controle, conflito e compromisso. Levando em consideração o conteúdo e qualidade advinda da frequência relativa da interação dentro do relacionamento (o que o SER faz, pensa e sente).

Assim, a o terapeuta ocupacional ao unir o cuidar pela arte com o desenvolvimento social humano, ele leva em consideração o que é melhor para o SER, elaborando as metas do CUIDADO de acordo com as necessidades básicas do mesmo e da reciprocidade do vínculo e das relações.

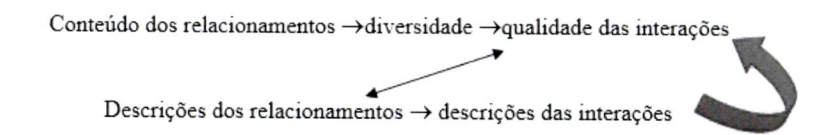

Conteúdo dos relacionamentos →diversidade →qualidade das interações

Descrições dos relacionamentos → descrições das interações

Essa relação possibilita encontros, fluxos e atravessamentos, muitas das vezes gerando barreiras que se impõe favorecendo a percepção pelo SER da necessidade de mudanças de comportamento frente ao outro e de autoaceitação. Desta maneira, a união das relações com o FAZER poderá gerar visibilidade das emoções e potencializar a manifestação de aprovação ou reprovação do SER pelo percurso de conexões e sentidos, expressas nas produções que não se cessam, não se esgotam favorecendo a catarse e a projeção de símbolos inconscientes.

Essa catarse possibilita o desbravamento de territórios e fronteira, os quais pareciam intangíveis, pelo qual o terapeuta se transformou em facilitador de projeção de emoções, que poderiam se encontrar oculta no próprio pensar e VIVER do SER. Percebe-se que a função estruturante de coordenar e sustentar, desenvolvida por este profissional em seus mais diferentes matizes, gerou diferentes ritmos: de produção, reflexão e concretização das ações.

4.3. TERAPIA OCUPACIONAL E OS SENTIDOS SOCIOCOMUNICANTES

Lima, S. C. R.
Quadros, M. K. G.
Fernandes, T. S.
Bittencourt, A. M.

A comunicação verbal refere-se à expressão concebida pela fala ou escrita, enquanto as manifestações não-verbais estão associadas às palavras por meio de gestos, expressões faciais, silêncio, postura corporal, relação de distância mantida entre as pessoas, dentre outras, admitindo as funções de complementar, contradizer ou substituir a comunicação verbal, além de demonstrar sentimentos. Assim, não existe comunicação verbal isolada, mas a mensagem transmitida é sempre uma interação entre a comunicação verbal e não verbal (SOUZA, ERDMAN, 2003).

A leitura da comunicação na prática docente, na pesquisa e com as mulheres, e a partir da abordagem e no método da sociopoética (GAUTHIER; SANTOS, 1999), optou-se pelo termo sociocomunicantes pode ser compreendido como um neologismo, cuja técnica se baseia nos sentidos do corpo. Dessa forma, ao buscar ampliar o conhecimento sobre os sentidos sociocomunicantes, para serem aplicados na Terapia Ocupacional, que por meio das figuras representativas dos sentidos corporais estimulando a participação e o diálogo entre os acadêmicos, profissionais e clientes, no qual se procura compartilhar o existencial, os sentimentos e as emoções, do que é viver com a doença, violência, déficit visual etc., pois o uso dos sentidos nas experiências de ensino, de cuidado e de pesquisa em cenários diversos como hospitais, ambulatórios, rede de assistência a mulher, surgiu da necessidade de investigar mais detalhadamente a emergência dos sentidos sociocomunicantes do corpo manifestos ou latentes, considerando os depoimentos e comunicação das mulheres durante as diferentes fases das oficinas.

Sabe-se que a percepção unifica as funções motoras e afetivas revelando a importância de se voltar para a existência. É *"tornar algo presente a si com a ajuda do corpo, tendo a coisa sempre seu lugar num horizonte de mundo e consistindo a decifração em colocar cada detalhe nos horizontes perceptivos que lhe convenha"* (PONTY, 1999, p. 93). Ele também refere que a consciência jamais é plena, mas está sempre *"por fazer, ou seja, por realizar na existência"* (PONTY, 1999, p. 93). Sendo que na percepção ocorre a diminuição da importância da consciência no estudo psicológico, colocando em seu lugar o corpo e a existência.

Levando em consideração o comportamento, o aprender se transforma bastante com a manifestação do corpo, que se transforma em solo fértil pelo despertar da empatia no encontro e na abordagem do SER, se convertendo em estratégia facilitadora de vínculo e de sensibilização a partir dos reflexos promovidos pelas imagens. Nesse sentido, as singularidades não verbais como o tocar, o odor, o olhar, o paladar, envolvidos pela emoção e os sentidos, se alteram nos sentidos sociocomunicantes, os quais geram comunicação se inserindo em determinado contexto e momento social.

Utilizar os sentidos do corpo para comunicar é uma forma suave e criativa, que leva a mulher a falar de sua realidade, que na maioria das vezes se encontra velada sobre o que sentiram, ouviram ou as ações que as marcaram negativamente. Ao exercitar o sensível, favorece os movimentos de expansão de diálogo, da contração e da expansão do pensamento, dos atos, dos sentidos e dos significados, que acompanha o ritmo da experiência de viver a violência doméstica e a experiência de não enxergar (ARAUJO *et al.*, 2004).

Viver os sentidos é se mudar com eles para fora e para dentro do nosso corpo – OUVIR – ESCUTAR (figura 2) que engloba o som e feixes nervosos; reagir com repulsa ou aceitar o som, ou cheiro, ou a imagem, ou paladar, ou aquilo que vem na experiência perceptiva no decorrer do cuidado, no social, no coletivo, funcionando como estímulo, único ou plural, com reações de dentro e de fora do corpo.

Figura 2 – Corpo como LUGAR mínimo de todos os SENTIDOS

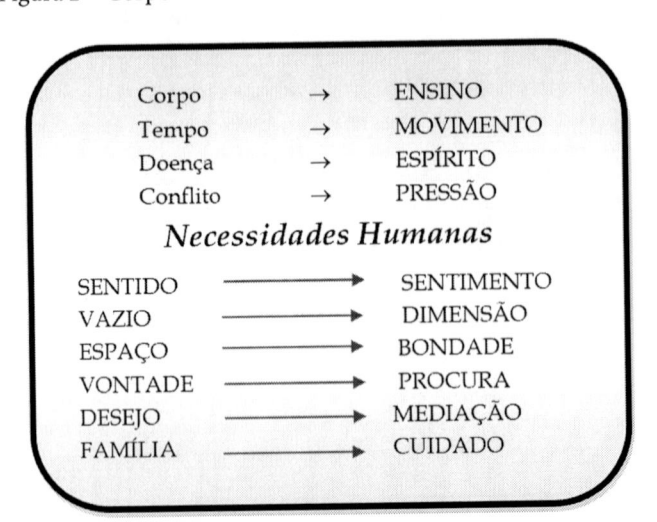

Fonte: Araujo *et al.*, 2004

De acordo com Araújo e Cruz (2009), o sentido sociocomunicantes aflora nas expressões, sentimentos e emoções predominantes no cuidado de Terapia Ocupacional. Assim, o corpo, por meio da leitura e releitura do material bruto, constitui a produção coletiva do grupo ou do indivíduo no curso e no transcurso do cuidado, por meio das palavras, expressões, imagens, criações expressão no decorrer do cuidado e da convivência. Para essas pesquisadoras, geralmente a comunicação interpessoal faz uso efetivo dos sentidos sociocomunicantes do corpo são representados pelos órgãos do sentido: a visão, a audição, o tato, o olfato, o paladar, os quais são responsáveis por dar fidelidade e o imediatismo dos dados, pelas dimensões de respeito e pelo envolvimento da empatia.

Desta maneira, o SOCIOSSENTIDO é a capacidade de ligar coisas que não parecem fazer sentido. É a ação de considerar elementos comunicáveis do social, do pessoal e do político, para mergulhar em ESPAÇOS SINGULARES, de cada um e de cada situação, para unir à ação algo que dê sentido (ARAUJO, 2000).

Pensar como a percepção se dá por meio dos sentidos do corpo sociocomunicantes é provocar um mergulho interior para imaginar com a emoção e sentir com a razão, pois ela envolve toda a personalidade, história, cultura, relações, afetividade, desejo, paixões e vida social (figura 3).

Figura 3 – Elementos SOCIOCOMUNICANTES

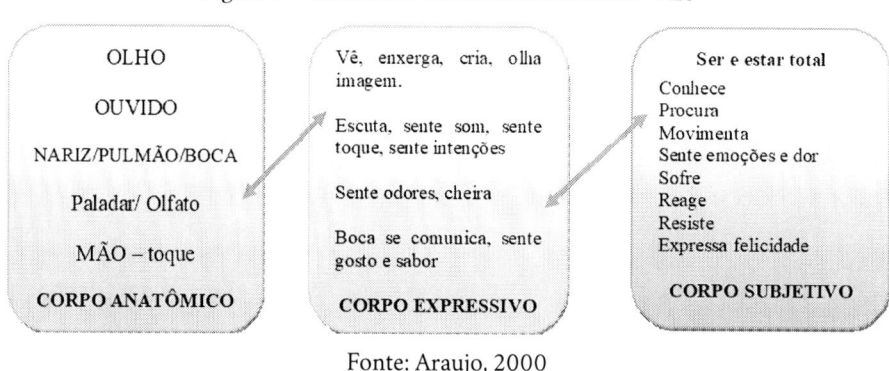

Fonte: Araujo, 2000

Este CORPO é entendido e assumido como território mínimo dos sentidos, das sensações e das emoções, expresso em seus valores socio-comunicantes no ambiente, no cuidado, no relacionamento, no conflito, refletindo o que pensa, o que deseja e o que busca, por meio da comunicação não verbal. Por isso os sentidos corporais estão intimamente ligados à percepção, da sensível, porque pelos movimentos sensoriais é possível detectar uma gama de sensações vividas pelo outro (figura 4).

Figura 4 – Elementos do Corpo Total

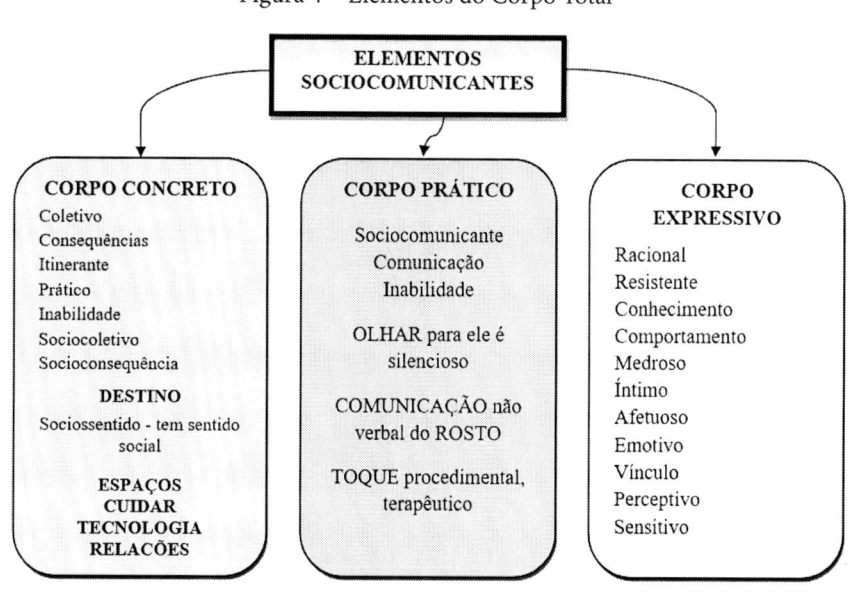

Fonte: Araujo, 2000

O corpo fala, e para interpretá-lo necessita se refazer vagarosamente o seu fluxo entre olhar, ver, sentir, pensar, reagir, e com cada um dos sentidos e, principalmente validar por meio do diálogo, nossas impressões sobre as expressões verbais e não verbais com o próprio sujeito observado (ARAUJO, 2000). Assim, o ato de se comunicar se transforma em um processo complexo, profundo e abrangente que envolve, não só a utilização da linguagem e/ou gestos, mas também as cognições e o comportamento das pessoas. Portanto, a função sociocomunicantes considerando todas as suas características são: pressões exercidas, locais onde se toca; a idade e o sexo dos comunicadores, privacidade, consentimento, espaço territorial, territorialidade, diferenças individuais e culturais. Influenciado pela duração, intensidade e sensação, pois apesar do tato não ser em si uma emoção, seus elementos sensoriais produzem alterações neuronais, glandulares, musculares e mentais que, quando combinadas, compõe a emoção, e não apenas a sensação.

Sociocomunicar é compreender aquilo que não é dito verbalmente pelo outro, principalmente quando este está sob seu cuidado. Quando somos capazes de identificar gestos e expressões e conseguimos a façanha de que ele fale sobre seus sentimentos e de coisas do seu corpo, da sua vida, tornamos nossa interação mais próxima, e por que não dizer mais verdadeira. Assim, os sentidos sociocomunicantes revelam nas palavras intensidade, aflição, sofrimento, dificuldade no processo diante do constante desafio da consciência, da memória, dos momentos de tratamento, do enfrentamento da doença, da violência, do não enxergar e da proximidade da morte.

4.4. LINGUAGEM DO MATERIAL

Na Terapia Ocupacional, os materiais utilizados para construir um objeto concreto, se transformam em mediador da relação e da evocação dos sentimentos do profissional e do SER, que atentos a vitalidade da criação (SILVEIRA, 2008) ele não se transforma em um simples artefato, mas em um processo de criação e projeção que impactam pela sua força, beleza e estranhamento.

Esses materiais atravessam o SER e o terapeuta na prerrogativa de mudanças, ganhando visibilidades pela projeção criativa do FAZER, SER e ESTAR, cuja potência se ancora na manifestação da afirmação de si, do outro, do social, do cultural e do coletivo. As conexões e os sentidos gerados pela linguagem do material constituem a função estruturante do terapeuta ao coordenar, sustentar e desenvolver os vários ritmos e matizes.

Desta forma, cada material tem características particulares e intrínsecas, favorecendo a criação e a liberação dos conteúdos bloqueados do SER, pois as questões internas tornam-se visíveis e tangíveis, por meio da transferência, permitindo realizar novo olhar sobre elas, pois a arte favorece o autoconhecimento e o crescimento interior.

Este processo é facilitado pelas modalidades e materiais expressivos diversos, tais como tintas, papéis, colagens, argila, modelagem, construção, confecção de máscaras, criação de personagens e outras infinitas possibilidades criativas. Cada material tem sua peculiaridade e com base nos estudos junguianos e de Terapia Ocupacional, propiciam o surgimento de símbolos indispensáveis para que cada indivíduo entre em contato com aspectos a serem entendidos, assimilados e alterados em *si mesmo* oportunizando a liberação dos arquétipos e dos complexos. Nesse sentido, cada recurso de forma teórica e vivencial favorece a expressão dos conteúdos inconscientes.

As modalidades expressivas devem ser criativas e variadas para o alcance da compreensão simbólica, e também da função organizadora específica de cada símbolo. Por isso, é muito importante que o *setting* terapêutico seja munido de instrumentos indispensáveis à viabilização desse processo, vez que o símbolo contém por meio da linguagem metafórica, o sentido de todos os enigmas psíquicos (PHILIPPINI, 2005).

A Matéria prima para construção de um objeto varia de acordo com o objetivo e as metas do terapeuta ocupacional, podendo ser:

- *Concreto*→ objetivos que podem ser sentidos e manipulados;

- *Sensível*→ correspondem as verbalizações e as subjetividades do SER;

- *Externo*→ algo palpável e real (cola, palitos, música, pano, brinquedos etc.);

- *Interno*→ abstrato representando a subjetividade do SER seus sentimentos e comportamentos.

A Terapia Ocupacional associa as estratégias criativas diretamente aos conteúdos que se mostram mais propícios a serem trabalhados por meio delas, pois cada atividade está associada a uma ou a diversas indicações, face suas possibilidades no processo de execução propriamente dito (BITTENCOURT, 2017). Cada atividade, tem particularidades, propriedades que mobilizam emoções e sentimentos de maneiras diversificadas a cada SER, fazem-se necessário que o terapeuta ocupacional analise o valor terapêutico do material para cada cliente, pois podem penetrar de maneira mais rápida e em particular nos conflitos internos e inconscientes do indivíduo.

A seguir, serão enumeradas, de forma resumida, as modalidades expressivas mais clássicas e simples utilizadas na Terapia Ocupacional e suas principais indicações e potencialidades. Por meio das experiências com os materiais, o homem dá corpo aos seus temores, à sua instabilidade e ao seu desejo de liberdade. O homem sente pulsar mais intensamente sua vida interior ao trabalhar os materiais; por meio da arte, o homem expressa uma força semelhante àquela que diferencia as formas da natureza (PAIM, 2000, p. 91).

4.5. IMAGEM

A imagem expressa, as emoções, os sentimentos, as percepções e as sensações, que favorecerão ao SER desenvolver seu processo de individualização. Ela mostrará os símbolos, os signos os elementos ocultos no inconsciente (complexos, arquétipos) ali localizados, que ao CRIAR buscará trazer para o consciente e compreendê-los melhor (JUNG, 2008).

A imagem se localiza no inconsciente pessoal do SER, representado pelas intuições, sensações e uma vida interna que busca se externar e se expressar no FAZER. Esse processo não se realiza imediatamente, mas sim de forma dolorosa, lenta e penosa aonde vêm à tona todos os conflitos, angústias; dores, decepções, medos etc., do universo de experiências da MULHER, e que com a projeção, esses elementos se tornam conscientes, favorecendo a ruptura definitiva e o Ser se manifesta em forma de imagem.

Uma imagem guarda semelhança com algo, representando aquilo que o sentido da visão pode captar, aquilo que se pode ver, ou que a imaginação pode criar. Assim, o reflexo de um rosto na água é uma imagem que a natureza se encarregou de criar.

A principal diferença entre imagem e representação imagética é que imagem é tudo aquilo que o sentido da visão pode captar registrando tanto o que é realidade quanto imaginação, e representação imagética são imagens carregadas de significados organizados ou não de maneira consciente – com valores artísticos/clínicos.

A linguagem da imagem funciona como a ordenadora de símbolos num contexto de espaço e tempo, por meio da cultura estabelecida por grupos humanos, sendo transmitida por determinados significados, organizando suas percepções, classificando e relacionando aconteci-mentos para que os símbolos guardem um mesmo sentido para todos que o empregam.

A linguagem visual é simbólica e funciona por meio de analogias e metáforas, sendo mais direta, pois mostra que a transmissão do sím-bolo podendo impactar o terapeuta com maior ou menor intensidade, pois ao ver, o terapeuta consegue identificar símbolos, signos, ícones de transferência do mundo interior da MULHER. Desta forma, ao olhar, pesquisar, detalhar, o profissional fica atento as diferentes imagens projetadas e as particularidades destas, porque o saber ver e observar podem ser trabalhados de maneira que a pessoa possa analisar; refletir, interferir e produzir o entendimento da linguagem visual (AZEVEDO JUNIOR, 2007).

4.6. CORES

Ao estudar sobre os fenômenos das cores, seus segredos e curiosi-dades, é possível observar a facilidade e agilidade com a qual elas surgem e transformam-se nas mais variadas condições. A cor possui em sua natureza algo de obscuro, que passa uma impressão estimulante. A cor depende da luz assim como esta depende da cor, afinal a luz é a força que revela e manifesta as cores (GOETHE, 2013, p. 50 e 65).

O ser humano pode encontrar na cor a forma de expressar seus senti-mentos, pois as cores possuem efeitos que provocam sensações cromáticas e, assim como as cores variam em sua dinâmica, as emoções humanas variam de acordo com a energia psíquica (URRUTIGARAY, 2011, p. 121).

Um dos mais encantadores segredos da cor aparece quando elas se misturam. Principalmente quando cores opostas são misturadas, sua qualidade não se torna nula, mas encontram um ponto de equilíbrio, onde não há destaque e sim a revelação de uma nova tonalidade, uma novidade para os olhos, de forma tão perfeita que não pode ser decom-posta após a união.

Figura 5 – Cores Primárias

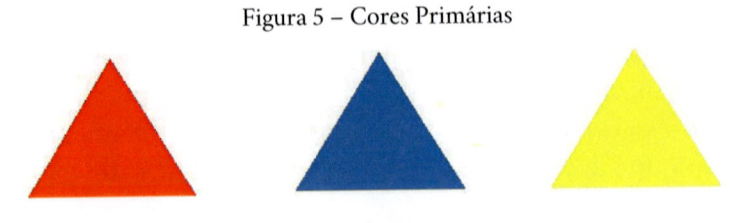

Fonte: Farina *et al.*, 2006

Farina *et al.* (2006) refere que as cores (figura 5) se dividem em *primárias* (azul, amarelo e vermelho) são aquelas que dão origem a todas as outras cores e cores *secundárias,* aquelas que resultam da mistura em proporções iguais de duas cores primárias (figura 6).

Figura 6 – Cores Secundárias

Fonte: Farina *et al.*, 2006

As cores *complementares* são as cores opostas no disco de cores e são usadas para dar força e equilíbrio a um trabalho criando contrastes. Por exemplo: o vermelho é complementar do verde. O azul é complementar do laranja.

Figura 7 – Cores análogas e complementares

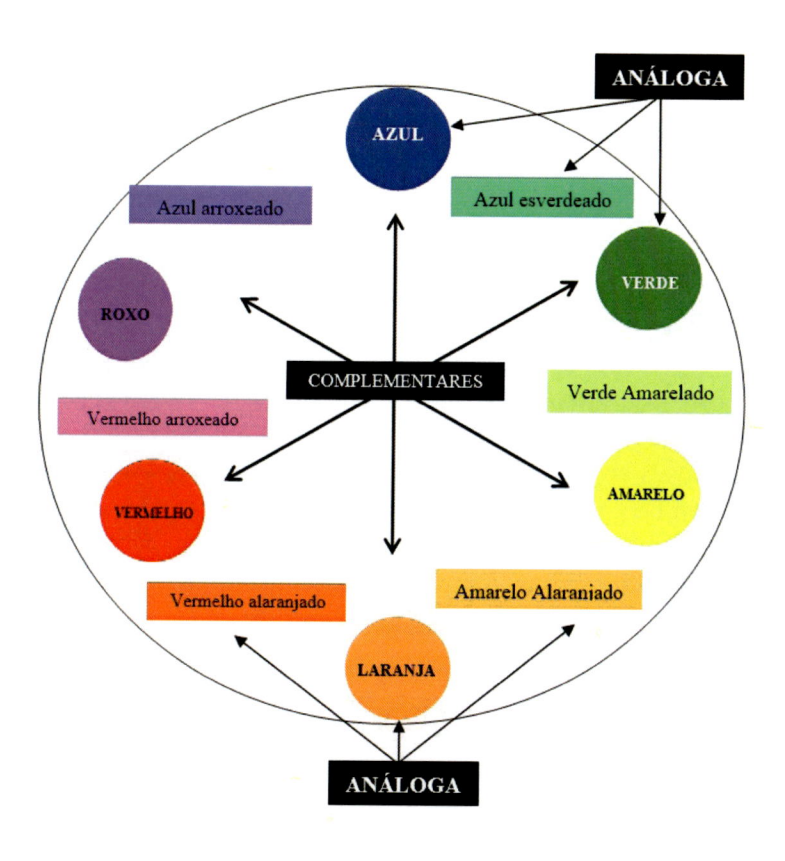

Fonte: Farina *et al.*, 2006

Por outro lado, definem-se como cores *análogas* são as que aparecem lado-a-lado no disco de cores. São análogas porque há nelas uma mesma cor básica. São usadas para dar a sensação de uniformidade (figura 7). A tonalidade se relaciona ao maior ou menor quantidade de luz presente na cor. Quando se adiciona preto a determinado matiz, este se torna gradualmente mais escuro, e ao se adicionar o branco a determinado matiz, este se torna gradualmente mais clara.

Esses fatores são importantes no *setting* terapêuticos, porque quando as cores se misturam ocorre um fenômeno belo e muito agradável, e quanto mais intensificado for os extremos, mais bela é a cor criada. São cores opostas e quando misturadas geram o todo, e quando ambas são aproximadas de um terceiro elemento, surge algo ainda mais especial. É como se a junção dos extremos fosse o segredo para a totalidade, que traz para o olhar uma sensação de harmonia. Essas características podem ser comparadas ao encontro do SER com seus extremos internos.

Segundo Jung, as cores têm a possibilidade de exprimir as principais funções psíquicas do homem, como o pensamento, o sentimento, a intuição e a sensação, com representação. Abaixo, o significa das cores, inspirados nas reflexões de Diniz (2013). Nesse sentido, as cores facilitam a passagem da mensagem, feitas pelo canal do inconsciente à consciência, dos afetos reprimidos, esquecidos ou ainda imaturos para o alcance desta (URRUTIGARAY, 2011, p. 122).

As misturas dos opostos pessoais causam a sensação de plenitude. É o momento em que se é inteiro e capaz de encarar a realidade, pois o encontro do lado mais obscuro do SER possibilita misturas e transformações incontáveis ao unir os opostos. Assim, surge à capacidade de olhar ao mesmo tempo para o que é agradável e para o que não se suporta em si mesmo, ou apenas não se reconhece como próprio, tudo parece mais claro e repleto de sentido (processo de individualização).

Conhecer o significado expresso pelas cores e seus símbolos é importante para o terapeuta o qual se torna em ferramenta inestimável. Conhecendo os símbolos e significados possíveis ele será capaz de "ler" de forma mais eficiente à pintura ou colorização executada, depreendendo dela fatos, sentimentos e mensagens que o SER projeto no seu FAZER. Às vezes o cliente escolhe conscientemente uma cor para usar porque dá a ela um significado específico, mas em outras ocasiões, a cor pode ser escolhida de forma inconsciente, mas ainda desempenha um papel. Caso o SER não consiga verbalizar a razão da escolha da cor, pode-se indagar o que aquela cor influencia nele ou quais sensações e sentimentos ela lhe provoca.

As cores têm vários significados eles podem ser divididos em:

Significados arquetípicos: algumas cores possuem significados mais universais, pois estão presentes nas coisas que todas as pessoas veem. Por exemplo, azul é em geral uma cor calmante, porque lembra a imensidão do céu e da água. O Verde simboliza fertilidade e crescimento para pessoas da maioria das culturas, vinculado à natureza e as plantas que crescem. O Roxo é considerado a cor da realeza e espiritualidade, em parte por ser tão rara na natureza.

Significados culturais: cores também assumem significados diversos baseados em cultura. Nos Estados Unidos, verde costuma simbolizar prosperidade e dinheiro, pois o dólar é verde, mas em outras culturas amarelo dourado ou vermelho podem ser as cores da riqueza. Pessoas também associam cores a celebrações, como vermelho e verde para o natal ou branco e prateado para o Ano Novo aqui no Brasil, enquanto que na China o Ano Novo é vermelho e dourado.

Significados pessoais: cada pessoa possui suas experiências pessoais e memórias associadas com cores. Cores podem representar coisas que gostamos – a cor de um time de futebol. Cores podem nos lembrar de lugares ou situações – decoração de uma festa de aniversário. Também existem cores associadas a preferências pessoais – por exemplo, se a cor favorita de alguém é azul, escolher um papel azul.

As cores têm forte influência sobre o SER, ora animam, ora relaxam, ora provocam emoções boas e más, ora são indiferentes. As cores quentes aumentam o apetite nas pessoas, não é à toa que as lanchonetes preferem os tons de vermelho, laranja e amarelo na decoração. Já as chamadas cores frias têm efeito inverso. Eis por que se tem uma sensação de relaxamento ao se olhar o mar. Essas cores, principalmente o azul, levam à redução das atividades do corpo, como se a pessoa estivesse prestes a adormecer. De certa maneira, instintivamente, se conhece a ação das cores (ARNHEIM, 2005).

Isso tudo não é mera coincidência, as cores causam sérios efeitos em nossos olhos. Os estudos do psicólogo Bamz (1980 *apud* FREITAS, 2007, p. 5) evidenciam preferências de cores de acordo com a idade do indivíduo, que pode ser devido à mudança da cor do nosso cristalino que com o passar do tempo torna-se mais amarelado (quadro 1).

Quadro 1 – O significado das cores na vida do SER

Cor	Período	Significado
🔴	1 a 10 anos	Idade da efervescência e da espontaneidade.
🟠	10 a 20 anos	Idade da imaginação, excitação e aventura.
🟡	20 a 30 anos	Idade da força, potência e arrogância.
🟢	30 a 40 anos	Idade da diminuição do fogo juvenil.
🔵	40 a 50 anos	Idade do pensamento e da inteligência.
⚪	50 a 60 anos	Idade do juízo, do misticismo e da lei.
🟣	Acima 60 anos	Idade do saber, da benevolência e da experiência.

Fonte: Mônica Perny[44]

---

[44] Disponível em: http://pernypsicoarte.blogspot.com.br/2012/06/qual-cor-da-sua-vida.html. Acesso em: 20 ago. 2020.

Apesar do terapeuta poder considerar significados comuns – azul para tristeza, vermelho para raiva, preto para depressão ou luto – pode haver outros fatores envolvidos para um indivíduo. Algumas coisas que se deve ter em mente ao olhar para o simbolismo das cores, são os significados comuns ou arquetípicos, além dos significados culturais e das experiências particulares.

Ninguém associa emoções fortes, que fazem disparar o coração, com tonalidades suaves e, muito menos, escuras. A paixão, por exemplo, é eternamente simbolizada por corações vermelhos. Já quando se está desanimado, a tendência é usar roupas de cores frias.

Ao observar as escolhas cromáticas nas oficinas de Terapia Ocupacional, é importante levar todos esses fatores em consideração. O terapeuta pode formular hipóteses quanto a significados, mas é sempre imprescindível que haja diálogo com o SER sobre as cores para depreender real significado (MARYINS; VALLADARES, 2011).

As cores podem ser quentes como o amarelo e vermelho, que transmitem estados de excitação e necessidade de expansão. São consideradas cores *"yang"* ou frias, como o verde, azul, violeta, que produz sensação de tranquilidade, profundidade e de retração. Despertam mais calma, introversão e transcendência.

Existem também outros significados, pois segundo Jung (2008), as cores têm a possibilidade de exprimir as principais funções psíquicas do homem, como o pensamento, o sentimento, a intuição e a sensação, com representação.

4.6.1. Vermelho

O Vermelho está ligado à paixão, entusiasmo, impacto, agressividade, força, energia, erotismo, amor, sentimento e liderança. Cor da paixão, do sangue e do sentimento. Ele evoca ação e paixão; é uma cor quente, evoca o calor e a intensidade, é a cor do fogo e do sangue, é o princípio da vida, é a cor guerreira e que cansa rapidamente. O vermelho desperta o estado de alerta, proporciona a sedução, encorajamento, sendo uma cor provocante; encontra-se associado ao chacra basal, situado na região genital e na base da coluna vertebral, o que favorece a postura de solidez, "pés na terra" e de vida (HELLER, 2013).

O gritante vermelho provoca sempre um choque, pois é a cor associada à agressividade, às mudanças repentinas, às revoluções onde corre sangue. O vermelho traz vigor às funções físicas e atenua a inércia, a melancolia, a tristeza, a depressão e a letargia. Essa cor transfere a energia necessária à reconstrução e à fortificação do corpo. Ela é particularmente útil para as fases de esgotamento ou baixa resistência.

Cor oposta: Verde

Aspectos favoráveis:

Sugere motivação, atividade e vontade, persistência, força física, estímulo e poder, amor físico e paixão carnal.

Aspectos desfavoráveis:

Indecência e grosseria falta de polidez e certa obstinação; crueldade física, rancor, revolta brutalidade e perigo. A intensidade e força intrínsecas do vermelho podem transformar-se em raiva e fúria.

Efeitos físicos e psicológicos:

Essa cor estimula a vitalidade e energia em todo o organismo vivo e, quando houver indolência, estimula a atividade. O vermelho faz a adrenalina circular, ajuda à circulação sanguínea dentro do corpo e promove a produção de hemoglobina para os glóbulos vermelhos novos (HELLER, 2013).

4.6.2. Laranja

Laranja – evoca alegria, energia, autoafirmação. Tem uma energia mais elaborada, temperada, em relação ao vermelho. É a cor do pôr do Sol, está associada ao chacra do abdômen, vinculado à fluidez, alegria, energia.

Cor oposta: Azul

Aspectos favoráveis:

Assim como o vermelho, a cor laranja é expansiva e afirmativa; contudo é mais construtiva. A cor laranja reflete entusiasmo com vivacidade impulsiva e natural, representa boa saúde, vitalidade, criatividade e alegria, confiança, coragem, animação, espontaneidade e atitude positiva frente à vida, pois ela representa a comunicação, movimento e iniciativa (PETTER, 2014).

Aspectos desfavoráveis:

O efeito colateral da cor laranja pode incluir atitude autoritária ou esmagadora, o qual pode ser expresso como ostentação ou exibição, porque suas vibrações negativas estão associadas ao descontentamento, melancolia e tristeza e, suas formas extremas são refletidas por perda da vitalidade, abatimento.

Efeitos psicológicos e físicos:

Ela aumenta a emotividade, promove sensação de bem-estar e alegria e por ser uma cor quente, ligada à vitalidade, energia, criatividade, equilíbrio, entusiasmo e diversão, energizando o corpo e ajudando nos processos de assimilação e distribuição.

A energia dessa cor tem algumas semelhanças básicas com o vermelho e o amarelo, estimulando o sangue e os processos circulatórios e influenciando as funções mentais e os sistemas respiratórios e nervosos, além de estimular a produção de suco gástrico dando fome, é antisséptico.

Portanto, essa é uma cor adequada para o tratamento dos alcoólicos. Em virtude do seu efeito sobre o sistema respiratório. Essa cor não é adequada para pessoas facilmente irritáveis ou estressadas (FERREIRA, 2013).

4.6.3. Amarelo

Amarelo, vem do latim *amaryllis*, que se traduz como símbolo da luz que irradia em todas as direções. É a cor mais quente e mais expansiva de todas, simboliza o Sol, luz, calor, riqueza, riqueza de espírito, caráter luminoso, sabedoria, reflexão, discernimento, o poder da palavra e da intuição e o princípio ativo e fertilizador associado com o masculino. Associada à expansão, clareza e poder, ligado à expansão, representando a doação de vida. Amarelo simboliza a capacidade de apreender um padrão de significado entre fatos e impressões dispersas. É visto como símbolo do pai. Afetivamente representa o alerta, o ciúme, o orgulho, o egoísmo, a euforia, a originalidade, a iluminação e o idealismo.

Nas pinturas, de maneira geral, quando o amarelo se destaca entre outras cores pode ser associado com aspectos do *animus/anima*, desenvolvimento da autonomia, ou segundo Lüscher (1976), representa a necessidade de se libertar de algum conflito frequentemente representado na pintura ou desenho em questão. Para Suzanne Fincher (1994, p. 74), "nas mandalas, um amarelo-escuro pode simbolizar uma ligação negativa com o pai, ou dificuldades em lidar com autoridades; pode, também, representar os momentos difíceis que antecedem o prazo que antecedem o prazo para o término de um trabalho, ou problemas de relacionamento com os homens".

Na teoria dos Tipos Psicológicos, Jung associou a cor amarela ao tipo "Intuitivo" como símbolo da capacidade de apreender as origens e as tendências das coisas. Indicada para situações de calma, reflexão e decisão, pode ter efeito calmante. Utilizada para estimular o conhecimento e prender a atenção, gera otimismo, alegria, felicidade, idealismo e arrogância. Aumenta um pouco a pressão sanguínea e favorece indigestões e gastrites (PETER, 2014).

Cor oposta: Roxo

Aspectos favoráveis:

O amarelo é a cor mais clara e a que mais se assemelha ao Sol. Ele traz consigo a esperança e o sentimento de que tudo correrá bem, pois representa uma atmosfera de resplendor, brilho, jovialidade e alegria. O amarelo é compreensivo e inspirador; ele refulge e ilumina e, em sua vibração mais positiva, corresponde ao conhecimento e à sabedoria. Nesse sentido, a razão e a lógica são seus atributos e deles se irradiam discriminação intelectual, discernimento e capacidade de decisão.

Aspectos desfavoráveis:

A vibração negativa do amarelo pode ser extremamente destrutiva, pois envolve decepção, afastamento, comportamento controlador e vingativo, discrição, maldade e bajulação. Essa cor pode levar a uma negatividade extrema associada com depressão mental e pessimismo profundo. Embora o amarelo seja uma cor que estimule o cérebro e as faculdades mentais, não é recomendável para qualquer pessoa que tenha doenças mentais ou neuroses graves trabalharem com essa cor (LUSCHER, 1976).

Efeitos físicos e psicológicos:

Na teoria dos Tipos Psicológicos, Jung associou a cor amarela ao tipo "Intuitivo" como símbolo da capacidade de apreender as origens e as tendências das coisas. Indicada para situações de calma, reflexão e decisão, pode ter efeito calmante. Utilizada para estimular o conhecimento e prender a atenção, gera otimismo, alegria, felicidade, idealismo e arrogância. Aumenta um pouco a pressão sanguínea e favorece indigestões e gastrites (PETER, 2014).

4.6.4. Verde

Verde é a cor da natureza, com seu odor revigorante, representando o crescimento no plano psíquico e das sensações. Cor tranquilizadora, refrescante, que simboliza o princípio do crescimento natural e saudável e a capacidade de nutrir os seres vivos. Evoca passividade e imobilidade, é a cor da esperança e da longevidade, das águas dos lagos, do mar, é a cor das plantas medicinais. O verde é a própria mãe natureza, sugere germinação e renovação, reflete a capacidade de nutrir, cuidar e proteger, sendo a cor da cura. Esta cor é associada ao chacra cardíaco que está ligado ao coração, relação, troca, sentimento (PORTAL, 2005).

Cor oposta: Vermelho

Aspectos favoráveis:

Reflete participação, adaptabilidade, generosidade e cooperação. Essa cor atenua as emoções, facilita o raciocínio correto e amplia a consciência e compreensão. Ela é a imagem da segurança e da proteção e cria um ambiente propício para tomar decisões. Espaço, liberdade, harmonia e equilíbrio são aspectos que se originam do sentimento natural de justiça do verde. Essa cor atua como um sinal para a renovação da vida e sua vibração mais elevada reflete o espírito de evolução (HELLER, 1976).

Aspectos desfavoráveis:

Avareza, indiferença e insegurança são algumas das expressões negativas da cor verde. Raciocínio precário, cautela excessiva e suspeita estão representados na natureza negativa dessa cor e, junto com a precocidade, podem indicar ciúmes, inveja, egoísmo e preconceito.

Efeitos físicos e psicológicos:

A cor verde atenua a tensão, produz efeito sedativo e relaxante, embora possa causar sonolência, cansaço ou irritabilidade, se não for usado corretamente. Essa cor atua como uma força equilibrante atenua o medo em situações traumáticas e é eficaz no tratamento do choque. A cor verde também ajuda as pessoas que sofrem de claustrofobia, pois representa o bem-estar, tranquilidade, descanso, serenidade, ciúme, inteligência. Ela tonifica o sistema nervoso é a cor das pessoas confiáveis, melancólicas e introvertidas (PORTAL, 2005).

4.6.5. Azul

O azul faz lembrar o céu límpido, evoca pureza e perfeição moral. É o símbolo da sabedoria divina e da sabedoria transcendente e também leva à divagação. O azul mais escuro leva ao sonho, sugere desapego e leva a alma em direção à totalidade. O azul claro é associado à cor do céu, do espírito no plano psíquico e do pensamento, pois evoca leveza, elevação, exprime à calma, a doçura, o repouso, a contemplação, a tranquilidade e a paz.

Ela é a cor mais pura, fria, profunda e imaterial de todas as cores à exceção do branco. Para Chevalier e Gheerbrant (2012) o azul é impávido, indiferente, não estando em nenhum lugar senão em si mesmo, o azul não é deste mundo. A presença do azul, sua constância e intensidade podem expressar a sensação de vazio da alma, o distanciamento numa relação, um profundo senso de religiosidade, frieza ou desmaterialização de uma ideia, situação ou sentimento.

É a cor da função Pensamento, para Jung (2012). Nas pinturas de pessoas reflexivas se percebe, com frequência, variadas tonalidades de azul. Outras associações relevantes são encontradas no cristianismo, associando azul à Virgem Maria (maternidade e compaixão), portanto deve-se considerar o arquétipo da Mãe ao se interpretar as imagens simbólicas com essa cor. Assim sendo, é a cor expressão especial do feminino e de seus atributos como a compaixão, a devoção à lealdade e o amor inabalável. Sugere amor incondicional e aos cuidados materno, zelo e compaixão, pois na relação com a mãe, transmuta um lugar de proteção e nutrição, estado de inconsciência no qual algumas pessoas tendem a se refugiar para evitar a vida quando se sentem temerosos ou "maltratados por ela".

O azul simboliza a calma, tranquilidade, clareza, credibilidade, confiança e harmonia, essa cor é muito usada para gerar reflexão e contemplação, promove serenidade e elimina tensões, estresse. É sedativo e curativo, diminui a pressão arterial.

Cor oposta: Laranja

Aspectos favoráveis:

Assinala a entrada nos domínios mais profundos do espírito e uma das suas qualidades mais sutis a aspiração. Essa cor faz parte do espectro frio e, por sua quietude e confiança, promove a devoção e a fé. O azul é uma cor popular associada ao dever, à beleza e à habilidade. A serenidade dessa cor traz consigo paz, confiança e sentimentos curativos agradavelmente relaxantes. Sua fluidez e força serena são traços atraentes, que provocam admiração por parte das outras pessoas.

Aspectos desfavoráveis:

Os aspectos comuns da vibração negativa dessa cor são a dúvida e a descrença e a falta de habilidade. Essa cor é fantasiosa e estimulam os devaneios, a tendência ao desleixo, a fatuidade e a desconfiança. Partindo do cansaço, da indolência e da apatia, o azul pode levar a um estado de melancolia, atraindo por fim uma sensação generalizada de inércia.

Efeitos físicos e psicológicos:

A cor azul produz um efeito relaxante e tranquilizador. Ela é o antídoto para o vermelho e pode ser usada com sucesso para tratar condições febricitantes, frequência de pulso acelerada e pressão sanguínea alta. Em geral, essa cor reduz o calor e a inflamação do corpo, como ocorre nos casos de queimadura solar ou internação, não sendo recomendável para pessoas com melancolia ou depressão (CHEVALIER; GHEERBRANT, 2012).

Azul-turquesa

O azul-turquesa essa cor atenua o estresse e as tensões e ajuda a eliminar os detritos tóxicos e a congestão do corpo. Essa cor não é recomendável para as pessoas indolentes ou estagnadas.

Aspectos favoráveis:

Produz vibração constante, que não subjuga ou perturba, pois, essa cor tem uma aura de vivacidade e percepção, que confere mais clareza de expressão, pela sua nitidez e sua fluorescência brilhante tem qualidade de atenção e recepção, que irradia bem-estar, sendo liberal, prestativa e triunfante.

Aspectos desfavoráveis:

Algumas vezes, o azul-turquesa pode ser prejudicado por uma imaturidade, que se evidencia como confusão e incapacidade de progredir na vida, pela necessidade de isolamento e separação, elas favorecem as sensações de vazio e falta de clareza em níveis emocional, mental e espiritual.

Quadro 2 – Resumo das funções das cores primárias e secundárias

COR	Simbolismo	Cor oposta	Aspectos favoráveis	Aspectos desfavoráveis	Efeitos Físicos e Psicológicos
Vermelho	Paixão, liderança entusiasmo, amor, impacto, energia, erotismo, agressividade, força, sentimento.	Verde	Motivação, poder atividade e vontade, estímulo, persistência, força física, amor físico e paixão carnal.	Grosseria; raiva obstinação; crueldade física, rancor, revolta brutalidade, perigo e fúria.	Ajuda à circulação sanguínea promove a produção de hemoglobina.
Laranja	Alegria, energia, autoafirmação.	Azul	Entusiasmo impulsiva boa saúde, vitalidade, criatividade, alegria, confiança, coragem, animação, espontaneidade, atitude positiva frente à vida, comunicação, e iniciativa.	Atitude autoritária ou esmagadora Ostentação ou exibição Descontentamento, melancolia e tristeza.	Emotividade, promove sensação de bem-estar, alegria, energia, criatividade, equilíbrio. Atua nas funções mentais e sistemas nervosos respiratórios. Adequada para o cuidado de alcoolistas.
Azul	Pureza, perfeição moral, leveza, sabedoria divina, calma, desapego, elevação, paz, repouso, contemplação.	Laranja	Desapego elevação, exprime à calma, a doçura, o repouso, a contemplação, a tranquilidade e a paz.	Descrença; falta de habilidade Devaneios, apatia Desleixo; cansaço Fatuidade desconfiança Melancolia.	Relaxante e tranquilizador Reduz a Inflamação. Não recomendável para pessoas com melancolia ou depressão.

COR	Simbolismo	Cor oposta	Aspectos favoráveis	Aspectos desfavoráveis	Efeitos Físicos e Psicológicos
Verde	Sensações Crescimento Passividade, Esperança Longevidade Renovação.	Vermelho	Participação, adaptabilidade, generosidade, Emoções, facilita o raciocínio correto e amplia a consciência e compreensão de segurança e da proteção.	Avareza, indiferença e insegurança Raciocínio precário Ciúmes, inveja, egoísmo e preconceito.	Tensão, sedativo e relaxante Sonolência, cansaço ou irritabilidade Age em situações traumáticas, eficaz no tratamento do choque, claustrofobia.
Amarelo	Avareza, indiferença e insegurança Raciocínio precário Ciúmes, inveja, egoísmo e preconceito.	Roxo	Esperança Compreensão Inspiração Sabedoria, razão lógica, discriminação intelectual, discernimento e capacidade de decisão.	Decepção, afastamento, comportamento controlador e vingativo, discrição, maldade Depressão mental e pessimismo profundo.	Indicada para situações de calma, reflexão e decisão, pode ter efeito calmante Otimismo, alegria, felicidade.

Fonte: Chevalier e Gheerbrant, 2012

4.6.6. Violeta

O violeta é particularmente valioso como purificador, ajuda a manter o equilíbrio do sódio e potássio no corpo que, por sua vez, facilita o controle do equilíbrio hídrico e normaliza os ritmos cardíacos (CHEVALIER; GHEERBRANT, 2012).

Aspectos favoráveis:

Formada pela combinação do azul com o vermelho, reflete dignidade, nobreza e respeito próprio. É a cor da realeza e, em sua forma mais sublime, vibra com a força da integração e da unidade. Quando sua qualidade intrínseca estiver coligada pela energia psíquica com a visão e intuição, essa cor será o agente do próprio destino. Dons artísticos, tolerância e consideração estão associados à cor violeta. Sua força tranquilizante e suavizante representa um idealismo prático imbuído de humildade, sendo a cor mais eficaz nas neuroses obsessivas e distúrbios da personalidade (LUSCHER, 1976).

Aspectos desfavoráveis:

O lado negativo da cor violeta inclui esquecimento e falta de persistência. Irreflexão, desrespeito e atitude autoritária, isso se deve ao uso incorreto dessa energia, pois pode degenerar-se em idealismo sem resultado prático, isolamento, corrupção e desintegração, orgulho e arrogância.

4.6.7. Magenta

A energia dessa cor é suave, calmante e protetora, ela auxilia a expandir a respiração, podendo atuar como estabilizador de distúrbios emocionais, sendo eficaz nos casos em que houver comportamento violento ou agressivo.

Aspectos favoráveis:

A mais refinada e sutil dentre todas as cores, o magenta transmuda desejo em seus equivalentes físicos. Dedicação, reverência, gratidão e comprometimento são características atribuídas a essa cor, cujo empenho é expressar o idealismo em sua forma mais pura (HELLER, 1996).

A cor magenta é a última do espectro, trazendo consigo grau elevado de compreensão e maturidade, em consequência da sua passagem por todas as outras cores. Sua maior característica é a habilidade administrativa, junto com a compaixão. O magenta é uma cor protetora e nutriente, quente e suave, cuja expressão mais elevada é o amor espiritual ou incondicional.

Aspectos desfavoráveis:

Ela pode gerar a energia da superioridade, que tende a levar ao esnobismo, à arrogância e pôr fim ao isolamento. Os aspectos negativos dessa cor podem resultar num comportamento fanático, monopolizador e autoritário. Representa a falta de amor-próprio, desprezo pelas necessidades alheias e insegurança. Autoestima exacerbada pode resultar do uso indevido do conhecimento e poder intrínseco a essa cor.

Efeitos físicos:

Se você tem uma tendência a entrar em estafa, tente usar as cores do magenta ou rosa. Um método adequado de receber a energia dessa cor seria tratar-se com algum tipo de relaxamento, tal como massagem, ou um período de descanso.

4.6.8. Preto

O preto é uma cor deprimente quando usada só. Na maioria das sociedades ocidentais, o preto quase sempre é a cor da morte, do luto, da penitência, da sofisticação, da formalidade, do medo, da raiva e do poder, sendo cor contrastante para as outras. Em geral, essa cor é usada por pessoas que rejeitam a sociedade ou se rebelam contra as normas sociais. O preto é uma cor que nega a luz e as pessoas que a usam nas roupas rejeitam a luz em si próprias, empurrando-a para longe e não permitindo que ela seja absorvida. Essa é a cor usada pelos homens de negócio, policiais e padres para refletir poder e autoridade. O preto é percebido como escuro e misterioso e também pode significar sexo. Contudo, essa cor também é usada pelas pessoas que preferem parecer tradicionais e responsáveis.

Cor oposta: Branco

4.6.9. Branco

Branco é a união de todas as cores representando a totalidade, o cosmos, o infinito. Ligado diretamente à pureza e a paz e a ausência de cor. Associada à limpeza, à pureza e a inocência. Nos países orientais, o branco é usado como uma cor adequada para a morte e o pesar, aceitando que a pessoa morta partiu do mundo físico para um plano espiritual mais puro. Ela representa a cor do desprendimento, pois o branco reflete todas as cores e as pessoas que o utilizam nas roupas podem fazê-lo para manter-se refrescadas sob o calor dos raios solares.

Cor oposta: Preto

4.6.10. Marrom

Geralmente está associada com terra e estabilidade. Para criar essa cor, você precisa misturar o vermelho com o preto e, portanto, ela tem alguns dos seus atributos. O marrom é uma cor envolvida com o enraizamento e a criação de fundações firmes para o futuro (semelhante ao lado positivo do vermelho). Ele também contém a qualidade poderosa do preto, no que se refere à autoridade, à confiança interior e à autoafirmação. Uma pessoa que gosta de vestir-se com marrom por certo é extremamente dedicada e comprometida com seu trabalho, sua família e seus amigos. No lado positivo, essas pessoas são práticas e materialistas na vida, mas em seu aspecto negativo elas podem ser profundamente inseguras e instáveis. A cor marrom gera organização e constância, especialmente nas responsabilidades do cotidiano. As pessoas que gostam de usar essa cor são capazes de ir "à raiz das coisas" e lidar com questões complicadas de forma simples e direta. Elas não são pessoas "insensatas".

4.6.11. Lilás

Lilás é a cor da temperança, é a cor do equilíbrio entre a terra e o céu, entre os sentidos e o espírito, ente o amor e a sabedoria. Cor da espiritualidade e da transcendência, cor do mistério da passagem, da transformação, evoca a evolução pessoal, a busca da totalidade. O lilás é associado ao chacra coronário, localizado no topo da cabeça.

4.6.12. Roxo

Esta cor encontra-se vinculada à espiritualidade, realeza, otimismo e sabedoria. Essa cor que produz efeito calmante e dá um ar de mistério. É a cor das pessoas altamente criativas e inovadoras é a cor da arte e da cultura.

Cor oposta: Amarelo

Mostra tendência espiralada do indivíduo sua ânsia pela totalidade e o progresso na direção dela. Pode indicar uma aceleração da energia, acompanham um fluxo de imagens do inconsciente na forma de conhecimento inspirações e intuições estranhas sobre a realidade. Pode indicar que a pessoa está sintonizada com os ritmos cósmicos que o ajudam a reconhecer seu lugar no universo, pode expressar o fluxo de energia psíquica em padrões que refletem o universal.

Figura 8 – As 5 Dimensões da Personalidade em relação a cores

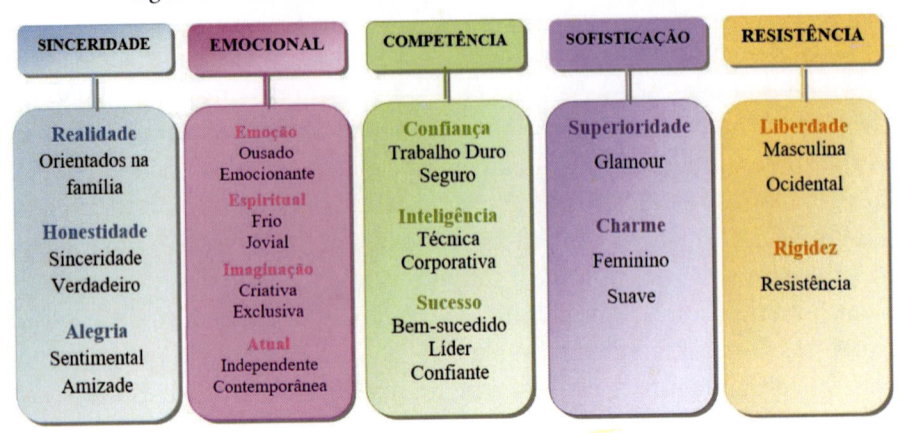

Fonte: Jennifer Aaker, 1997

Psicóloga Jennifer Aaker (1997) tem realizado estudos sobre a influência das cores, em seus estudos intitulado *"Dimensões de personalidade da marca"* (figura 8) ela aponta cinco dimensões centrais que desempenham um papel na personalidade de uma marca. Ela esclarece que a marcas às vezes podem cruzar entre dois traços, mas eles são na sua maioria dominada por um. Enquanto certas cores que amplamente se alinhar com características específicas, as cores irão simbolizar a personalidade, retratando e a alinhando associações e estereótipos.

4.7. SÍMBOLOS

Rodrigues (2013) esclarece que os símbolos de *Yoni* (vagina) e o *Falo* (pênis) eram adorados por quase todos os povos antigos como símbolos apropriados do poder criador de Deus. O Jardim do Éden, a Arca, o Portão do Templo, o Véu dos Mistérios e o Santo Graal são símbolos *Yonic* importantes; já a Pirâmide, o Obelisco, o Cone, a Vela, a Torre, o campanário e a Sagrada Lança são simbólicos ao *Falo*. A cruz é o mais antigo dos emblemas fálicos, e as janelas em forma de losango de catedrais são a prova de que os símbolos *Yonic* sobreviveram à destruição dos Mistérios pagãos.

Quadro 3 – A Tríade

TRÍADE		
Espiritual	**Material**	**Produto**
Deus Pai	Deus Filho	Espírito Santo
Pai	Mãe	Filho
Céu	Homem	Terra
Triangulo	Lado	Hipotenusa
Fogo	Água	Terra
Sol	Terra	Lua
Ignorância	Esforço	Compreensão
Água	Terra	Ar
Poder	Integridade	Virilidade
Purgação	Iluminação	União
Divergente	Insurgente	Convergente

Pai, mãe e criança constituem a trindade natural. Os Mistérios glorificavam a casa como a instituição suprema em funcionamento a esta trindade como unidade. Pitágoras comparou o universo com a família, declarando que o fogo supremo da criação estava no meio de seus corpos celestes, então, por analogia, o fogo supremo do mundo estava sobre seus corações. Estes três constituem a Família Divina, cuja morada é criação e cujo símbolo natural é Deus-Pai é espírito, Deus Mãe é matéria, e Deus o Filho – o produto dos dois – representa a soma das coisas vivas nascidas fora e dentro, constituindo a natureza (quadro 3).

4.7.1. Flores

Flores foram escolhidas como fortes símbolos, primeiro pela grande variedade da flora, segundo ela pode estar relacionada ao nascimento de determinado mito (Daphne – flor de louro)[45].

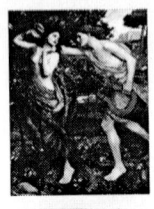
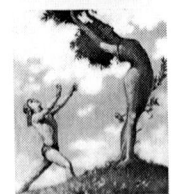

Em grego, a palavra Dafne significa "louro" e, por ser uma planta que permanece verde no inverno europeu, passou a simbolizar a "imortalidade", adquirida pela "glória". Consagrada ao deus Apolo, suas folhagens eram usadas para coroar os heróis das guerras e dos esportes, os poetas e os sábios. Na origem das crenças e dos cerimoniais está o mito de Dafne, que teve várias versões, mas que, na sua essência, pode ser reduzido à seguinte história ficcional: uma jovem e bela ninfa consagra-se a Diana, deusa da virgindade, fazendo voto de renunciar ao amor e ao casamento. Mas o deus Apolo se apaixona por ela e a persegue, tentando convencê-la a ceder à paixão amorosa. Ela resiste, se esconde, foge, até que, quando está para ser violentada, Júpiter intervém e a transforma em loureiro. Triste e arrependido, Apolo consagra o vegetal ao seu culto.

A orquídea e o fungo; devido à sua forma significativa, como a flor da paixão e do lírio de Páscoa; por causa de seu brilho ou fragrância, como a verbena e a lavanda doce; que preserva a sua forma indefinidamente, como a flor eterna; por causa de características incomuns como o girassol e heliotrópio, que têm sido por muito tempo sagrado por causa de sua afinidade com o sol.

Este mito pode ser observado em colagens onde a mulher, ao selecionar uma imagem a coloca sempre junto a uma arvore. Seu significado se alinha com o mito de Dafne, simbolizando sua dificuldade em trabalhar o feminino, de ter dificuldades com relacionamentos. Nesses casos, deve-se desenvolver atividade que fortaleça a autoestima e a identificação com a *animus*, procurando equilibrar o *animus/animas*.

---

45   Disponível em: https://fenixdefogo.wordpress.com/2012/12/27/grandes-batalhas-l-ninfas-qual-a-historia--mais-trabalho. Acesso em 2 de fevereiro de 2021

4.7.2. Floresta

Árvores e florestas têm desempenhado um papel significativo no folclore e contos de fadas desde o alvorecer da história registrada. A árvore do mundo mitológico era o mapa dos cosmos para o xamã viajante.

A floresta nos Contos de Fadas

Chapeuzinho Vermelho acenando o adeus à sua mãe no portão do jardim, em uma grande viagem pontuada com as alegrias e os perigos da psique, rica em mito e lendas antigas, infundido com significado espiritual. Ela vai se desviando do caminho e indo em direção a floresta é similarmente perigoso e recheado com ensinamentos. Simbolicamente, aqueles que perdem seu caminho na floresta desconhecida estão perdendo seu caminho na vida, perdendo o contato com sua consciência e viajando para os reinos do subconsciente.

No conto de A Bela e a Fera, o comerciante é dirigido por forças invisíveis dentro da floresta para o castelo da Fera, que então, tem seu destino encaminhado, porque ele não sabe nada sobre o lado escuro do mundo ou do inconsciente, o momento horrível marca um início dramático para ela; uma aproximação à consciência e à astúcia.

Robin Hood, ou no conto Hindu o belíssimo amor de Rama e Sita, a floresta se torna um esconderijo, um santuário. A floresta provém um refúgio para os grandes heróis, que após o exílio, *reemergem* no mundo para lutar por vingança e justiça.

Branca de Neve é expulsa por sua madrasta narcisista e vai até uma floresta escura e perigosa, João e Maria são rejeitados e expulsos pelos pais sem amor e uma vez abandonados na floresta, não podem encontrar seu caminho de casa, tornando-se cada vez mais perdidos nas profundezas da floresta, onde apenas uma bruxa canibal vive.

Nas religiões pré-cristãs se reuniam em bosques sagrados e até mesmo adoravam certos tipos de árvores, por várias razões que eram conhecidas apenas por eles, pois ainda não havia registros escritos de nenhum tipo de conhecimento. A floresta é dedicada aos deuses ou aos cultos dos antepassados.

Um lugar onde as oferendas e rituais de iniciação são feitos para testar o domínio do reino psíquico. Entrar na floresta escura ou na Floresta Encantada é um símbolo limiar: a alma adentra os perigos do desconhecido; o reino da morte; os segredos da natureza, ou do mundo espiritual que o homem deve penetrar para encontrar o significado.

4.7.3. Plantas e seus significados

A planta pode também ser considerada digno de veneração porque a partir de suas folhas esmagadas, pétalas, caules, raízes podem ser extraídos unções, essências ou drogas que afetam a natureza e inteligência dos seres humanos – como a papoula e as antigas ervas de profecia. A planta também é eficaz na cura de muitas doenças porque os seus frutos, folhas, pétalas, ou raízes tem semelhança na forma ou na cor de partes ou órgãos do corpo humano.

A flor é o sistema reprodutivo da planta e é, portanto, singularmente apropriada como um símbolo da pureza sexual. De todas as flores simbólicas a flor lótus da Índia e do Egito e das Rosa-cruzes são os mais importantes (simbolismo idêntico). A rosa e o lótus são emblemas *Yonic,* significando principalmente o mistério criativo materno, enquanto o lírio de Páscoa é fálico. Os brâmanes e egípcios iniciados empregaram as flores de lótus para representar os vórtices de fiação de energia espiritual localizados em vários pontos ao longo da coluna vertebral, os chamados chacras, ou as rodas girando, pelos hindus.

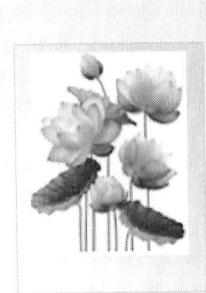

No simbolismo budista, o significado mais importante da flor de lótus é pureza do corpo e da mente. A água lodosa que acolhe a planta é associada ao apego e aos desejos carnais, e a flor imaculada que desabrocha sobre a água em busca de luz é a promessa de pureza e elevação espiritual.

Ao se buscar trabalhar com representações e a mulher expressa sua colagem, desenho etc., com flores que lembram a lótus, ela está em busca de paz, equilíbrio e harmonia interior. O Terapeuta Ocupacional, ao identificar esses anseios, deverá acolhê-la em suas necessidades e estimular a busca da sua harmonização, por meio de atividades expressivas (argila, biscuit, colagem etc.) que possam unir o belo e sua autoestima.

Para os Orientais a planta de lótus (CANELLA, 2015) representa o crescimento do homem por meio dos três períodos de consciência humana – *a ignorância, esforço e compreensão.* Três elementos estão presentes no Lótus (terra, água e ar) para que o homem viva os três mundos – material; intelectual e espiritual. Como a planta, que com suas raízes na lama e no lodo, cresce para cima por meio da água e finalmente floresce diante da luz e do ar, o crescimento espiritual do homem é para cima da escuridão (ação base) e desejo para a luz da verdade da compreensão, a água que serve como um símbolo do mundo em constante mudança, a ilusão por meio do qual a alma deve passar em sua luta para alcançar o estado de iluminação espiritual. Quando a flor tinha nove pétalas, era símbolo do homem; quando doze, do universo e os deuses; quando sete, dos planetas e da lei; quando cinco, dos sentidos e os Mistérios; e quando três, das principais divindades e os mundos.

4.7.4. Árvores

A adoração de árvores como representação da Divindade (LIPP, 2002) foi prevalente em todo o mundo antigo. A beleza, dignidade, solidez e força de carvalhos, ulmeiros, e cedros levou à sua adoção como símbolos do poder, a integridade, a permanência, virilidade, e proteção divina. Os gregos, persas, caldeus e japoneses têm lendas que descrevem a árvore de eixo ou canal sobre a qual a Terra gira.

A árvore também tem sido aceita como símbolo do Microcosmo, isto é, o homem. De acordo com a doutrina esotérica, o homem primeiro existe potencialmente dentro do corpo da árvore do mundo e as flores posteriores à manifestação objetiva sobre seus ramos. Zeus fabricou a terceira raça de homens a partir de cinzas de árvores. A serpente tantas vezes mostrada enrolada à volta do tronco da árvore geralmente significa a mente – *o poder do pensamento* – e é o tentador eterno ou desejo que leva todas as criaturas racionais para a descoberta fundamental da realidade. A serpente escondida na folhagem da árvore universal representa a mente cósmica; e na árvore humana, o intelecto individualizado.

Céu → Macrocosmo → Deus → Beleza, Dignidade e integridade

Árvore → Microcosmo → Homem → Objetividade e subjetividade

Serpente → Poder do pensamento → Intelecto → Desejo

As árvores representam qualidades abstratas de sabedoria e integridade. Filósofos e sacerdotes iluminados foram muitas vezes referidos como árvores ou homens de árvore. Os druidas, a interpretação, significam os homens das árvores de carvalho. Os mistérios sírios foram chamados cedros etc.

4.8. CONTOS DE FADA

Chevalier e Gheerbrant (2016) esclarecem que os contos de fadas simbolizam o desejo essencial e a vontade pelo combate contra os monstros da psique. Jung (1971), identifica a heroína como o poder do espírito nos símbolos da libido que fluem no eixo ego-*Self*, organizando o ego. Os trabalhos da heroína dos contos expressam modelos de ação necessários ao mundo interno da criança; os demais personagens expressam situações típicas, na qual a criança se reconforta com o conto simbólico, pois os contos são modelos de organização psíquica extremamente estruturante.

A heroína nos contos simboliza a união entre as forças celestes e terrestres, devido à sua enorme força física e destreza e da extraordinária coragem, sendo, ainda, aquele que não recusa desafios. Jung (1992 *apud* BOECHAT, 2008, p. 9) descobre os chamados mitologemas, que "são núcleos de mitos que apontam para uma origem comum, coletiva", percebendo, assim, o inconsciente coletivo e colocando o arquétipo da heroína como o núcleo do complexo egóico, que é o centro da consciência.

O mitologema é parte da narrativa onde é identificado acontecimento importante do mito, e que algo que compõem sua biografia.

O mitema é definido como a menor unidade com sentido que compõe o mito (VARGAS, 2006, p. 151), ele cria sentido pela repetição, como sintoma que volta diversas vezes no discurso, sua redundância agrega o sentido ao mito, dando sentido à narrativa mítica.

Campbell (2012, p. 27), relata que uma heroína, tem um foco e a partir daí passa a representar o domínio da experiência e da assimilação, que em contato com a psique do SER sofre modificações internas, retirando das cenas mundanas do seu viver, as situações vividas pela heroína.

Garcez (2008) esclarece que a possibilita a libertação dos arquétipos (mitologemas), os quais são descobertos e assimilados e que se encontram na cultura humana representada pelas imagens básicas dos rituais, da mitologia e das visões.

Os contos mostram que um dos fatores predominantes nas agressões é a cumplicidade social. Nos contos, percebe-se a complacência da família com os homens abusivos. Ursos, anões, fadas, bruxas, ou outros seres mágicos ou animais já ocupavam a casa na floresta.

4.8.1. Os Mitologemas

O significado do mitologema do herói e da heroína para a psique refere-se a comportamentos representativos de um enfrentamento, seja este de ordem moral, intelectual, emocional (WAHBA, 2011). O ciclo heroico ultrapassa as ações do cotidiano e procura soluções que o ser humano comum não consegue alcançar, assim via o enfrentamento de perigo ou ameaça iminente, o SER gera uma necessidade de superação e busca novos parâmetros na vida, sempre acompanhada da coragem de lançar-se, de transcender as normas convencionais e de confiar na liberdade de ser.

O primeiro mitologema que se pode buscar é o **da origem**, pode-se encontrar a descendência nobre, indícios de precocidade, predestinação ao seu destino heroico, entre outros que vão formando a saga do herói. Seu caráter especial, uma explicação para seus talentos; em outros casos ocorre o contrário, o artista tem uma descendência simples, ordinária, o que o classificaria como especial por ser um escolhido dos deuses.

No mitologema que corresponde ao aprendizado do artista, o mitema da viagem é muito recorrente, muitas vezes a dita viagem não acresceu em nada a formação do artista, mas o fato em si já é visto como uma conquista, o artista que viajou, passou um tempo fora de seu país (ou cidade, ou Estado etc.) e "viu o mundo", caso ele volte por vontade própria, "vitorioso", o mito se consagra no retorno do artista à sua coletividade.

Para cada ação, tesouro, bens conquistados, assim como os elementos protetores ou negativos, constituem símbolos, cuja mensagem aponta para o desenvolvimento interior, pelo vivenciar emocional. Nesse sentido, mais do que procurar uma tipologia, cada SER tem facetas com as quais se pode identificar em determinada fase da vida, mudanças, atitudes de coragem e segurança.

A busca do herói reúne dois mitologemas: o herói e a busca, e cada um possui uma linhagem e um significado separados. Ao mesmo tempo, engrandecem um ao outro. A partir da análise do mito compreendido como imagem psicodinâmica, cenário pessoal ou sistema de valores tribal. James Hollis aponta caminhos para se tornar conscientes do movimento do invisível. O outro mundo, o mundo invisível existe e está personificado no mundo visível.

Cabe ao SER trilhar o seu percurso desvencilhando-se de projeções que a sociedade, a cultura e seu viver em família lhe impuseram. Cabe-lhe também o desenvolvimento – parte de sua natureza – da inteligência, da indagação, da capacidade de trabalho, assim como do cuidado.

Os mitos, de origem arquetípica, revelam as distintas facetas de ser que extrapolam aquilo que se privilegia ou desenvolve em determinada época e cultura. Eles apresentam múltiplos desdobramentos, desta forma, o herói ou heroína ao chegar à vivência arquetípica representada pela projeção do seu mundo exterior, o SER pode se sentir perdido ou exilado de seu ambiente e vão à busca de mentores ou apoiadores, para que consigam ultrapassar as etapas de seu caminho. Eles são representados como seres mágicos que podem fornecer ou negar, condicionado à realização de determinadas tarefas, representando a ascensão e/ou declínio e geralmente dando sustento ou apoio ao SER.

Tem-se na cultura uma convivência com a violência, que se manifestam muito cedo no machismo e sexismo na infância. Ou fator é religião que contribui com a violência, temos igrejas negligenciam saúde e a vida de muitas mulheres em nome de um casamento indissolúvel, onde essas mulheres só podem orar pela "conversão" ou "mudança" de seus maridos. As visões, ideias e inspirações dessas pessoas veem diretamente das fontes primárias da vida e do pensamento humanos.

O desfecho dos contos fala da necessidade de mudança dos modelos vivenciados na narrativa do mito, que colaboram em relação à violência doméstica, encontram-se os elementos que representam o mal nos momentos de agressão, matar e ameaçar (exemplo – Fera), os elementos passivos (pai, irmãos) agentes indiretos da violência e os elementos indiretos (a flor), que suscita a necessidade de mudança é expressa na transformação da fera em príncipe.

4.8.2. Varinhas Mágicas

Elas são úteis para homem, para alimentação, pelos seus frutos, muitas das vezes suas partes são utilizadas pela medicina, serve como combustível, para a construção de casas e navios, para móveis, para quase todos os departamentos da vida. O carvalho, o pinheiro, a palma da mão e o sicômoro são considerados sagrados e usados para a adoração.

> Uma varinha mágica, vara de condão ou ainda varinha de condão consiste em uma vara, reta, fina, presa a mão, podendo ser de madeira, marfim ou metal, é um objeto lendário usado em mitologias europeias.
>
> Geralmente, na língua moderna, a varinha é vista como um objeto cerimonial e/ou tendo associações com magia, mas houve outros usos.
>
> Varinhas mágicas comumente aparecem em obras de ficção fantástica como uma ferramenta para lançar feitiços.

Figura 9 – Varinhas mágicas

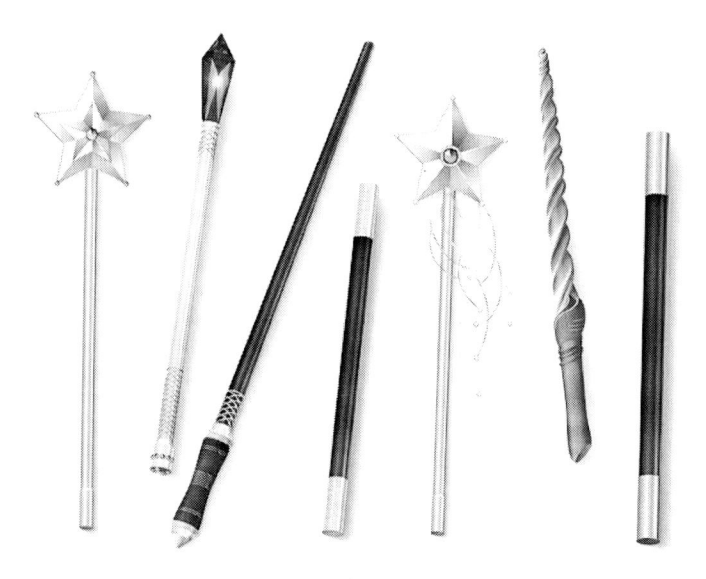

Fonte: Freepik[46]

---

[46] Disponível em: https://br.freepik.com/. Acesso em: 20 nov. 2021.

Quando sua cliente ao executar uma atividade, opta pela varinha mágica (figura 9) , ela está em busca de "forças paranormais" que pode ser representada pela FÉ, pelo seu envolvimento com a religião, por acreditar que "algo de bom vai lhe acontecer" etc.

> PARA VENCER O MAL O SER HUMANO SEGURA A
>
> VARINHA MÁGICA → PARANORMAL → busca FORÇAS EXTERNAS AO SER → SIMBOLIZANDO A FÉ

As árvores têm representação *yonic*, fálica ou mística. A romã é o fruto místico dos ritos de Elêusis; por comê-lo, Proserpina foi aos limites dos reinos de Plutão (Hades). A fruta aqui significa a vida sensual que, uma vez provada, priva temporariamente o homem da imortalidade.

Também por conta de seu vasto número de sementes, a romã foi muitas vezes utilizada para representar fecundidade natural, sendo reconhecida como emblema da Arca do Dilúvio, que continha as sementes da nova raça humana. Muitos deuses e deusas gregas são retratados segurando a fruta ou flor de romã em suas mãos, evidentemente, para significar que eles são doadores de vida e abundância.

> As Varinhas preenchem basicamente o mesmo papel de bastão de bruxo, embora geralmente os bastões transmitam uma imagem mais 'séria'; uma fada madrinha definitivamente precisa usar uma varinha, possivelmente com uma estrela na ponta, enquanto Gandalf na maioria das vezes não (no entanto, em O Hobbit), ele é visto usando um cajado (bastão) para combater os goblins das Montanhas Sombrias e seus Wargs.
>
> Simbolicamente, a vara de condão representa o poder paranormal, da feitiçaria, que vai além do mundo físico. Aí o cetro real e o bastão representam o poder na terra, no mundo físico; seriam eles uma corruptela deste poder paranormal, metafísico etc.

4.8.3. Corpo humano

O mais antigo profundo e universal de todos os símbolos é o corpo humano. Para os gregos, persas, egípcios, hindus ele era considerado em sua análise filosófica da natureza intrincando o homem e a sua parte do ser indispensável para a formação ética, moral e religiosa. Os Mistérios de cada nação ensinaram que as leis, os elementos e os poderes do universo foram simbolizados na constituição humana; que tudo o que existe fora do homem teve seu análogo dentro do homem.

O universo, sendo imensurável em sua imensidão e inconcebível em sua profundidade, vai muito além da estimativa mortal. Até mesmo os próprios deuses podiam compreender a parte de sua glória inacessível, na qual é a sua fonte de energia, cujos estreitos limites esbarra nos mistérios das esferas externas, que o circunda. Como a consequência natural dessa prática foi fabricado um sistema teológico em que Deus foi considerado como o grande homem e, por outro lado, o homem como o pequeno deus.

Dando continuidade a essa analogia, o universo era considerado um homem e, por outro lado, o homem como um universo em miniatura. Assim sendo, o universo foi denominado Macrocosmo e o corpo do homem, ou o universo humano individual, foi chamado o Microcosmo. Os mistérios pagãos eram focados principalmente a instruir na verdadeira relação existente entre o macrocosmo e o microcosmo – em outras palavras, entre Deus e o homem.

Assim, a chave para essas analogias entre os órgãos e funções do homem Microcósmico e as do Homem Macrocósmico, favorece o homem a transcender, por breve momento as limitações de sua própria personalidade, visando alcança o esplendor celeste, porém devido a sua alma racional ele não consegue atingir a atividade celestial.

> **Primeiro Centro** → Centros superiores → Espiritual → análogo no corpo físico → coração → Fonte de Vida.
> **Segundo Centro** → (elo entre o superior e o inferior) → maior divindade física → cérebro → conexão entre a inteligência racional e a vida.
> **Terceiro Centro** → Inferior → menor divindade física → sistema generativo → fonte de poder pelo qual organismos físicos são produzidos.

Os filósofos referem a existência de três centros universais – acima, o abaixo e o ponto que os unem-representam três sóis ou três aspectos de um sol, cujos ideais e aspirações do indivíduo dependem em grande parte de um destes três centros de poder que predomina na sua atividade de expressão.

Ao nascer parte da natureza divina dissocia-se temporariamente da sua própria imortalidade, animando o veículo composto por elementos materiais, enquanto a morte desperta do sonho de existência física e reúne mais uma vez com sua condição eterna, desta forma a descida periódica do espírito na matéria (roda da vida e da morte), corresponde ao ciclo de vidas estudadas pelos filósofos e atribuída a função da alma (unida ou não ao corpo).

As peças de vestuário (ornamentação) eram comparadas, pelos filósofos, ao grau de espiritualidade (os mistérios da vida) ou materialidade dos organismos, representadas pelas qualidades, belezas e seus valores materiais (riquezas) ou espirituais (valor do SER), tendo sua representação no corpo físico do homem o qual era revestido pelo manto de sua natureza espiritual (simbólico manto branco - pureza, o manto vermelho - de sacrifício e amor, e o manto azul de altruísmo e integridade).

4.8.4. Labirinto

O Labirinto representa ambas as jornadas ao nosso próprio centro e sua volta ao mundo. Ao mesmo tempo em que atua como metáfora para o trajeto que nós andamos ao longo de nossas vidas. Como todos os labirintos, a espiral representa a jornada que nos aproxima a Deus ou ao nosso Eu elevado.

Labirintos modernos e antigos continuaram a ser gentis lembretes do aspecto amoroso de nossos caminhos espirituais e que encontraremos sempre o centro, não importa o quão difícil possa parecer desafios. Labirintos continuaram a ser maravilhas naturais modestas e de proezas arquitetônicas de tirar o fôlego; dando e recebendo, em igual medida, encorajando-nos a se tornar conscientes no nosso tempo.

Os 3 Estágios do Labirinto

Os três estágios do labirinto se unem aos três estágios de Purgação, Iluminação e União. Como a Divina Trindade, o indivíduo percebe ou aprende a lição da humildade (O Filho) no limiar para o Labirinto, anunciando novos começos; no centro se cumprem os estágios de iluminação e clareza (o espírito santo / divino feminino), em seguida, na saída alcança-se o objetivo final da União, (o pai / mãe / equilíbrio de sexos) onde se integram os seus conhecimentos e tornar-se inteiro. Ao entrar no labirinto, o que eles dão ou libertarão são os velhos hábitos e pensamentos antiquados e na saída recebem, assumindo novas perspectivas que permitirá maior sabedoria e responsabilidade. Acredita-se que a marcação de círculos é um lembrete do aspecto feminino dentro do triângulo, que remete ao equilíbrio e integração destas energias.

Labirinto de Creta

O clássico labirinto de Creta guarda os sete caminhos para o seu apogeu e são as passagens em que Theseus pisou na sua caçada pela carne do Minotauro. Datando mais de 4 mil anos, esse labirinto decorado com as moedas de Creta e da Grécia antiga nos dias de hoje representa a confrontação que devemos ter com nossas sombras. O monstro que lá dentro permanece possui talentos para nos destruir e está à espreita em torno dos cantos de nossas vidas. Tendo matado o monstro e pondo fim à matança sem sentido ou sofrimento dos outros aspectos de nós mesmos, o desafio final e talvez mais difíceis era encontrar o nosso caminho para fora do labirinto vivo, espelhando crenças similares da noite escura da alma.

O labirinto (figura 10), embora tendo-nos em todas as direções, finalmente, leva ao centro e assim, apesar de parecer cruel e impiedoso, coloca uma forte ênfase na orientação espiritual, ou a orientação disponível para nós de nossos EUs mais elevados.

Figura 10 – Labirinto da Ilha de Creta (Grécia)

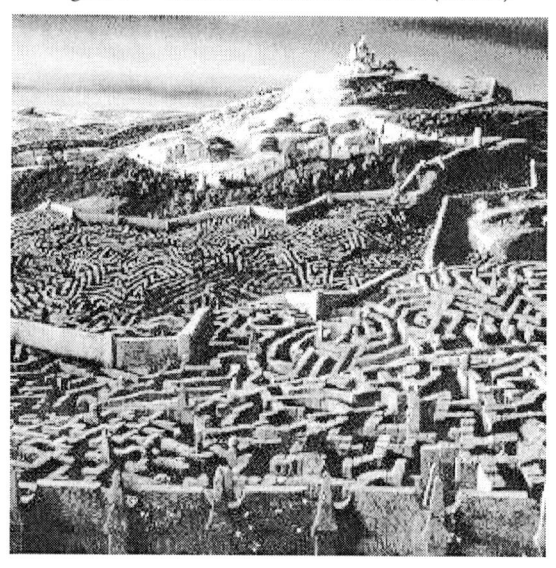

Fonte: BloGrolla[47]

---

[47] Disponível em: http://alegrolla.blogspot.com.br/2011/06/o-labirinto-e-o-minotauro.html. Acesso em: 29 out. 2021.

4.8.5. Jornada da heroína/herói

A heroína/o herói é a/o personagem fundamental em todas as mitologias, sendo uma das imagens arquetípicas mais conhecidas e estudadas. O mito do herói/heroína é a representação do arquétipo do herói nas culturas que cumprem a função de orientar os indivíduos nas diversas situações do seu viver. Ele/ela vive no portal entre os mundos dos deuses e dos humanos, atuando em defesa de ambos. Pode ter nascido de um deus e no decorrer de sua jornada enfrentar os mais diversos desafios ele será apresentado às forças primordiais, como o amor, o poder e a dor (MORAES, 2010).

Em seu livro *O herói de mil faces*, Joseph Campbell (2013) menciona que as histórias trilham um caminho (figura 10), cujo herói é um homem comum que possui de alguma forma um chamado a aventura ou a luta por algum ideal. Enquanto para Moraes (2010, p. 7.), "a heroína/herói, é percebido como arquétipo, pois ele não consegue dá conta de tudo sozinho, recebendo sempre "auxílio sobrenatural" ou "ajuda de amigos", caso contrário ele é de cometido pelo "pecado da heroína/herói", representado pelo exagero, ou excesso ou orgulho.

Para Jung (1994, p. 347) o mito do herói/, a heroína, simboliza a descida ao reino de possibilidades, caracterizada de maneira geral pelo fato deste aventurar-se numa região perigosa (águas abissais, cavernas, floresta, ilha, castelo etc.), onde poderá encontrar o 'tesouro difícil de ser alcançado' (tesouro, virgem, elixir da vida, vitória sobre a morte etc.) ".

O herói/a heroína sai do âmbito do cotidiano, empreendendo uma jornada rumo ao desconhecido, na qual enfrenta riscos e conquista tesouros (materiais, emocionais, sociais e culturais), trazendo-os para sua comunidade de origem. Os caminhos percorridos pelos heróis seguem três etapas (BRANDÃO, 1986; CAMPBELL, 1993): Partida/busca – o herói atende ao chamado de sua alma (vocação) e sai em busca de seu destino, entrando em contato com alguma fonte de poder que poderá, a partir deste momento auxiliá-lo em sua jornada.

Figura 11 – A jornada da heroína/herói

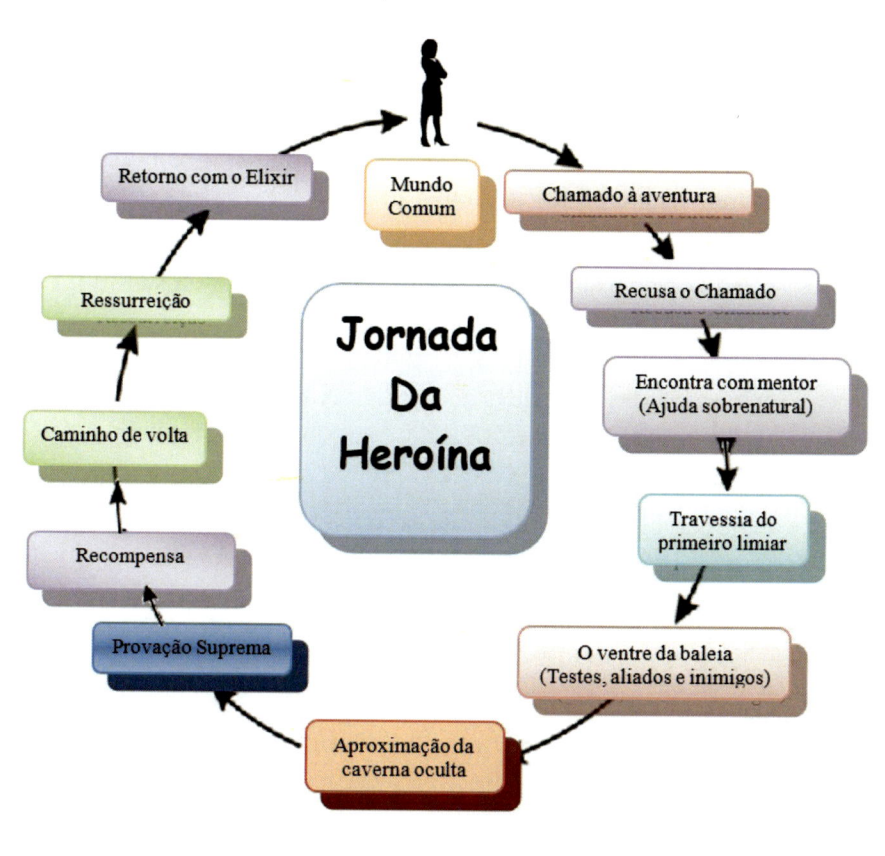

Fonte: Psicologia Analítica[48]

Em seu caminho, a heroína/o herói lança luz sobre regiões sombrias (desconhecidas e inexploradas), percebendo e lapidando os contornos de seus futuros desenvolvimentos. Ao enfrentar gigantes, dragões e monstros, ela/ele desafia o medo e a insegurança que o desconhecido pode gerar, saindo de sua zona de conforto (cotidiano), fazendo estremecer as bases do que já está estabelecido. O retorno da heroína/herói é acompanhado da conquista de tesouros, correspondendo à aquisição de comportamentos e atitudes que geram riquezas materiais e espirituais, pois ao vencer seus desejos ela/ele vai aprendendo a lidar com suas emoções, transformando sua energia instintiva, em conhecimento que lhe permite responder às

---

[48] Disponível em: http://psicologiaanalitica.wordpress.com/2010/11/05/algumas-palavras-sobre-o-arqutipo-do-heri-e-o-complexo-de-poder/. Acesso em: 29 out. 2021.

questões propostas por sua realidade, sintonizado com sua orientação interior (desejos, cognição, cultura) visando alcançar como se pode observar nos tópicos abaixo:

- *Mundo comum:* nesse primeiro momento, vemos a heroína em seu ambiente natural como ela é sua família, seus amigos.... É um momento introdutório da história.

- *Recusa do chamado*: a heroína pode retardar um pouco o início desta jornada (caminhada) por medo, insegurança recusando iniciar. Isso ocorre com frequência na vida real, por fatores físicos, psicológicos ou sociais. O indivíduo perde o momento de vivenciar ações dotadas de significados e sua vida vai se resumir à criação de novos problemas e num processo de aproximação da morte.

- *Encontro com o mentor*: ou a Ajuda Sobrenatural representa o poder benigno. É sempre simbolizado como a figura do ancião ou anciã (arquétipo do velho sábio ou da grande mãe), cuja função é preparar a heroína lhe dando amuletos para enfrentar o desconhecido com seus perigos e desafios, ele impulsiona a trilhar sua jornada ao ponto da heroína (personagem) aceitar seu chamado, pois está disponível ao chamado da heroína em qualquer ponto de sua jornada. O mentor a acompanhada por tempo indispensável auxiliando-o e treinando para que seja capaz de chegar a seu objetivo de forma correta.

- *Travessia do primeiro limiar*: deixa para trás sua vida comum e vai trilhar seu caminho, lá encontra com desafios, testes, aliados e inimigos aprendendo a lhe dar com este caminho e tendo êxito nele, como uma preparação para uma provação maior e nesta está em jogo a vida ou a morte. A passagem pelo limiar é voluntária e sela o compromisso da heroína com a aventura.

- *O ventre da baleia*: simboliza o renascimento, é quando o homem comum morre para renascer a heroína. O ventre da baleia é o local de gestação, de metamorfose, como se fosse o interior de um templo. É onde há a cunhagem de um novo corpo e de uma nova mente, um ato de concentração e de renovação da vida.

- *Provação suprema*: enfrenta a morte onde a heroína vive a crise verdadeira e encontra sucessivas provas às quais deve sobreviver e ganha a sua recompensa, chega a seu objetivo só que agora transformado, por conta de tudo o que vivenciou e volta para seu mundo comum, sua vida comum, sua vida comum, porém enfrenta mais uma vez e de forma definitiva a morte e sobrevive, entrando em contato com sua porção divina.

- *Caminho de volta:* é a preparação para a missão de retornar ao mundo real e comunicar a aprendizagem, de transmitir o que aprendeu de levar sua transmutação para a vida. Ainda nesse ponto pode haver a recusa ao retorno, mas, em geral, a heroína opta por completar o ciclo.

- *Ressurreição*: Nesse estágio, o encontro com a morte aparece numa escala ainda maior, pois é uma ameaça a todo o mundo. Realiza a catarse e se expõe mais a morte. Daqui surge um novo homem, mais sábio, mais experiente, menos egoísta, que precisa retornar à sociedade.

- *Retorno com o elixir:* amadurecido ele retorna a casa e traz sua recompensa, conquistados e compartilhando suas dádivas com a comunidade, denominada de elixir (benção obtida), pois esse elixir é transformador. Ao se separar de sua condição segura anterior, o herói empreende a busca de conhecimentos que lhe permitam responder aos desafios que lhe foram colocados. Saindo da rotina habitual, entra em contato com um mundo fantástico, com dimensão até então inconsciente, onde dormitavam, em estado potencial, novas possibilidades. Deixa a heroína mais humana e consciente, mais inteira e tem condições para ajudar a todos a sua volta, compartilhando com a sociedade. Ela se desloca do ego para o *self* e a jornada termina.

4.9. RODA DA VIDA

A Árvore da Vida (COOK, 1997) e a Árvore do Conhecimento do Bem e da figueira do Novo Testamento, o bosque de Oliveiras no Jardim do Getsêmani, onde Jesus foi orar, e as árvores milagrosas do Apocalipse, que produz doze tipos de frutos e cujas folhas são para a cura das nações, todos dão o testemunho da estima as árvores, que foram compreendidas pelos escribas das Sagradas Escrituras. Buda recebeu sua iluminação sob a árvore Bodhi, perto de Madras, na Índia, e vários dos deuses orientais são retratados sentados em meditação sob os galhos de árvores que se espalham.

Figura 12 – Roda da Vida

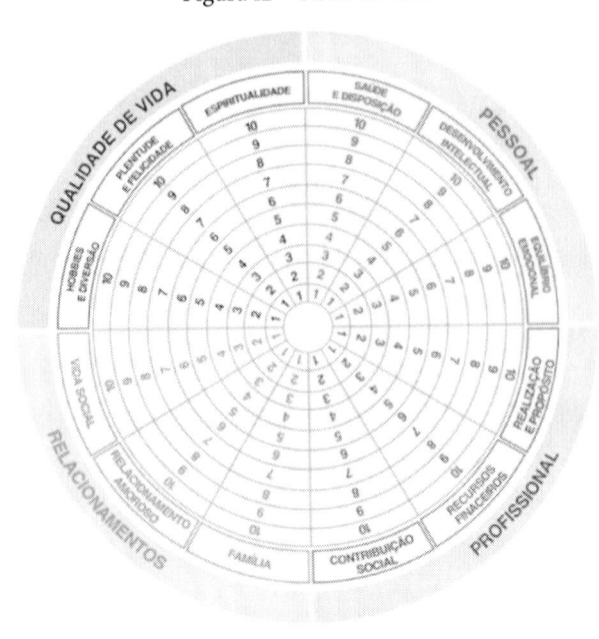

Fonte: IBC, 2023[49]

A Roda da Vida (figura 12) é uma ferramenta de Coaching que mede o índice de satisfação das pessoas em áreas importantes de sua vida. Ela se tornou uma excelente ferramenta de autoconhecimento. Tem o formato de uma mandala, um círculo que é composto por quatro importantes tríades estruturantes e que são: *Âmbito Pessoal, Âmbito Profissional, Qualidade de Vida e Relacionamentos*. Cada um destes indicadores, por sua vez, apresenta três fundamentos essenciais, totalizando doze áreas analisadas dentro dos quatro pontos centrais acima citados.

Com notas que variam de 1 a 10, sendo um, o valor mínimo e, dez, o máximo, a Roda da Vida é um instrumento poderoso de autoavaliação pessoal e profissional, porque permite que você analise e classifique cada uma destas áreas segundo o seu momento atual e, com base nestas informações, possa trabalhar tanto para elevar como para alinhar seus níveis de satisfação.

Nossa vida é composta de diversas áreas, e podemos organizar da seguinte forma:

---

49 Disponível em: http://www.ibccoaching.com.br/portal/coaching/conheca-ferramenta-roda-vida-coaching/. Acesso em: 29 out. 2021.

1. Qualidade de Vida – compreende hobbies e diversão; plenitude e felicidade; espiritualidade;

2. Pessoal – compreende saúde e disposição; desenvolvimento intelectual; equilíbrio emocional;

3. Profissional – compreende contribuição social; recursos financeiros; realização e propósito;

4. Relacionamentos – compreende vida social; relacionamento amoroso; família.

Para atingirmos um estado de paz e tranquilidade, devemos buscar o equilíbrio de todas as áreas, devemos sincronizar.

A Roda da Vida trata-se de um círculo dividido em oito, dez ou doze partes como um gráfico de pizza, representando, geralmente, os aspectos pessoais a seguir:

- Amigos e Familiares: a maneira que você se relaciona com pessoas próximas, se é aberto com essas pessoas, qual a frequência afetiva recebida, como é o diálogo e como os conflitos são resolvidos.

- Lazer: o tempo que você gasta com atividades que te dão prazer e te relaxem e se aproveita momentos de lazer com qualidade.

- Vida Financeira: aqui você irá avaliar se seu rendimento financeiro é o suficiente para suprir necessidades básicas, se é o suficiente para que você tenha uma vida confortável ou se é um problema constante em sua vida.

- Intelecto: o tempo que você gasta investindo em sua educação, se o conhecimento que tem é satisfatório, se realiza algum curso e o grau de satisfação com sua vida acadêmica.

- Espiritualidade: avaliar a sua força interna, a maneira que você lida com sua fé e preceitos que acredita e se eles estão alinhados com a visão que você tem de moral e se são coerentes com seus valores.

- Amor: o relacionamento afetivo que você tem com outra pessoa. Aqui você irá avaliar os sentimentos, o respeito mútuo, as metas feitas em conjunto, a visão de futuro no relacionamento e a avaliação de dificuldades e bons momentos.

- Trabalho e Carreira: avaliar se o que você faz te traz satisfação, se é o que você sempre quis fazer, se te traz benefícios, conhecimento e se você se sente bem em seu ambiente de trabalho e com as atividades que exerce.

- Saúde: considerada pelos hindus a parte mais importante, pois sem saúde nada flui. Aqui você irá avaliar o cuidado que tem com sua saúde, se realiza exames periódicos, a maneira que se alimenta, se exercita seu corpo e tem um acompanhamento adequado.

Para realizar a avaliação, é necessário colocar uma nota (que vai de 0-10 ou 0% a 100%) referente à satisfação que você tem em cada área. Com o resultado final você saberá onde precisa dar um pouco mais de atenção e, consequentemente se sentir realizado e satisfeito com a situação que se encontra.

Essa técnica também ajuda com que a pessoa avaliada possa fazer uma reflexão de que ponto de sua vida se encontra e para onde quer ir, quais são suas prioridades, principais interesses e que pontos importantes está anulando, impedindo assim seu crescimento pleno. Para o sistema hindu, é necessário que cada esfera ou parte do gráfico tenha 60% de satisfação, caso contrário, se torna uma área que precisa urgentemente ser modificada.

Ao identificar qual área apresenta deficiências, fica mais fácil de traçar um planejamento eficaz que ajudará a pessoa a trabalhar esse aspecto que está em falta, levando assim a uma vida mais prazerosa, produtiva e ao equilíbrio pessoal, a qual pode se transformar em uma ferramenta para cuidar da mulher que sofre violência doméstica, visando detectar as áreas mais defasadas e que precisam ser estimuladas. Essa roda deve ser reaplicada para acompanhar o desenvolvimento do tratamento (figura 13).

Figura 13 – Representação do viver

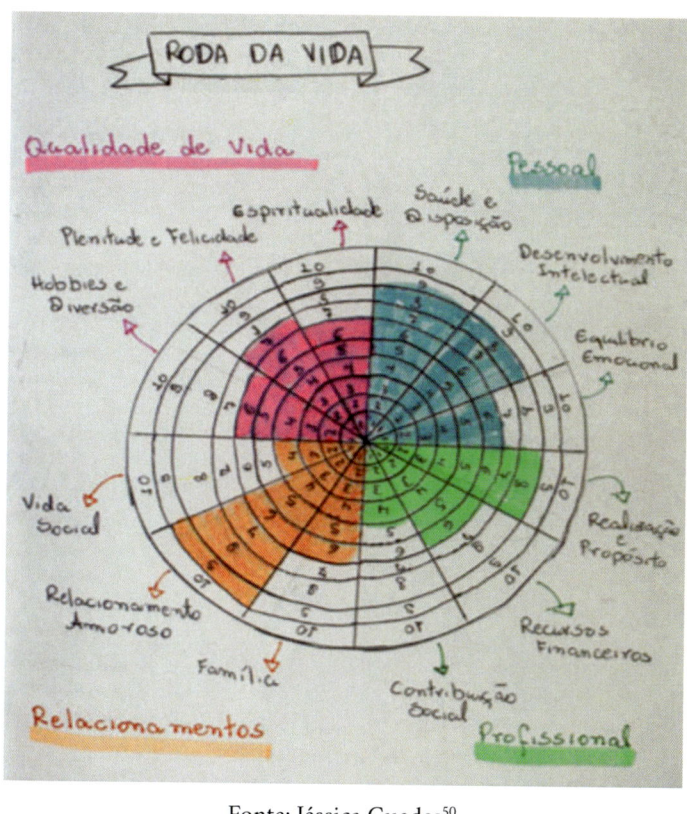

Fonte: Jéssica Guedes[50]

REFERÊNCIA

AAKER, Jennifer L Dimensions of brand personality, *Journal of Marketing Research,* ABI/INFORM Global, v. 34, n. 3, p. 347, Aug, 1997.

ANDRADE, L. Q. *Terapias expressivas.* São Paulo: Vector, 2000.

ARAÚJO, S. T. C.; SANTORO, D. C.; PORTO, I. S.; SANTOS, I.; FIGUEIREDO, N. M. A. Manifestações não verbais de clientes. *R Enferm UERJ,* Rio de Janeiro, v. 12, p. 166-72, 2004.

ARAÚJO, Sílvia Teresa Carvalho de. *Os sentidos corporais dos estudantes no aprendizado da comunicação não-verbal do cliente na recepção pré-operatória*: uma semiologia

---

da expressão por meio da sociopoética. Tese de doutorado em Enfermagem, Universidade Federal do Rio de Janeiro, Escola de Enfermagem Ana Nery, 2000.

ARNHEIM, R Rudolf. *Arte e Percepção Visual*: uma psicologia da visão criadora. São Paulo: Pioneira, 2005.

AZEVEDO JUNIOR, JG de. Apostila de Arte – *Artes Visuais*. São Luís: Imagética Comunicação e Design, 2007.

BRANDÃO, Junito. *Dicionário Mítico-Etimológico*. Petrópolis: Vozes, 1997, vol. I.

CAMPBELL, Joseph. *O poder do mito*. São Paulo: PALAS ATHENA, 2012.

CAMPBELL, Joseph. *O Herói de Mil faces*. São Paulo, Cultrix, 2013.

CANELLA, Lídice da Costa Leker. *Arte e sagrado*: a simbologia do lótus no budismo tibetano. Anais dos Simpósios da ABHR, v. 14, 2015.

CHEVALIER Jean Silva, GHEERBRANT, Alan. *Dicionários de Símbolos*: mitos, sonhos, costumes, gestos, formas, figuras, cores, números. 17. ed. Tradução de Vera da Costa e Silva. Rio de Janeiro: José Olympio, 2012.

COOK, Robert. *A Árvore da Vida*: Imagem do cosmos. Tradução de Flora Casas. Madrid Espanha: Del Prado, 1997.

DINIZ, Ligia. *Arteterapia na empresa*: jornada por meio das cores. Disponível em: http://www.ligiadiniz.com/htm/ arteterapianaempresa.html. Acesso em: 29 out. 2021.

FARINA, Modesto; PEREZ, Clotilde; BASTOS, Dorinho. *Psicodinâmica das cores em comunicação*. São Paulo: Edgar Blucher, 2006.

FERREIRA, Kacianni. *Psicologia das Cores*, Rio de Janeiro, WAK, 2013.

FINCHER, Suzanne F. *O Autoconhecimento por meio das Mandalas*. São Paulo: Pensamento, 1994.

FREITAS, Ana Karina Miranda de. *Psicodinâmica das cores em comunicação*. São Paulo: ISCA Faculdades, 2007.

GARCEZ, Luciane Ruschel Nascimento. O mito, o herói, o artista. *Revista Arte Ohun*, Salvador, v.4, n. 4, p. 84-99, 2008.

GAUTHIER, Jacques *et al*. *Pesquisa em enfermagem*: novas metodologias aplicadas. Rio de Janeiro: Guanabara Koogan, 1998.

GOETHE, Johann Wolfgang Von. *Doutrina Das Cores*. 4. ed. São Paulo: Nova Alexandrina, 2013.

HELLER, Eva. *A psicologia das cores*: como as cores afetam a emoção e a razão. São Paulo, Gustavo Gilli, 2013.

HINDE, Robert A. *Relationships*: A dialectical perspective. Hove: Psychology Press, 1997.

JUNG, Carl Gustav. *Psicologia e alquimia*. Petrópolis: Vozes, 1994.

JUNG, Carl Gustav. *Fundamentos da Psicologia Analítica*. Petrópolis: Vozes, 1971b.

KAST, Verena. *A dinâmica dos símbolos*: fundamentos da psicoterapia junguiana. São Paulo: Vozes, 2013.

LIPP, Frank J. *O Simbolismo das Plantas*. UK. Evergreen, 2002.

LUSCHER, Max. *Il test dei coolori*. Italia: Astrolabio, 1976.

MARTINS, Luana Vieira; VALLADARES, Ana Cláudia Afonso. A utilização das cores em arteterapia com adultos-jovens usuários de drogas psicoativas hospitalizados. *In*: MERLEAU-PONTY, Maurice. *Fenomenologia da percepção*. São Paulo: Martins Fontes, 2011.

MORAES, Fabricio Fonseca *Algumas palavras sobre o "Arquétipo do Herói" e o complexo do poder*. Disponível em: http://psicologia126.Dominiotemporario.com. Acesso em: 29 out. 2021.

PAIM, Gilberto. *A beleza sob suspeita*. Rio de Janeiro: Jorge Zahar, 2000.

PETER, Cris. *Uso das Cores*. Nova Iguaçu: Marsupial, 2014.

PHILIPPINI, Angela. *Para entender Arteterapia*: cartografias da coragem. Rio de Janeiro: WAK, 2005.

PORTAL, Frédéric. *El simbolismo de los colores, en La Antigüedad, La Edad Media y los tiempos modernos*. Barcelona: Sophia Perennis, 2005

RODRIGUES, Marcel Henrique. *Uma teoria sobre a simbologia na Praça de São Pedro, no Vaticano, arquitetada por Gian Lorenzo Bernini*. Minas Barreiro, *Percurso Acadêmico*, v. 2, n. 4, p. 8-25, 2012.

SILVEIRA, Andréa F., GEWEHR Catarina, BONIN Luiz Fernando R., BULGACOV. Yara L. M. *Cidadania e participação social* [on-line]. Rio de Janeiro: Centro Edelstein de Pesquisas Sociais, 2008.

SOUZA, Ana Izabel Jatobá; EDMAN, Alacoque Lorenzini. Percepção – uma reflexão teórica a partir da filosofia de Maurice Merleau-Ponty. *Revista Baiana de Enfermagem*, Salvador, v. 18, n. 1 / 2, p. 75-87, jan./ago. 2003.

TOMMASI, Sonia Maria Bufarah. *A dinâmica de complexos inconscientes por meio de símbolos religiosos nas artes plásticas de pacientes psiquiátricos.* Tese de doutorado de Pós-Graduação da Faculdade de Ciências Médicas da Universidade Estadual de Campinas para obtenção do título de Doutor em Ciências Médicas, área de Saúde Mental. 2004.

URRUTIGARAY, Maria Cristina. *Arteterapia:* a transformação pessoal pelas imagens. 4. ed. Rio de Janeiro: Walk, 2011.

WAHBA, Liliana Liviano. *As heroínas.* São Paulo. Núcleo de Estudos Junguianos. 2011. Disponível em: http://www.pucsp.br/jung/portugues/ publicacoes/ artigos_heroina.html. Acesso em: 29 out. 2021.

ZIMMERMANN, Elisabeth Bauch. *Integração de processos interiores no desenvolvimento da personalidade.* Dissertação de mestrado na área de saúde mental, Universidade Estadual de Campinas. 1992.

OFICINAS

Tavares, J.S.L.

Lopes, L.S.F.

Dias, M.S.V.

Santos, T.S.

Lima, S.C.R.

Machado, L.F.O

Martini, E.C.

Araújo, J.C.S.

Quadros, M.K.G

Bittencourt, T.V.

Almeida, M.B.

Bittencourt, A.

Silva, N.P.

Donelate, C.

Fernandes, T.S.

Bittencourt, A.M.

5.1. OFICINAS TERAPÊUTICAS

As oficinas terapêuticas são dispositivos de CUIDAR que tem por objetivo a reinserção social, por meio de ações que podem envolver o trabalho, a criação de produtos, a geração de renda e principalmente de estimular e retomar a autonomia do sujeito, para que não ocorra uma nova institucionalização, criando por fim novos crônicos (LIMA, 2008).

Figura 1 – Metas das oficinas

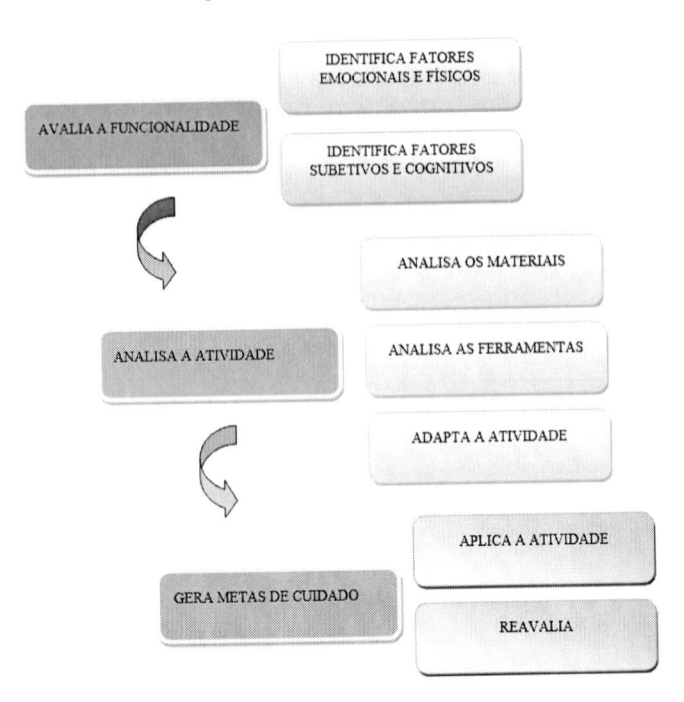

Fonte: Almeida, Martini e Bittencourt

Para Ferreira e Melo (2013), as oficinas terapêuticas são fundamentais ferramentas, pelo fato de se constituírem em atividades coletivas, orientadas por profissionais inseridos no CUIDADO, que proporcionam ao SER, a expressão de suas emoções e dificuldades vivenciadas, além também de permitir a reconstrução da sua identidade pessoal.

A oficina se apresenta como possibilidade de recolhimento na medida em que se constitui como espaço diferenciado (figura 1), sem pressa, onde a atividade serve também como espaço para colocações pessoais profundas e intensas que oferecem a oportunidade de vivenciar novamente experiências, que favorece ressignificar o *viver*, o qual reflete no *Eu* e a partir deles, procuram modos de transformação.

A primeira coisa que o terapeuta ocupacional tem em mente para realizar seu CUIDAR, ele precisa selecionar uma ATIVIDADE, que favorece a união entre o mundo humano (finito) e o mundo exterior (infinito) cheio de linhas de fugas, nas quais o SER pode transformar por meio da criação, seus conteúdos bloqueados por traumas ou conflitos internos (JUNG, 2012).

Figura 2 – Fatores específicos do cuidar em Terapia Ocupacional

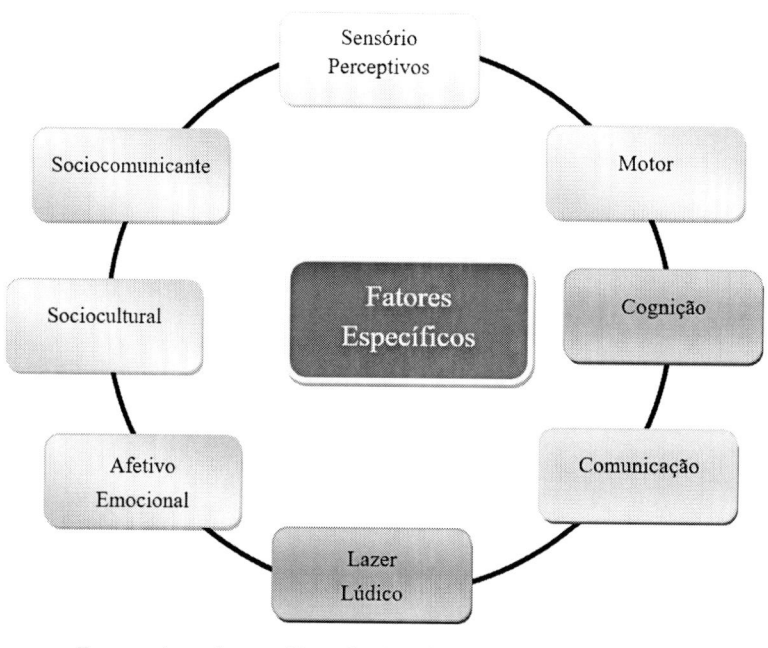

Fonte: adaptado por Almeida, Quadros, Martini e Bittencourt

Desta forma, gera-se um cuidado que se direciona em dois polos, o primeiro pelo movimento incessante (nunca terminado) de constituição sempre precária das subjetividades e o segundo pela projeção imagética e simbólica marcada pela experimentação, pela seriedade de como são projetadas e realizadas as atividades, que na maioria das vezes se encontra pautada em parâmetros éticos e estéticos que acolhe, em especial do campo das artes (GUATTARI, 2009). Nesse sentido, é muito importante que o terapeuta ocupacional, no decorrer das oficinas, desenvolva o "estar presente", a escuta ativa oportunizando a criação de novas possibilidades no seu caminhar terapêutico (figura 2).

5.2. ANÁLISE DOS CONTEUDOS DAS OFICINAS

5.2.1. Aspectos Afetivos/Psíquicos

- Atitudes passivas/agressivas;
- Reconhecimento do meio;

- Equilíbrio (estabilidade emocional);
- Estrutura Psíquica (valores, hábitos, cultura);
- Limite (noções de respeito);
- Alta estima/baixa estima;
- Iniciativa;
- Autocontrole;
- Capacidade de suportar frustração/fracasso;
- Relação com poder/ liderança;
- Relação familiar;
- Relação social;
- Sentimento de menos ou mais valia;
- Dependência/ Independência;
- Perigo/ Risco;
- Identificação Sexual;
- Comportamento/adequação.

5.2.2. Aspectos Motores

- Coordenação viso motora;
- Coordenação motora grossa;
- Coordenação motora fina;
- Equilíbrio dinâmico/ estático;
- Postura - Corporal / Membros;
- Lateralidade;
- Ritmo;
- Movimentos componentes;
- Direção;
- Capacitação;
- Mobilidade;

- Controle do movimento;
- Tiques/ manias;
- Esquema Corporal;
- Uso de Prótese e Órteses.

5.2.3. Aspectos Cognitivos

- Habilidade organizacional;
- Raciocínio;
  - Analítico;
  - Lógico;
  - Sintético;
- Estratégias;
- Planejamento;
- Previsão;
- Tentativa de erro/acerto;
- Atenção;
- Concentração;
- Seriação;
- Percepção de sinais e símbolos;
- Compreensão de ordens simples/complexas;
- Imaginação;
- Memória (curta, média e longo prazo).

5.2.4. Aspecto Sensório/Perceptivo

- Áreas do sentido (visão, audição, gustativo, olfativo, tátil);
- Área perceptiva;
- Diferenciação – processo discriminatório de coisas, espaços, situações e pessoas);

- Associação;
- Assimilação;
- Simbolização representa a experiência verbal e não-verbal;
- Conceituação – capacidade de abstração, classificação e categorização;
- Relação com o meio.

5.2.5 Aspecto Sociocultural

- Interação – no âmbito social;
- Integração – com o meio;
- Sentido de Inclusão – sentimento de pertencer ao grupo;
- Competição;
- Responsabilidade;
- Comunicação Necessária;
- Cooperação;
- Conduta/ educação;
- Compreensão;
- Meio social – status social;
- Valores;
- Moral;
- Conteúdo cultural – costumes do meio em que vive;
- Situação de vida.

5.2.6. Aspecto Lúdico

- Aproveitamento social – explora sua vivência social;
- Frequência em locais próprios – relação com o lazer;
- Identificações – vínculo satisfação, sentimento e lazer;
- *Hobby* – palavra inglesa frequentemente usada na língua portuguesa e significa *passatempo*, ou seja, uma *atividade* que é *praticada por prazer* nos tempos livres;

- Aptidões – *habilidades não exploradas;*
- Capacidades/ habilidades;
- Prazer/desejo.

5.2.7. Aspecto de Independência/ Autonomia

- Atividade da Vida Diária – AVD;
- Atividade da Vida Prática – AVP;
- Atividade Instrumental da Vida Diária – AIVD;
- Fazer escolhas;
- Brincar.

5.2.8. Aspecto de Comunicação/Linguagem

- Dificuldades sensoriais;
- Diminuição de capacidades sensoriais – tais como alteração dos **sentidos** fundamentais do corpo humano – visão, audição, tato, gustação ou paladar e olfato – os quais se constituem nas funções que propiciam o relacionamento do SER com o ambiente;
- Quadros diversos de atrasos, dificuldades e deficiências;
- Quadro motor orofacial;
- Simbolizações apropriadas;
- Comunicação Corporal – linguagem não verbal;
- Uso da linguagem universal – libras;
- Uso de adaptações;
- Comunicação alternativa.

Nas oficinas utilizam-se várias linguagens: as verbais, as escritas, as imagéticas, as icônicas e o não verbal, pois elas se transformam em ferramentas de comunicação inconsciente que possibilitam expor emoções, sensações, percepções, pensamentos e intuições, facilitando a verbalização posterior dessas expressões, bloqueios e sentimentos.

5.3 AS OFICINAS

5.3.1. Oficina de Argila

A oficina de cerâmica foi desenvolvida pelas mulheres por meio de diferentes temáticas que visava trabalhar as funções sociais e familiares. A primeira opção foi usar a técnica cordelada que consiste em confeccionar cordões de argila, que são colocadas sobre uma base redonda, a partir de uma "bola de argila achatada", sobrepostas. O aumento do diâmetro da peça é resultado do aumento do comprimento dos cordões, depois alisa a peça com o auxílio de espátula ou com as mãos e a decore.

Material

- Argila;

- Estecas;

- Ferramentas para cerâmica (figura 3);

- Vasilha de água;

- Tinta (opcional).

Figura 3 – Ferramentas para cerâmica

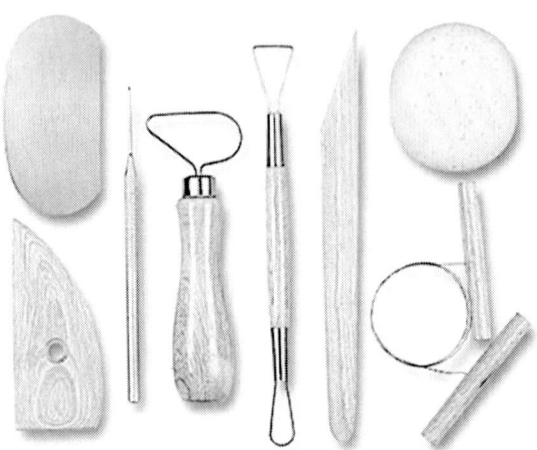

Fonte: Amazon[51]

---

[51] Disponível em: amazon.com.br. Acesso em: 30 out. 2021.

A experiência com argila buscou revalorizar simbolicamente o barro e a terra, que na mulher representa o nascimento e o casamento que surgiu sob a égide das lembranças transmitidas pelas mãos a identificação com o mundo real. Para Silva (2005, p. 312), o silêncio das atividades relacionadas à argila pode ser interpretado a partir das reflexões de Jung (2005), na medida em que o conteúdo destas lembranças contém os fragmentos da vida de relação da mulher (agressões). A experiência da oficina, por meio das mãos, permitiu as participantes que os distintos conteúdos destas lembranças fossem redescobertos e que o silêncio e o simbolismo expressos revelaram as ações agressivas sofridas no decorrer do viver de cada um.

No decorrer das oficinas, ocorreram intervenções dialogadas sobre a temática da violência doméstica, quando questionadas sobre os motivos que as levaram a aceitar as agressões como natural ou por medo de perder seus direitos frente a família e sua comunidade.

Dentre as respostas mais frequentes, surgiram as seguintes respostas: *Minha mãe apanhava...; Queria um marido machão...; Hoje tenho medo de meu filho fazer o mesmo que o pai faz comigo...; Sou sustentada pelo meu marido, não vou ter como manter minha família... etc.*

Além disso, a vivência do processo de criação dentro desse contexto, oportuniza o atravessar mutuamente a arte, o emocional, o social e a saúde, promovendo abertura de canais criativos e da sensibilidade que se ampliam para além do universo da arte e se estendem aos acontecimentos cotidianos, enriquecendo-os (CASTRO, 2001). Nesse sentido, a dinâmica inclusiva possibilita a ressignificação das experiências dessas mulheres num microuniverso social que se remete e se contextualiza no "macro"; transformando-se num espaço poético carregados por elementos universos subjetivos (CANGUÇU *et al.*, 2000).

Desta forma, as oficinas podem ser, lugar de produção, de vivência, de intercâmbio, de ampliação das relações, de mergulho no universo do viver em família, de resgates das lembranças e da oportunidade de se trabalhar a autoestima, transformando-as em mulheres cidadãs, conscientes de seus direitos e deveres e possibilitando o desenvolver do amor e do respeito delas mesmas (figura 4).

Figura 4 – Construção em grupo do significado MULHER

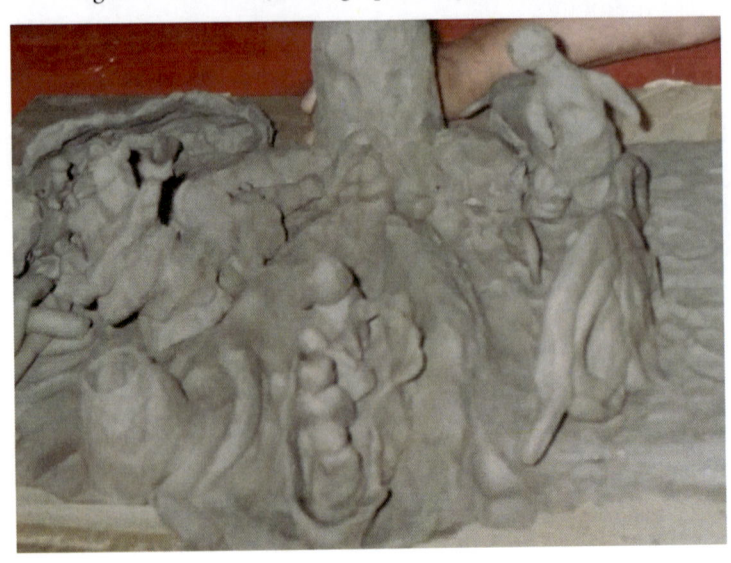

Fonte: acervo pessoal

5.3.2. Oficina de Barbante

Rede de Indra (com barbante para formar uma rede humana).

Trata-se de uma dinâmica de grupo que para o contexto social da Terapia Ocupacional, favorece a aproximação das pessoas e o início do acolhimento grupal. Desta forma, inicialmente as participantes devem se sentar em círculo (chão ou em cadeiras), o terapeuta começa o jogo dizendo seu nome, idade, o que gosta (seus hobbies), se é casado e tem filho e a partir desse momento ele segura o fio do barbante, olha para uma pessoa, joga o rolo e ela tem que se apresentar da maneira que o terapeuta fez, sem largar a ponta do barbante, arremessa o novelo à outra participante e assim vai se sucedendo, até que todos estejam com uma ponta de barbante na mão.

O terapeuta a partir da forma configurada pelo barbante ele perguntará ao grupo que representa essa atividade, procurando esclarecer que o entrelaçar ocorreu pela união e a colaboração de todos os participantes. Para finalizar a teia o fio é desenrolado e cada participante deve se lembrar para qual pessoa ela jogou, procurando nesse momento valorizar um fator positivo da vida (Eu admiro você por ser pontual; Eu admiro você pela sinceridade; Eu joguei o rolo de barbante, pois quero fazer uma pergunta pessoal! Etc.) do seu antecessor.

Nesse momento, o terapeuta reforça a importância de ouvir a outra e estimula a habilidade de memória e concentração, mas que seja uma atividade descontraída que todos possam relaxar brincar e se interagir. O único problema são as perguntas capciosas ou com conotação sexual, esclarecendo que a pessoa pode ou não responder.

Ao invés de perguntar coisas pessoais pode ser feito elogios ou destacar certas qualidades da pessoa (se conhecer, ou falar sobre algo importante para a própria pessoa) ou para satisfazer alguma curiosidade do porquê a pessoa faz certas coisas ou tem certos gostos, por exemplo: rir bastante.

O organizador da dinâmica pode propor diversas formas de reflexão, como pedir que alguns participantes soltem a ponta ou deixem o barbante frouxo, mostrando o quanto é importante que cada um faça a sua parte com empenho, compromisso, foco e dedicação. É interessante ouvir a opinião de cada colaborador sobre a atividade, para que todos possam contribuir e se integrar cada vez mais.

Cabe ao terapeuta, ficar atento a linguagem corporal e utilizar os sentidos sociocomunicantes para estabelecer harmonia, equilíbrio ao grupo e traçar seu plano de cuidado.

5.3.3. Dinâmica das mãos atadas

Essa oficina trabalha as relações sociais, sugerindo trabalho em equipe, planejamento, cooperação, ajuda mútua, paciência, descontração e carícia, cujo foco é: Relacionamento interpessoal; Foco no resultado, Cooperação e Mostrar a importância de persistir e não desistir diante dos problemas. Para tal, as participantes devem ser divididas em pares e amarradas uma na outra, pelas mãos, por meio de barbantes. Cada dupla tem que descobrir como se soltar uma da outra.

O material necessário são pedaços de barbante de algodão, cortados em pedaços de, aproximadamente 1metro. É preciso ter um pedaço de barbante cortado para cada participante, sendo aconselhável cortar o barbante antes e uma tesoura para cortar e soltar os participantes, caso o barbante seja muito grosso.

A técnica consiste em pedir as participantes para formarem pares e ficarem em pé, afastando as cadeiras. Distribuir os pedaços de barbante (1 para cada participante). Convidar uma dupla como voluntária para mostrar como os barbantes têm que ser amarrados. Fazer a demonstração, pedindo que cada membro da dupla ajude a amarrar o barbante nos pulsos do parceiro. As pontas de cada pedaço de barbante precisam ser amarradas nos pulsos de um dos integrantes da dupla, usando um nó cego e de modo que não possa ser tirado do pulso, passando pela mão. O detalhe importante é que os barbantes devem se cruzar, prendendo os integrantes de cada dupla (Figura 5).

Figura 5 – Oficina do Barbante

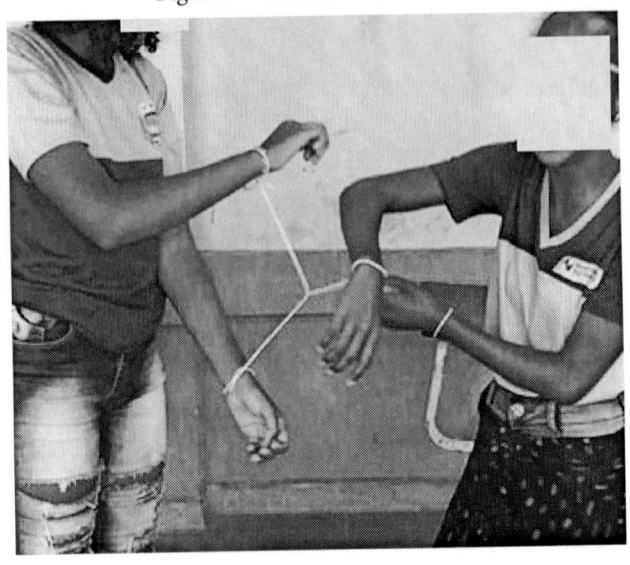

Fonte: acervo pessoal

O terapeuta auxiliará a dupla que estiver encontrando dificuldade em dar a laçada e orientará aqueles que já conhecem o jogo, esclarecendo que basta se soltar e a dupla deverá vir para frente e não contar nem mostrar como fazer para ninguém.

O objetivo do jogo é que cada participante consiga se soltar uma do outro, sem arrebentar o barbante, sem abrir os nós, nem tirar o barbante dos pulsos. Portanto o desafio consiste em se soltarem um do outro sem desfazer os nós dos punhos e sem arrebentar o barbante.

Inicialmente se dará 1 a 2 minutos para as duplas tentarem se soltar. Enquanto elas tentam se soltar, jogar perguntas do tipo: "Como é que é, dá para se soltar ou não? ". Decorrido o tempo (no máximo 5 minutos), caso alguém tenha conseguido descobrir a solução, pedir para elas mostrem as demais como fazer para se soltar. Caso ninguém tenha conseguido, chamar uma das duplas e mostrar como fazer para se soltarem.

Temas para discussões:

- Caso alguém tenha conseguido se soltar, perguntar como descobriram a saída;

- Perguntar como se sentiram amarradas uma na outra;

- Quem chegou a desistir e por quê?

- Que conclusões podem ser tiradas da brincadeira?

- Conclusões, para refletir.

Todo problema tem solução. É preciso persistir e não desistir.

Muitas vezes, a solução está nos pequenos detalhes, na frente de nossos olhos, mas não conseguimos enxergar;

Quando não estamos conseguindo encontrar a solução, é importante tentar quebrar os paradigmas;

Na maior parte das vezes, as soluções são simples.

Solução:

A figura 6 mostra como os barbantes devem ser amarrados e mostra como fazer para que a dupla consiga se soltar, sem arrebentar ou cortar o barbante. Basta passar um dos barbantes por dentro de um dos nós, dar a volta completa na mão e puxar.

Figura 6 – A união e a soltura

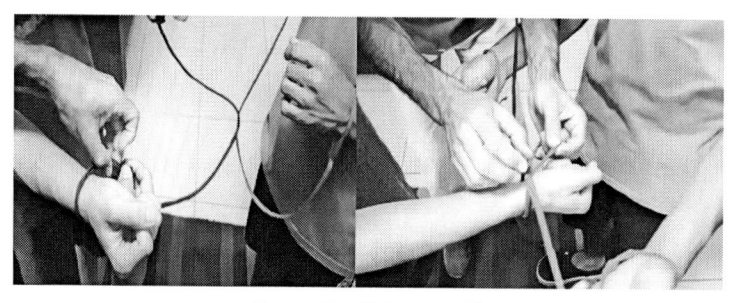

Fonte: YouTube, 2018[52]

---

[52] Disponível em: https://www.youtube.com/watch?app=desktop&v=6Hl2ekkyf-s. Acesso em: 21 out. 2020.

5.3.4. Oficina de Colagem

Como a colagem é uma atividade multiplicadora, que trabalha com figuras previamente recortadas o que favorece o entrar em contato com símbolos inconscientes. Colar é ligar uma coisa com a outra, é estabelecer vínculo. É considerada experiência sensorial porque existe a manipulação dos materiais e manifestação emocional.

Segundo Granieri (2006), o processo da colagem se divide em quatro etapas: identificação, projeção, transformação e reconstrução, essa técnica oferece ao SER a oportunidade de se identificar e projetar sua histórica de vida e para assim, transformá-la.

Para Guaraná (*apud* VALLADARES, 2009), simbolicamente o ato de recortar ou rasgar os papéis e posteriormente reuni-los, colá-los, recompondo-os, corresponde subjetivamente à vivência de cortes, rupturas, reparação e reorganização-estruturação, pois a colagem além de favorecer a possibilidade de organização pela junção e articulação de formas prontas ela estimula a organização espacial.

5.3.5. Oficina Colando o caos

As mulheres que sofrem violência doméstica, sida seu viver se caracteriza pelo caos diário, o qual ela não sabe se aquele dia seria um dia de agressões ou de paz. Para tal, pode-se usar a colagem visando oportunizar o escolher (sucata, papéis diversos, materiais orgânicos (folhas, flores, casca de árvore, sementes, areia), o discernir, o selecionar (imagens, flor, sementes etc.), o jogar fora; optar, planejar, organizar, construir e concluir, proporcionando a sensação de ter conseguido arrumar e reconstruir sua vida.

A colagem feita com papel rasgado sem a utilização de tesoura se transforma em excelente recurso por favorece a catarse, pois abre "mão" do belo e perfeito, para a criação de uma imagem inconsciente, não perfeita, mas representativa de si mesma. O rasgar, também oportuniza o extravasamento da agressividade, a qual expressa ao rasgar o papel, a reação de raiva, ao escolher ela que deseja deixar para trás e redimensionando a sua nova perspectiva de viver.

Ao se trabalhar com tecido, estes farão as mesmas funções, porém oportunizarão também a verticalidade, a possibilidade de se unir fragmentos de sua vida. Ela poderá identificar que nada é igual, que diversos sentimentos afloram o seu viver com ou sem agressão, mas que se unirem esses "cacos" ela poderá ser uma pessoa mais consciente de seus valores e de sua cidadania (figura 7).

Figura 7 – A reconstrução do caos interior

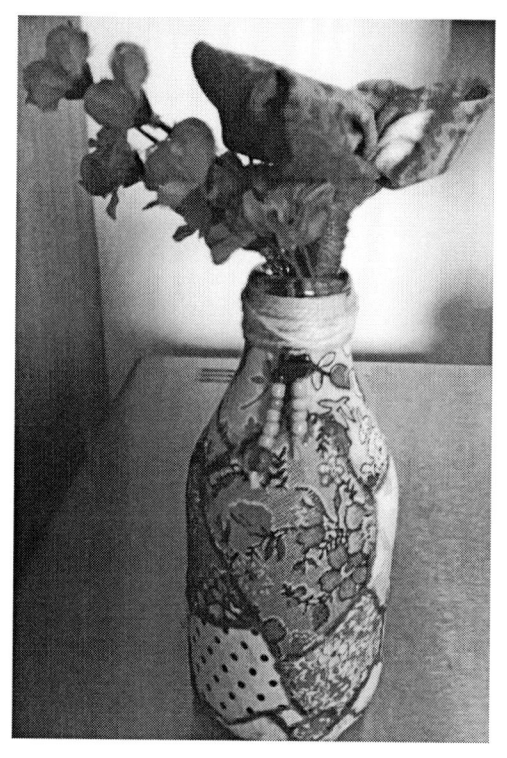

Fonte: acervo pessoal

5.3.6. Oficina a árvore das trocas: elucidando alteridade e empatia

Atividade desenvolvida dentro do projeto Emoções, no qual discute a proposição de Oficinas de sensibilidades no Município de São Gonçalo, no Rio de Janeiro que debruçaram sobre a temática Educação e Sentimentos no âmbito escolar com o objetivo de evidenciar autorreflexão e ajuda mútua entre pares, por meio da verbalização e reconhecimento de sentimentos pertencentes ao autoconceito, bem como o estímulo a alteridade. Antes da realização da oficina, foi realizada atividade de relaxamento induzido, com duração de 90 minutos.

Materiais:

- 1 folha de papel pardo;
- 1 folha de Eva verde;
- 1 folha de Eva Vermelha;
- 1 folha de marrom;
- Canetas hidrográficas nas cores vermelha, verde e marrom;
- 1 Caneta permanente;
- 1 Tesoura;
- Cola para Eva.

Preparo da atividade:

Utilize as canetas hidrográficas para desenhar uma árvore. Ela deve ocupar todo o espaço da folha de papel pardo. Após isto deve se pensar para que número de pessoas se projeta a atividade. Com as folhas de EVA, corte círculos vermelhos, desenho de folhas verdes e retângulos marrons, todos devem ter espaço para escrita em seu interior, ou seja, não podem ser pequenos.

Aplicação:

O Círculo faz alusão a um fruto a ser compartilhado, dado por livre desejo ao um par. Este fruto é entendido como algo que o sujeito já obtém de significante, que de algum modo foi semeado por outros também, que gerou frutos que possam ser ofertados ao próximo.

A Folha simboliza o desejo de crescimento de algo, que o sujeito identifica em sua totalidade, aspectos em que o indivíduo percebe e entende que para um efetivo crescimento, necessita-se do auxílio de outros para regarem e estimularem o desenvolvimento deste crescer.

O retângulo faz menção a terra, ao tronco. Nele é inserido aspectos do viver do adolescente que estes identifiquem como algo que deve ser enterrado, não pela sua inutilidade, mas sim por não servir mais momento, porém que trouxe algum benefício a vida, porém que deve ser desconsiderado, para dar novos passos adiante. Então apresentado aos adolescentes a temática e a proposta da oficina. As mulheres são orientadas a expor cada figura (figura 8).

Figura 8 – Árvore das trocas

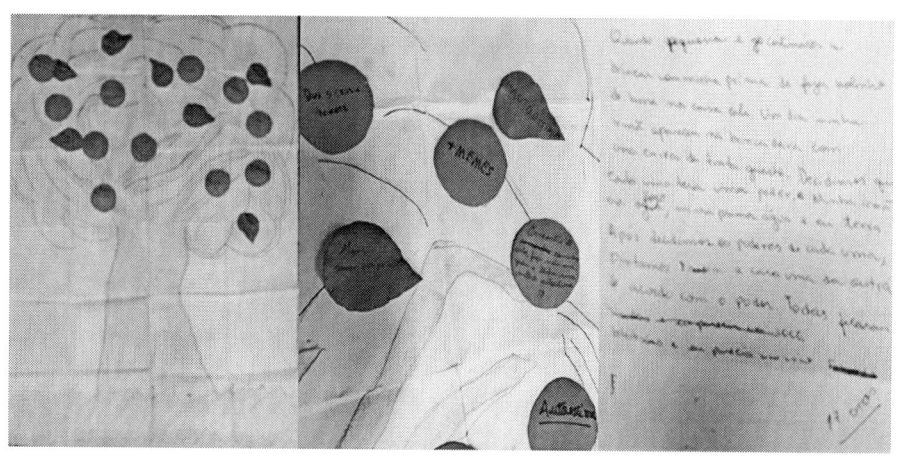

Fonte: acervo pessoal

5.3.7. Oficina de construção

Oficina de construção de jogos, as mulheres são convidadas a brincar e então a fazer à sua maneira um jogo para levar para casa. Será possível personalizar o jogo, decorando-o, alterando o tamanho, imaginando temas etc. Sabe-se que os jogos podem ser jogados por pessoas de todas as idades e constituem ferramenta valiosa para promover encontros e vivências significativas, favorecendo a comunicação entre as pessoas.

Essa oficina é dividida em quatro fases. Na primeira fase, a mais longa, onde as mulheres identificam a gama variada de jogos de tabuleiro e se divertem com as diferentes técnicas e disposições dos jogos. Uma vez que elas criem um bom repertório de jogos, na segunda fase passam a analisar as necessidades existentes e, em duplas, e são convidadas a criar seu próprio jogo. Sob a supervisão dos terapeutas ocupacionais, desenvolvendo seu protótipo, que será testado na terceira fase. Voltam a desenvolver os jogos para que, na última fase, possam reformular e fazer a arte final.

A construção é mais complexa, pois exige maior elaboração para que o objeto seja estruturado. A diferença importante é que ela é tridimensional, trabalha noções de peso, tamanho, forma, posição, espaço, profundidade, comprimento, largura e volume. Em suas relações espaciais favorece a verticalidade, horizontalidade e a transversalidade; suas texturas podem ser: foscas, polidas, chapiscadas, ásperas, lisas, enfim beneficia um universo de fatores, os quais podem ser projetados por meio dos símbolos e dos sinais inconscientes.

A construção pode ser vista de diversos ângulos e distâncias, o que mostra o eixo de EQUILÍBRIO da mulher na construção e desta forma, o terapeuta ocupacional passa a ser o facilitador, para que ela perceba sua estrutura emocional, diante de seus erros e acertos, pela materialidade do material escolhido (manuseio), pelas dificuldades apresentada na construção (reorganizar, se conscientizar, poder mudar o que está dentro) na busca da harmonia não só fora, mas principalmente dentro, oportunizando a catarse dos seus conteúdos internos bloqueados inconscientemente (figura 9).

Figura 9 – Jogos criados

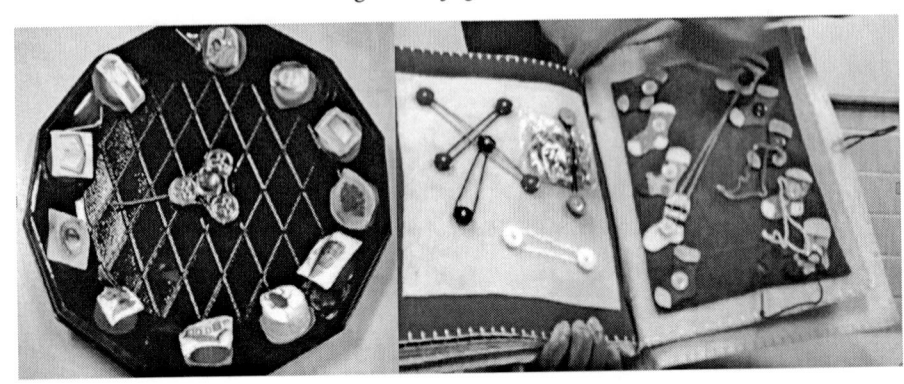

Fonte: acervo pessoal

É um processo de autoconhecimento que envolve edificação, integração, composição, coordenação, equilíbrio, construção, reconstrução e agregação dos materiais reunidos (figura 10). Para tal, o terapeuta deve observar com grande atenção na construção de sua cliente: de onde começou, como juntou as partes, se precisou da ajuda, se fez ou desfez parte do processo, qual parte junta que está mais presa está mais fácil de desfazer, descolar...

Figura 10– A colagem de construção, transformando o SER

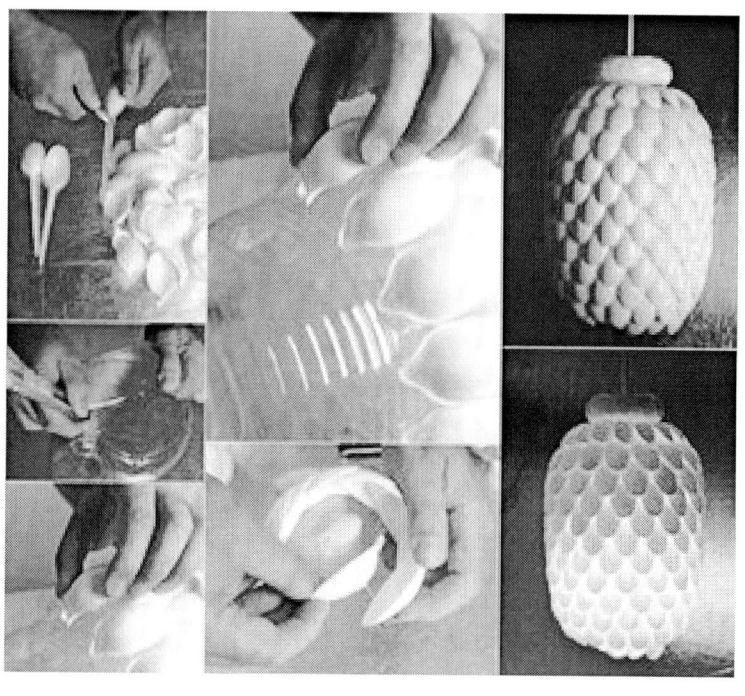

Fonte: Faça você mesmo[53]

5.3.8. Contos de Fada

5.3.8.1. Bela e a Fera: o percurso da heroína

O pai de Bela perde sua fortuna devido a um negócio malsucedido *(mundo comum)*. Daí a partir desse fracasso, Bela, diferentemente de suas irmãs, se compadece dele e se abdica de viver para ajudá-lo, recusando de todas as propostas de casamento que lhe são oferecidas. Suas irmãs invejam-na, pois mesmo sem dote, permanecia sendo cortejada e admirada pelos rapazes, o que não aconteciam com aquelas.

O ego de Bela, nesse momento é indiferenciado, pelo estado de simbiose que vive com seu pai, representando metaforicamente, o caos, a inconsciência *(recusa o chamado)*. No decorrer do processo de diferenciação o pai de Bela parte em viagem, em busca de reaver sua riqueza, enquanto as irmãs pedem bens materiais (joia e vestido), Bela pede apenas uma rosa.

---

[53] Disponível em: https://facavocemesmo.org/luminaria-com-colheres-descartaveis. Acesso em: 05 fev. 2024.

O simbolismo da rosa encontra-se associada aos mistérios de Isis, como também ao culto da deusa Afrodite, pois a rosa, como as demais flores têm formato circular (totalidade, o *Self*), além disso, as flores representam o elixir da vida, uma vez que a floração exprime o retorno ao centro, à unidade, ao estado primordial.

A rosa é o elemento desencadeador da trama, pois é a partir de seu roubo se dará toda a transformação da personagem principal, pois trará luz ao desconhecido (FERA), uma vez que produzirá consciência e promoverá a mutação. Ao roubar à rosa de um castelo desconhecido, o pai de Bela se depara com a Fera que o condena a morte, mas diante das súplicas do pobre homem, a Fera poupa-lhe a vida com a condição que uma de suas filhas fosse morar em seu castelo.

Retornando ao lar, o pai entristecido conta o ocorrido, e a Bela se oferece para morar com a Fera. Nesse momento, ocorre a separação da heroína com seu núcleo familiar *(travessia do primeiro limiar)*. A partir do roubo da rosa, tem início à difícil missão da heroína que é viver num novo mundo e conviver com a Fera.

A Fera é a representação de um *animus* animalesco, regredido e, até mesmo, negligenciado, pois vive só em seu castelo. Ao entrar em contato com Fera, uma criatura repugnante, Bela sente medo, mas com o passar do tempo é construído um vínculo entre os dois personagens *(ventre da baleia)*. Como prova de confiança, a Fera deixa Bela visitar sua família. O retorno ao lar de Bela representa a regressão do ego diferenciado ao inconsciente original, o que se assemelha a operação alquímica *solutio*. Bela retorna ao lar transformado, e isso atiça a inveja de suas irmãs. Esse momento representa o confronto com a sombra e aos aspectos regressivos do inconsciente, que dificultam a comunicação do ego com o *Self* e obstrui o processo de individuação. As irmãs de Bela, ardilosamente, fazem tudo para agradá-la e para que se esqueça de retornar ao castelo da Fera. Porém, Bela pressente o chamado da Fera, e ao voltar depara-se com a Fera agonizando de tristeza *(Provação suprema)*.

Deste modo, a redenção do pai é a transformação da "Fera", do animus negativo que existe no interior da mulher, em um homem que tem uma boa relação com o feminino. Assim, redimir o pai é, de certo modo, redimir o feminino. A redenção do feminino ocorre quando a mulher não é nem submissa ao masculino, nem o imita. Deste modo, a redenção do feminino se dá quando a mulher passa a se valorizar e a viver de maneira espontânea, de acordo com suas necessidades e sentimentos *(Caminho de volta)*.

A partir desse momento, Bela percebe o lado humano da Fera, assim como o sentimento de amor. Desse modo, a heroína tem a vivência da dos opostos, visto que a Fera não é mais um animal repugnante, mas como um ser humano (pois tem sentimento) que desperta seu amor. A partir da vivência dos opostos, o animus animalesco, sombrio, torna-se humano *(Ressurreição)*.

Assim, o feitiço que condenou o príncipe a viver como Fera e a magia só podem ser quebradas pelo amor, por isso ele pede Bela em casamento *(Retorno com o elixir)*, que representa os mitologemas do herói, onde favorece a cisão entre inconsciente e consciente. O herói mata o monstro, representando essa cisão e, principalmente a construção do ego "herói" que se diferencia do monstro "inconsciente".

Já nos contos de heroína, diferentemente nos de herói, podemos observar que o princípio feminino faz parte do aspecto do inconsciente e, por tanto lida com ele na esfera da relação e não da cisão.

O Processo de individualização de Bela[54]

Ventre da baleia → As amarras de Bela

Personagens: Narrador; Bela; Mãe; Pai; Professora; Patrão e Namorado; podendo se inserir outros personagens.

NARRADOR: Bela está com 18 anos. Tem a vida pela frente. Teve bons pais, uma ótima educação. Já encontrou emprego. Está namorando. Só que está ansiosa e indecisa. Seus pais, preocupados, dizem:

PAI: Fizemos tudo para você dar certo na vida. Ensinamos tudo que foi possível, demos o melhor que pudemos, cuidamos com carinho cada um de seus passos, animamos, corrigimos...

MÃE: E daí Bela? Deslanche, menina! O que está faltando para você caminhar com suas próprias pernas? Mostre o que você aprendeu, encontrando seu próprio caminho!

NARRADOR: Mas o que estará faltando a Bela? Vamos fazer uma reprise da vida desta menina? Acompanhem sua história e imaginem como foi sua infância. Cada fato marcante deve ser considerado como tendo acontecido várias vezes até deixar marcas em Bela... tão bem decorados e introjetado tornaram-se o script de sua vida. Bela é uma menina muito alegre e espontâ-

---

[54] Oficina idealizada por Ligia .....aplicada ao programa Mulheres Mil do Instituto Federal Sul-Rio-grandense vinculado à Secretaria de Educação Profissional e Tecnológica do Ministério da Educação (Setec/MEC) do Ministério da Educação. Adaptada para as oficinas de Terapia Ocupacional, no cuidado de mulheres em situação de violência doméstica e na formação dos cursos de formação inicial e continuada do Instituto Federal do Rio de Janeiro.

nea, de dois aninhos. Cheia de vida e curiosidade, muito criativa e expansiva. Parece não conhecer o perigo, tudo para ela é festa e o mundo é uma coisa linda e maravilhosa a ser descoberta. Seus educadores são muito realistas.

PAI: Bela, não mexa na estante! Olha meus livros! Que menina levada! (Amarra um lenço nas mãos da menina).

MÃE: Bela, não pule no sofá novo! Vai estragar e você vai se machucar... (Amarra as pernas).

PAI: Bela, não ponha o dedo no bolo! (Amarra o dedo).

MÃE: Bela, menina comportada não anda rebola. Isto é feio! (Amarra o lenço nos quadris).

NARRADOR: Entre muitos nãos e poucos sins, Bela vai crescendo. Ela aprende o que os adultos acham bom ou ruim, bonito ou feio, perigoso ou aceitável.... Na escola, também aprende muitas coisas (figura 11)...

PROFESSORA: Bela, pare quieta na sua classe! Que menina sapeca! Aqui quem fala sou eu! (Amarra a boca de Bela).

Figura 11 – Bela e as amarras

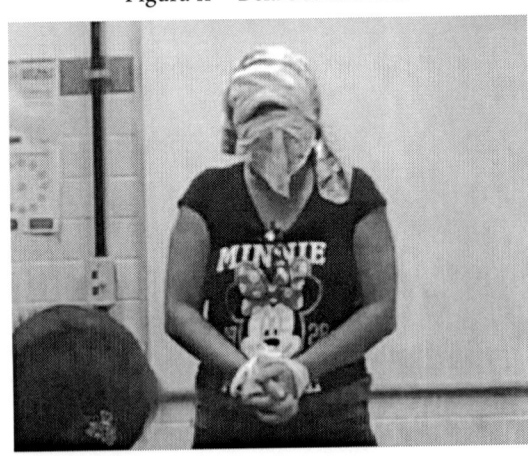

Fonte: acervo pessoal

PROFESSORA: Bela, preste atenção! O que há lá fora não te interessa. Olha para a frente... (Amarra o pescoço).

DIRETORA: Bela, jogar bola no recreio, principalmente com os meninos, não é permitido, ouviu? Se você estivesse tão interessada em estudar quanto em brincar, seria ótimo! (Amarra o pé).

NARRADOR: Bela agora é uma adolescente sem muita iniciativa, concorda com tudo e com todos e, muitas vezes, é deprimida.

PAI: Bela, acho bom você ficar em casa. Você não imagina o quanto o mundo é mau! (Amarra a perna ao pé da mesa).

MÃE: Bela, eu já tenho experiência de vida. Este rapaz não serve para você, acredite! Não olhe para ele!!!! (Amarra os olhos).

PAI: Não chore, Bela. Não foi nada. Assim é melhor, já passa. Seu coração não vai se despedaçar, não... (Amarra o coração).

NARRADOR: Bela termina o Ensino Médio e vai trabalhar numa fábrica.

PATRÃO: Bela, não dê palpites furados. Não quebre sua linda cabecinha...ela foi feita para outras coisas. Não pense, só obedeça! (Amarra a cabeça).

NARRADOR: Aos 18 anos Bela arruma um namorado, mas parece que o sentimento é muito apagado e que não consegue se ligar nele.

NAMORADO: Você vai acabar gostando de mim, acredite. Deixe que eu cuido de você. Eu te amo por nós dois. Pode confiar sua vida a mim... (Amarra Bela a ele).

Agora chegou o momento de desamarrar, é solicito no grupo uma pessoa para soltar Bela, para isso ela tem que escolher qual amarra vai tirar, e dizer por que está tirando (figura 12).

Figura 12 – O desamarrar

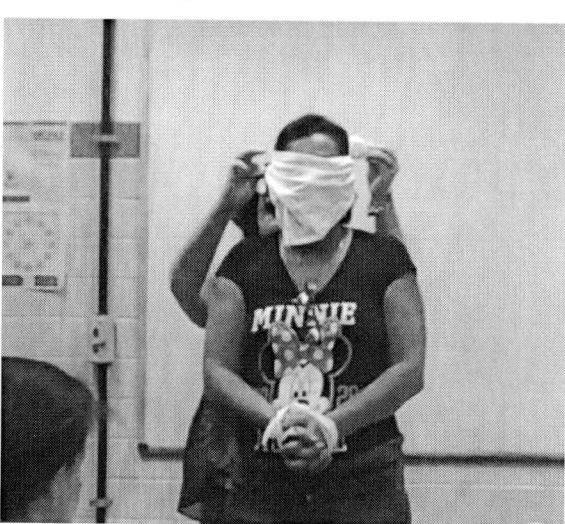

Fonte: acervo pessoal

Provação suprema→ Oficina Caminhando entre obstáculos

O objetivo é não deve temer os obstáculos e desafios da vida. Precisa-se de garrafas, latas, cadeiras ou qualquer outro objeto que sirva de obstáculo, e lenços que sirvam como vendas para os olhos. Os obstáculos devem ser distribuídos pelo local da realização da dinâmica.

As pessoas devem caminhar lentamente entre os obstáculos sem a venda, com a finalidade de gravar o local em que eles se encontram. As pessoas deverão colocar as vendas nos olhos de forma que não consigam ver e permanecer paradas até que lhes seja dado um sinal para iniciar a caminhada.

O terapeuta com auxílio de uma ou duas pessoas, imediatamente e sem barulho, tirarão todos os obstáculos da sala. Após um tempo o terapeuta pedirá para que todos tirem as vendas, observando que não existem mais obstáculos. Discutir sobre as dificuldades e obstáculos que encontramos pelo mundo e o sentimento de quem participou e de quem estava observando.

Caminho de volta→ Oficina vencendo obstáculos

Bola pequena não muito leve, de seis a doze garrafas PET de refrigerante ou água descartáveis; transparentes e com tampa; tinta guache (diversas cores) e etiquetas adesivas, colocar em cada uma sentimentos e comportamentos. Primeiramente, encher as garrafas com água. Para dar um colorido a cada uma das garrafas é só misturar um pouco de guache na água. Escreva nas etiquetas de seis a doze obstáculos (figura 13) que dificultem a verbalizam dos sentimentos etc.

Figura 13 – Vencendo obstáculos

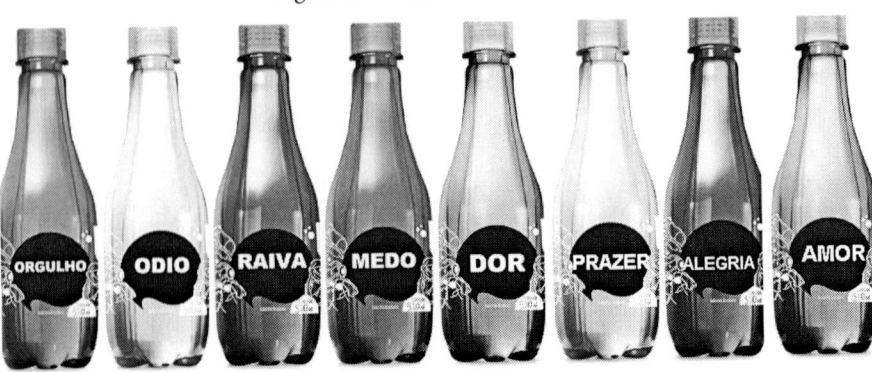

Fonte: acervo pessoal

Na bola se afixará uma etiqueta com a palavra CONFIANÇA. Começa o jogo, todos deverão mirar os obstáculos e jogar a bola para tentar derrubá-los. Imite um jogo de boliche, ou coloque em uma só fileira. Ganha quem conseguir derrubar todos os obstáculos. Termine fazendo uma reflexão, mostrando aos participantes que devem crer em si mesmo, pois eles são capazes de superar todos os obstáculos.

Ressurreição→ Oficina de vela, transformar a parafina em vela.

Comece derretendo a parafina em uma panela em banho-maria, use uma espátula para mexer. Agora, leve esta mistura para o molde, pode ser redondo, quadrado, pense que esta será a forma final de sua vela. O molde deve estar untado com óleo de cozinha. O pavio também. Para fixar o pavio no centro da vela, tem que amarrar uma ponta do pavio de algodão (o pavio), a haste de retenção que mencionamos acima, deve estar no centro. Introduza-o para que seja mais fácil para poder colocar o pavio.

Agora terá que deixar durante 5 horas, o óleo essencial, a cera e o pavio ganharão consistência e será necessário bastante tempo para que tudo fique bem fixado. É o momento de desenformar, para isso basta girar o molde para ver se solta com facilidade. Se notar que a vela possui algum tipo de imperfeição, como riscos ou furos de ar, podem remover com um pano umedecido com álcool para esfregar suavemente e fazer com que a vela fique mais fina e homogênea. Com este processo, poderá comprovar que é muito fácil fazer suas próprias velas aromáticas e relaxantes, basta escolher a essência que mais combina com você e procurar também o lugar da casa onde poderá relaxar melhor. Estas velas também são um excelente presente, poderá fazê-las com formatos criativos e decorá-las com papel colorido ou flores secas.

Retorno com o elixir→ Oficina de perfume, visa trazer o perfume para seu novo caminhar

Para fazer um perfume será necessário: 600 ml de álcool de cereais;50 ml de propileno glicol; 50 ml de triclosan; 50 ml de fixador; 80 ml de água desmineralizada; 200 ml de essência. Misture os ingredientes colocando primeiro o álcool. Em seguida, o propileno, que abre os poros e garante uma melhor fixação do perfume. Depois, o triclosan, que é antibactericida, e o fixador. Por último, o principal, a essência que você preferir. Finalizada a mistura, tem que transferir tudo para um vidro âmbar, que vem com tampa para não evaporar. Depois, colocar na geladeira por 14 dias.

Segundo a artesã Kátia Silva, esse período é importante para que o bactericida possa agir. No 15º dia, ela adiciona 70 ml de água desmineralizada para tirar a oleosidade do perfume e leva para um armário. Deixar com o vidro destampado por 24 horas para liberar o excesso de álcool da fórmula e mais 15 dias descansando. Está pronto, agora você já pode usar o perfume!

5.3.9. Oficina Sensorial da Memória Afetiva do ser humano

Praticada por grupos e geralmente de mãos dadas na roda, à dança circular tem o potencial de trabalhar tanto o aspecto físico, quanto o emocional do ser humano, incentivando as qualidades fundamentais para o ser humanos, tais como a cooperação, a confiança no outro, a integração socioafetiva e o respeito perante a diversidade e a violência.

A oficina terá duração máxima de 02 horas, a seleção das danças deve ser realizada pelo grupo levando-se em consideração a idade e os aspectos de facilitador dos bloqueios inconscientes. Antes da realização de cada dança, a terapeuta deve ensinar para as participantes todas as sequências da coreografia (figura 14). Além disso, as mulheres serão convidadas a expressar, por meio de produção textual ou ilustração, os sentimentos provocados no decorrer das oficinas.

Figura 14 – Coreografando

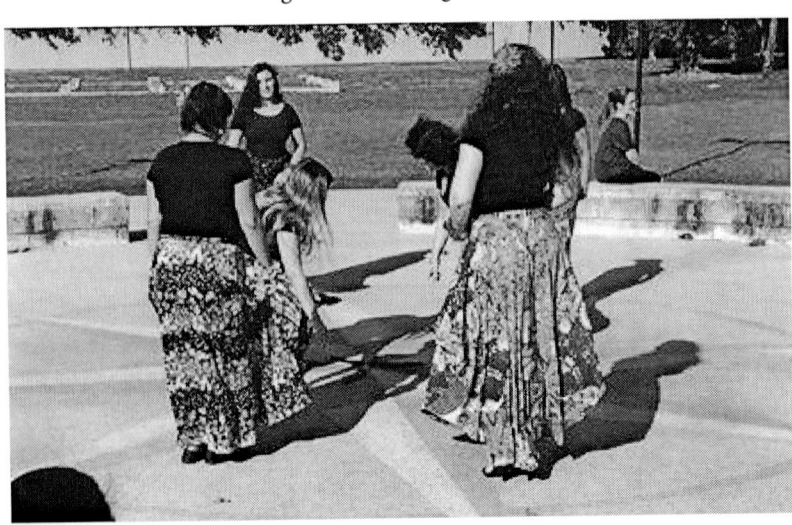

Fonte: acervo pessoal

Por meio da dança e atividades sensoriais, o objetivo é criar o exercício corporal, mental, emocional e cognitivo das participantes além de favorecer o vínculo e a sociabilização. O contato com dança pretende evocar lembranças do cotidiano, recente ou distante, além de procurar despertar suas potencialidades criativas.

Desta forma, o túnel sensorial de forma lúdica, porém profunda promovendo a integração da mulher com ela mesma e com o Cosmos, oferecendo o exercício de valores como respeito, cooperação, convivência em harmonia, inclusão, sustentabilidade e cidadania e benefícios nas diversas áreas da vida: emocional, mental, social e espiritual, pois a Dança Circular atua também como a arte do encontro, ou seja, o fazer e crescer em grupo e por meio dos movimentos e dos conceitos que são inseridos durante a Dança Circular, a mulher atinge a compreensão do real significado da Cultura da Paz (figura 15).

Figura 15 – Dançando em roda

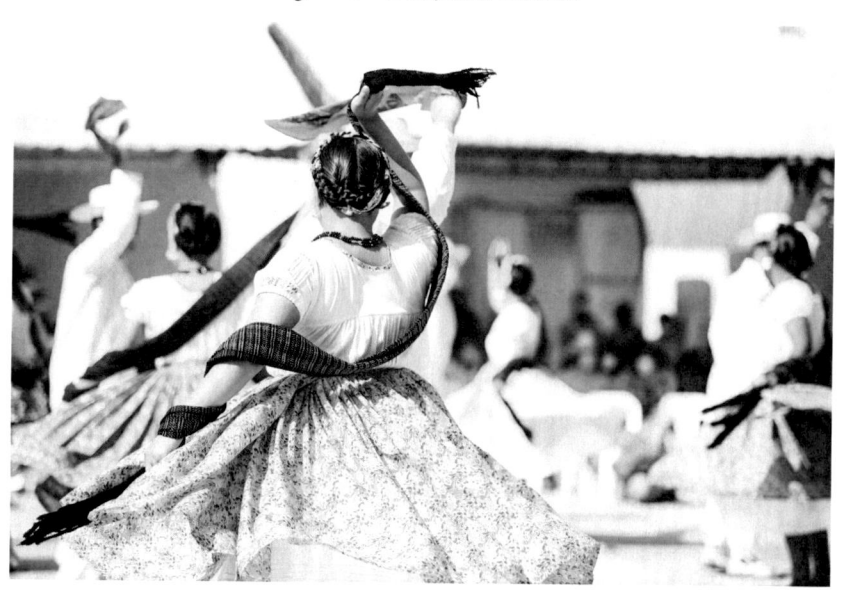

Fonte: Freepik[55]

5.3.10. Oficina de Desenho

- Desenho (com lápis, canetas hidrográficas, pincel atômico, giz de cera, pastel oleoso ou seco, carvão, tinta nanquim);

- Na maior parte do tempo os terapeutas interpretam o conteúdo imediato do desenho, a história que ele conta;

- Mas o que interessa na arte é o movimento que permite – o que impede – o sujeito de colocar em forma este conteúdo;

- As atividades propostas tentam diminuir o rigor do desenho de base, colocar em desafio a sua lógica;

- É preciso olhar o mundo com um novo olhar e permitir tornar-se visível;

- Nos desenhos dirigidos, aqueles feitos a partir de um tema que o terapeuta escolhe, os indivíduos entram em contato com sua realidade, mobilizando emoções bloqueadas que precisam vir à tona. Indicados para pessoas deprimidas, com tônus vital rebaixado;

Figura 16 – Representando a dor

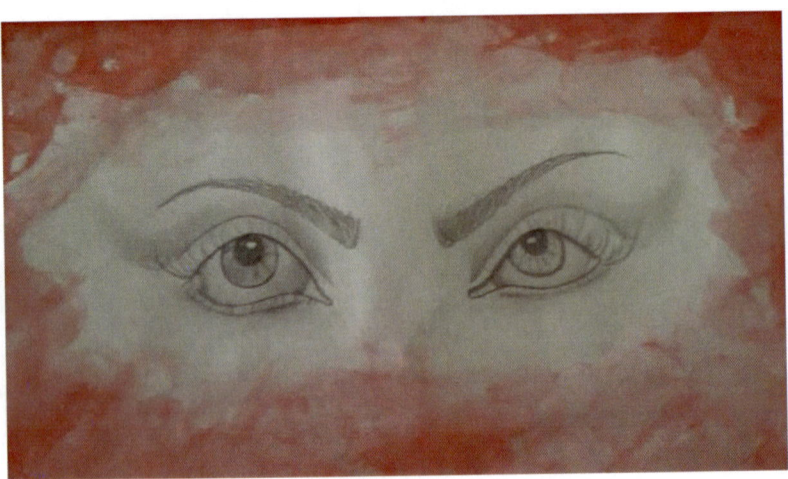

Fonte: acervo pessoal

- Quando preferimos os desenhos monocromáticos, trabalhamos com emoções superficiais, a nível periférico; e quando utilizamos o colorido, lidamos com os profundos;

- Não é necessária análise do desenho, e sim a análise da interpretação do indivíduo com relação ao feito (figura 16).

5.3.11. Oficina de Escultura

5.3.11.1. Oficina a liberdade pelo Papel Machê

Primeiro momento as mulheres fizeram a massa de papel machê: elas colocaram o papel higiênico de molho na água (dentro de um pote ou bacia), depois de tirar o papel higiênico que estava de molho. Espremeram com uma meia calça, cortar o papel higiênico em pedaços pequenos e adicionar a cola, assim a massa ficará pronta, até dar o ponto.

Quando a massa ficou pronta elas iniciaram a fazer o artesanato desejado (bonecos, caixas, bijuterias, entre outros).

Os materiais utilizados para confecção do papel machê:

- Bacia plástica média;
- Rolos papel higiênico branco não sendo dupla face;
- Jornal;
- Cola Cascorez;
- Tesouras sem ponta;
- Rolos de lã;
- Tintas de tecido cores variadas;
- Pinceis médios;
- Saquinhos de miçangas variadas;
- Cola glitter cores variadas;
- Purpurina dourada e bronze.

No primeiro momento, as mulheres aprenderam a trabalhar a massa de papel, e modelam máscaras e algumas bonequinhas. No segundo momento, trabalhei a base teórica da abordagem. Por último, elas finalizaram as suas produções, e conversamos sobre as dificuldades encontradas durante a produção de todas as máscaras e bonequinhas (figura 17).

Figura 17 – A construção em papel machê

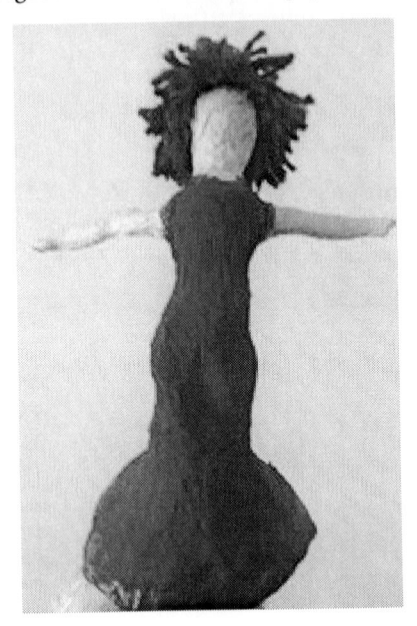

Fonte: acervo pessoal

5.3.12. Oficina de Filmes

5.3.12.1. Preciosa

É possível discutir o filme relacionando com a Lei Maria da Penha, que ganhou os jornais e revistas durante 2009. A lei alterou o Código Penal brasileiro e possibilitou que agressores de mulheres no âmbito doméstico ou familiar sejam presos em flagrante ou tenham sua prisão preventiva decretada, estes agressores também não poderão mais ser punidos com penas alternativas, a legislação também aumenta o tempo máximo de detenção previsto de um para três anos, a nova lei ainda prevê medidas que vão desde a saída do agressor do domicílio e a proibição de sua aproximação da mulher agredida e filhos.

Devido aos estupros, Preciosa engravida duas vezes: a avó ajuda na criação da sua primeira filha, que se chama Mongo. A criança é doente mental, por isso foi apelidada dessa forma. De acordo com pesquisas acerca de movimentos feministas, é impossível discutir a violência doméstica sem discutir os papéis de gênero, e se eles têm ou não têm impacto nessa violência. Algumas vezes a discussão de gênero pode encobrir qualquer outro tópico, em razão do grau de emoção que lhe é inerente.

Quando as mulheres passaram a reclamar por seus direitos, maior atenção passou a ser dada com relação à violência doméstica, e hoje o movimento feminista tem como uma de suas principais metas a luta para eliminar esse tipo de violência. A primeira casa-abrigo para mulheres violentadas foi fundada em 1971, na cidade de Chiswick, em Londres, na Inglaterra. De início, era um local criado para o encontro de mulheres que buscavam ajuda para seus problemas cotidianos; tornou-se um abrigo diante da necessidade de acolhimento e segurança demandados pelas mulheres que frequentavam aquele espaço e que vivenciavam situações de violência contra si e seus filhos, em suas casas (ROCHA, 2007).

No grupo, foi realizada uma oficina na qual é realizado o julgamento da mãe de Preciosa, tendo como componentes o júri, o juiz o advogado de defesa e de acusação, a Preciosa e sua mãe. É emocionante a projeção das mulheres na defesa e na acusação e na escolha da sua participação na oficina.

Todas as questões podem ser realizadas em grupo ou individualmente.

Outras questões que podem ser discutidas:

1. Escreva, desenhe e pinte como você percebeu a relação inicial de Preciosa com sua mãe e a filha.

2. Preciosa viveu a desestruturação familiar e as mentiras contadas pela mãe, comparando com o seu viver familiar, como você representaria essa viver?

3. Você percebeu que Assistentes Sociais fizeram parte do filme. A partir de você, e de sua experiência de vida, quais fatores ou situações podem afetar a evolução de Preciosa. Projete esse viver neste papel.

4. Desenhe e pinte o desfecho da relação de Preciosa com outro grupo que não o familiar.

5. Represente pela colagem a influência que esse outro grupo exerceu sobre ela.

6. Imagine e desenhe como Preciosa lidava com o viver com a mãe, na sua opinião.

7. Faça uma colagem que signifique a maneira como Preciosa suportava suas dores e as dificuldades de lidar com a mãe.

8. Represente por meio do fazer esse viver de Preciosa.

5.3.13. Oficina de Fotografia e Composição

Os objetivos dessa oficina são: Conhecer os princípios básicos de composição visual e aplicá-los à fotografia; reconhecer a importância dos fundamentos da linguagem visual para a realização de obras visuais; reconhecer e valorizar a importância da fotografia como linguagem documental e artística. Essa oficina está dividida em 4 etapas.

Aspectos introdutórios sobre a fotografia

No início da primeira oficina se explica as participantes o que é uma fotografia e como ela percorre o VIVER do SER. O objetivo dessa etapa é: identificar alguns princípios básicos de composição visual aplicada à fotografia e suas origens; reconhecer a importância dos fundamentos de linguagem visual e a importância da fotografia como linguagem documental e artística.

Distribua cópias de reportagem que envolva mulheres, solicite que leiam o texto em silêncio e observem as imagens por alguns instantes. Promova uma verbalização entre as participantes a partir da suposta simplicidade das imagens, que pode parecer uma ação muito simples, mas que ela transmite sensações e identificações com o VIVER.

Ouça os comentários delas e no decorrer das verbalizações, comente que por trás de toda fotografia há um olhar atento e cuidadoso e uma história de vida da personagem, assim como elas tem as suas próprias.

Assim como ocorre em todas as linguagens que lidam com a visualidade, a fotografia também se beneficia do conhecimento dos elementos básicos da linguagem visual: tanto dos elementos simples como as cores, as formas, as texturas, como da articulação desses elementos no campo plástico, que chamamos de composição, a qual diz respeito ao modo como se organizam as coisas.

5.3.13.1. Fotografia na prática

Utilize oficina para criar uma foto criação do grupo das participantes, cada uma deverá trazer uma foto que a represente e elas colocarão em prática os conhecimentos básicos abordados na aula anterior.

Figura 18– O viver com a violência, fotos retiradas de propagandas, os espaços vazios, segundo as participantes do grupo de mulheres do CRAS, serão preenchidos com as futuras agressões

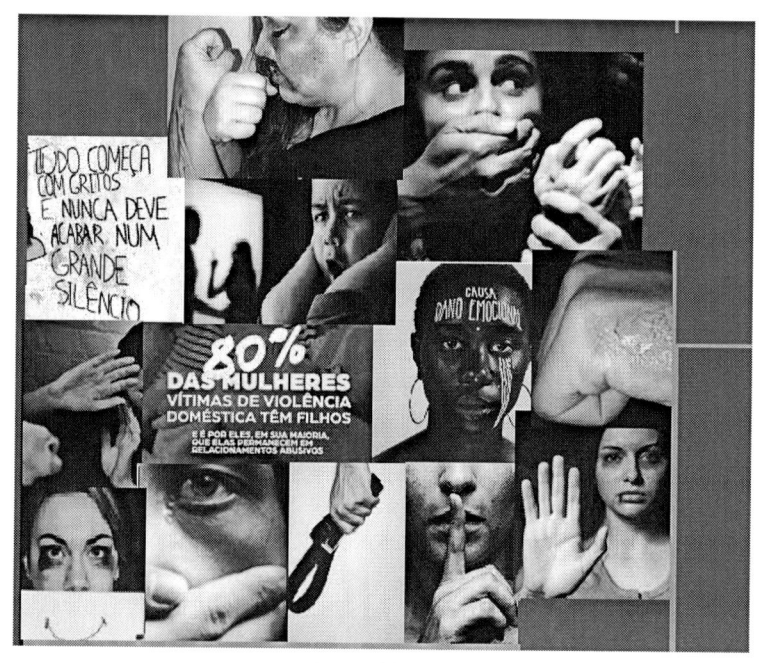

Acervo Pessoal

Serão observados os diferentes posicionamentos das fotos no painel e sua relação ao tema, devendo ser identificado às soluções encontradas e os resultados obtidos (figura 18).

Reserve um tempo para que elas façam o relato de suas escolhas e do trabalho em grupo.

5.3.13.2. 1ª oficina - Álbum de família a narrativa iconográfica do VIVER da mulher

Revelar e perscrutar narrativas em álbuns da mulher encontra-se vinculada a interpretação emotiva que se define numa conjugação de várias informações entrelaçadas: a história social, econômica e, por vezes, política, com o impulso emotivo da foto, ou seja, os estímulos que aquela imagem traduz ao ser representado.

Quando a participante encadear as imagens de suas vivências que podem iniciar desde fotos do seu nascimento até o momento atual, as quais podem assemelhar-se a outras pequenas histórias, distingue-se pelas subtilezas que o grupo apresenta.

Talvez a emoção expressa nas fisionomias das imagens pode desencadear um entrelaçamento de várias formas de VIVER e de SER, projetando segundo Jung as máscaras que se utiliza no dia a dia.

Essa emoção que paira na fotografia da mulher e que cativa, quer seja pelos laços estabelecidos com os representados ou com os significados apresentados, quer seja pela similitude que encontra nas fotografias dos outros que acionam a memória de cada participante pelo enquadramento aproximado que se faz com as imagens, favorecendo o seu valor intrínseco, o significado relacional emocional e situacional. Desta forma, a fotografia se torna objeto de estudo para os terapeutas ocupacionais, manifestando a sua relevância nos textos sobre a história de vida de cada mulher.

Deverá ser organizada pequena exposição das fotos, o que favorecerá a fixação das imagens, sobre fundo de preferência liso e de cor neutra (branco, preto, cinza, ou até uma tira de papel pardo). Pelo enquadramento e harmonização as imagens o terapeuta ocupacional poderá analisar o equilíbrio, a simetria e a composição, coloração, pois ao se enquadrar um tema, normalmente se escolhem as "barreiras" que o colocarão em destaque, como se fosse uma moldura. Este recurso pode dar uma sensação de profundidade à imagem e torná-la mais instigante.

Esta oficina será de apresentação dos trabalhos e nesse momento elas poderão mais uma vez retomar as discussões em torno das fotografias tomadas, buscando aquelas que melhor representem o seu VIVER em família, no trabalho etc.

Os trabalhos finais poderão ser apresentados sob a forma de *scrapbooks* (os álbuns que associam fotos, textos e outros materiais relacionados ao tema abordado) construídos pelas participantes.

5.3.13.3. 2ª Oficina - O antes e o depois

Com o intuito de conhecer as experiências subjetivas das adolescentes obesas em relação a sua autoestima e a percepção de si mesma, o projeto organizou uma "Oficina de fotografias", com alunas do ensino médio, a qual foi dividida em duas etapas, a primeira seria a observação das mãos, na qual a participante teria que observar e falar das suas mãos.

E a segunda etapa foi a realização de sessão de fotos, onde a participante fosse produzida (cabelo, maquiagem e acessórios) tendo na mente uma mulher que lhe servisse de inspiração.

Figura 19 – Esquema metodológico da oficina de foto

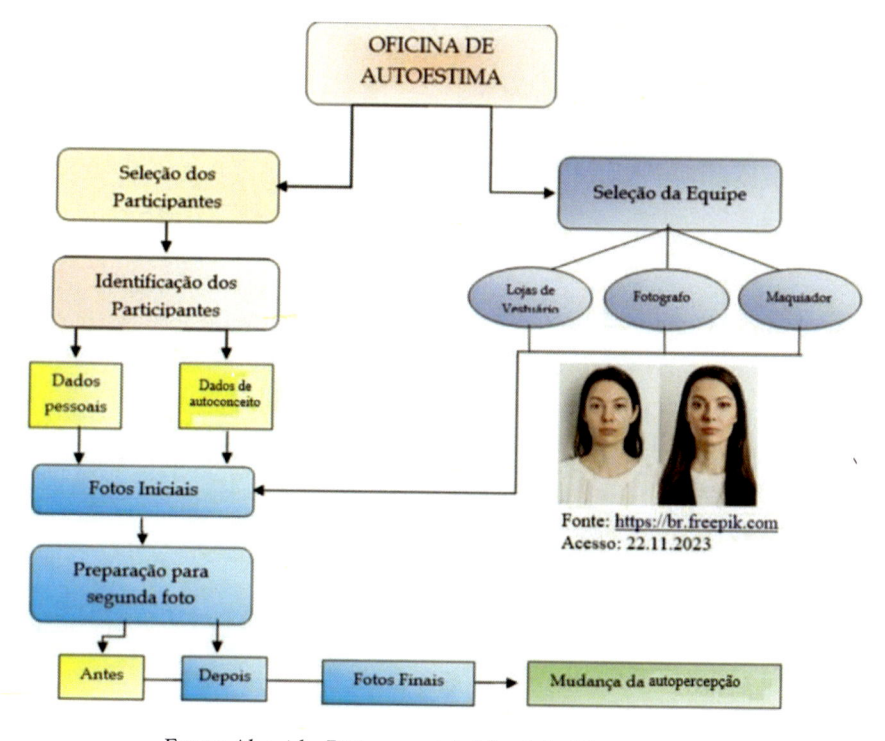

Fonte: Almeida, Bittencourt A, Martini e Bittencourt

Durante a atividade foi realizada dinâmica de grupo a fim de sensibilizar as adolescentes para verbalizarem suas perspectivas e vivências sobre seu viver (figura 19). Essas falas geraram conhecimento da equipe para que entendesse as necessidades delas, nos aspectos estéticos, cognitivos e emocionais. Em seguida, foi proposto que elas verbalizassem "Como é esse viver...".

Abriu-se 10 vagas e em menos de uma semana todas foram preenchidas. Apesar da oficina ser para adolescentes acima do peso, qual foi a surpresa verificar com surpresa, belas meninas, magras e até senhoras que se inscrevem como primeiro público alvo. Muitas delas tinham dificuldades de se olhar-se e perceber no espelho.

Na primeira oficina as participantes tinham que observar suas mãos, mais da metade delas olharam rapidamente para elas e quase as esconderam. Foi indagado o porquê dessa necessidade de ocultar a mão? Como fariam suas tarefas diárias sem suas mãos? Foi indagado sobre as minhas das mãos, se alguma delas tinha percebido qualquer alteração.

Optou-se por fotografar cada mão e fazer uma exposição para ver se elas conseguiam identificar as suas próprias mãos. Fato esse que não ocorreu, pois como elas não se percebem não conseguiram identificar suas mãos. Para valorizar ainda mais essa percepção, criou-se uma oficina na qual ela teriam que fazer o contorno de sua mão no papel e depois preencher o vazio com seus sonhos e objetivos da vida.

Na segunda oficina explorou-se a fotografia, inicialmente foi explicado a todas as participantes qual era o objetivo e porquê da oficina e que elas não poderiam se olhar no espelho até as fotos serem tiradas. E a partir desses dados, todas as dúvidas foram esclarecidas. As perguntas versaram sobre: a. O que elas imaginavam que seria feito a partir dali; b. Como elas acreditavam que ficariam produzidas; c. Qual a importância daquele momento para a vida delas; d. Como elas se sentiram nesse momento inicial da pesquisa.

As participantes procuraram responder as questões acima e foi identificado que elas se percebem como um ser comum, desprovida de beleza. Elas se imaginaram que seria feito alguma coisa para valorizar a sua aparência, mas que a mudança seria muito pouca, pois acreditavam que a sua aparência, mesmo que cuidada, não seria diferente da atual.

> *Essa pessoa aí, não sou eu.... Quem é? Ela é muito bonita e eu não! (Participante 4);*
>
> *Meu Deus! Sou eu! Não acredito que uma roupa e uma maquiagem mude tanto a pessoa assim.. (Participante 9);*
>
> *Acho que a partir de hoje vou me arrumar mais, se tratar faz diferença (Participante 2).*

Essas foram algumas falas delas, o que mostra que a maioria delas apresentam baixa estima e quando cuidada se percebe como parte integrante do grupo à qual se encontra inserida.

Nesse sentido, se uma das funções da fotografia é a de aproximação com o real, estas imagens trazem o efeito de sentido de que possuem uma capacidade especular. No entanto, deve-se considerar que a fotografia é um recorte de uma cena; uma tomada de um dado aspecto do mundo. Por meio de características como luminosidade, intensidade da variação de tons, espacialidade, e temporalidade, a imagem forma e produz conhecimento. Denota qualidades sensíveis, inerentes ao mundo natural, que podem ser interpretadas perceptual e cognitivamente pelas pessoas.

O efeito de realidade conseguido pela fotografia é um diálogo de aproximação com o mundo natural. Nesse caso específico da Colônia Esperança, utilizam-se as imagens documentais, que Camargo (2008) define como [...] aquelas que detêm ou retêm em si dados inerentes ao momento de sua tomada, ou seja, trazem marcas ou indícios que recuperam em parte ou em todo o ato, fato ou evento em que se originaram. Interfaces com o mundo.

5.3.14. Oficina de Gravura

Representando o viver por meio da gravura

Essa oficina tem por objetivo, promover a prevenção e a saúde psíquica e física e facilitar o contato e o desenvolvimento de potenciais da personalidade, a inteligência emocional, a criatividade, a motivação, a autoestima, a capacidade relacional tendo como meta à qualidade de vida da mulher.

Nesse sentido, a terapia ocupacional no atendimento a mulheres em vulnerabilidade social, desenvolve o seu cuidar por meio da expressão artística (materiais gráficos, plásticos e cênicos) representando um instrumento facilitador do trabalho terapêutico e social, tendo em vista alcançar a maturidade psíquica (individuação), a integridade da personalidade por meio do contato com a sua experiência emocional, pois as atividades realizadas em grupo ou individualmente são conjugadas verbalizações, que eclodem num espaço de expressão, comunicação e contato consigo mesma.

Assim, as mulheres se percebem como pessoas, se empoderando de sua personalidade em todos os aspectos (cognitivo, emocional e sensorial) por meio dos órgãos do sentido (visão, audição, tato, olfato, paladar), despotencializando a atuação negativa de conteúdos bloqueados ou traumáticos, muitas das vezes inconscientes, e vão em busca de maior harmonia, saúde física e emocional metas construtivas.

Para tal, utilizou-se inicialmente a música, o relaxamento, a imaginação ativa, para que as participantes tivessem acesso aos seus conteúdos inconscientes bloqueados e depois participar das técnicas com a utilização de materiais gráficos (desenho, gravura, pintura) e trabalhos corporais e verbais.

Assim foram utilizados os seguintes materiais:

- Duros (lápis em geral, canetas esferográficas, lápis cera);
- De transição (giz cera seco, lápis aquarela);
- Fluídos (tintas em geral, cola colorida);
- De regeneração (modelagem por imagens sobrepostas);
- De vínculos (gravura, colagens, expressão corporal).

Figura 20 – Oficina de gravura

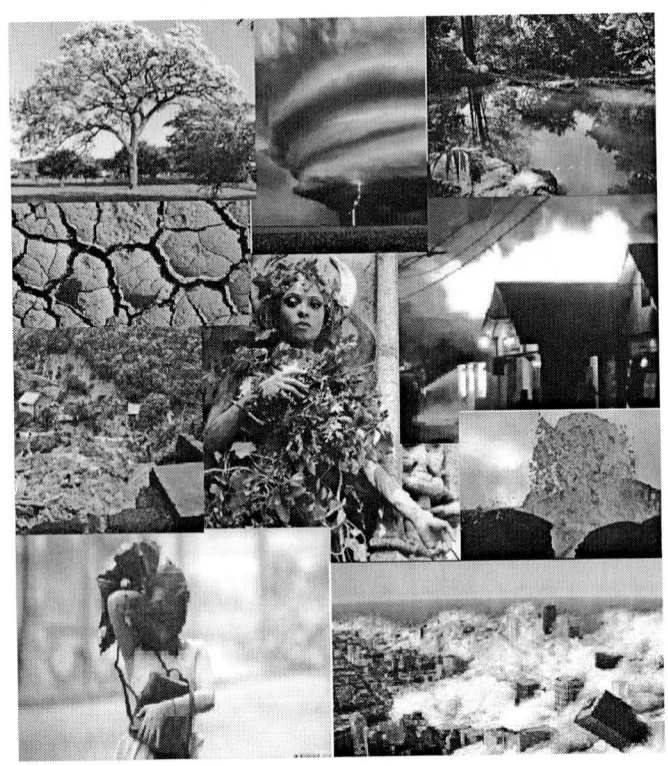

Acervo Pessoal

Verbalização da participante, após a montagem:

*Minha vida é assim, num momento está tudo bem, em outro despenca tudo...
Nunca sei o que vai acontecer (M.5)*

Segundo Jung (2012), as funções reguladoras da consciência, os materiais como elementos alquímicos são classificados como (figura 20):

- Intuição (fogo): lápis, cera quente, argila;

- Pensamento (ar): lápis e lápis de cera em geral, corte-colagem, leitura-escrita; sopro etc.;

- Sentimento (água): tinta, poesia, música, cores; aquarela etc.;

- Sensação (terra): argila, colagem, texturas, sucata, tecidos, grãos, comida, trabalhos corporais.

5.3.15. Oficina de Ikebana

Ikebana (em japonês "flores vivas") é a arte japonesa de arranjo floral, também conhecido como o "caminho das flores" *kado*. Essa arte, procura retratar o equilíbrio existente no universo, unindo o céu (*Shin*), o homem (*Soe*) e a terra (*Tai ou Hikae*) dentro de um mesmo arranjo.

Em contraste com os arranjos florais nos países ocidentais, o arranjo floral japonês cria harmonia de construção linear, ritmo e cor. Enquanto os ocidentais tendem a enfatizar a quantidade e as cores das flores, dedicando sua atenção principalmente à beleza das flores, os japoneses enfatizam os aspectos lineares do arranjo (figura 21).

Figura 21 – Ikebana

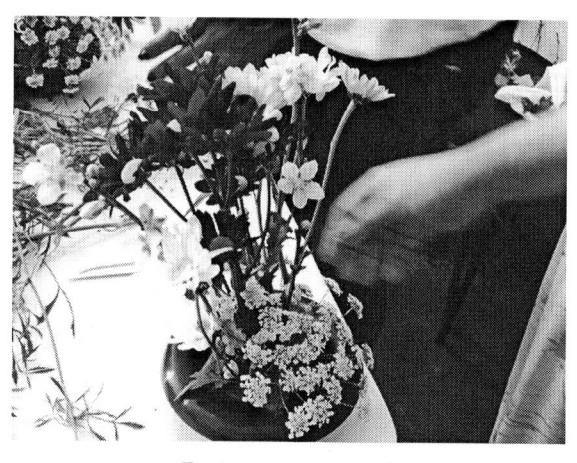

Fonte: acervo pessoal

Ikebana é a arte de montar arranjos de flores, com base em regras e simbolismo preestabelecidos, sendo mantida a forma natural com que as flores se encontram na natureza, pois a prática desse arranjo é transformar a flor em um objeto mais belo.

Figura 22– Etapas da oficina de Ikebana

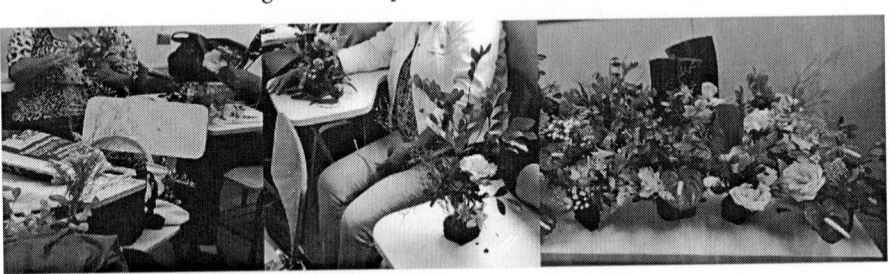

Fonte: acervo pessoal

A Tatebana é o arranjo floral no qual se coloca uma planta verticalmente no meio do vaso. Ao redor dela são fixadas outras flores de maneira a destacá-la. Por isso, ao montar seu arranjo floral, visa trazer a mulher o belo e a harmonia interior dela (figura 22).

Ikebana é mais do que simplesmente colocar as flores num recipiente. Toda a estrutura de um arranjo floral japonês está baseada em três pontos principais que simbolizam o céu, a terra e a humanidade ou pai, mãe e filhos.

O presente, passado, futuro, as pessoas a terra e também o céu são expressos por meio do estilo de ikebana conforme a formação da flor e do galho utilizados. Nessas modalidades, tanto as flores e os ramos foram feitos para apontar para o céu como uma indicação da fé.

5.3.16. Oficina de Mandala

5.3.16.1. Construindo a Mandala.

O simples ato de desenhar dentro do círculo pode fazer experimentemos um sentido de unidade. Jung escreveu o fato de que imagens desse tipo tenham sob certas circunstâncias um considerável efeito terapêutico, visto que elas representam tentativas muito audaciosas de ver e juntar opostos aparentemente irreconciliáveis e de superar rupturas aparentemente irremediáveis.

Ao iniciar a oficina de mandala, deve-se ter um espaço para que a mulher consiga desbloquear seus conteúdos inconscientes e assim projetar seus arquétipos, visando a sua individualização.

Inicie o FAZER pelo relaxamento a fim de favorecer a criatividade, abstenha-se de julgamento ou qualquer outro pensamento, pois não existe mandala certa ou errada, ela é única, porque é simplesmente o reflexo da pessoa que você é naquele momento (figura 23).

Figura 23 – Oficina de mandala na Casa da mulher

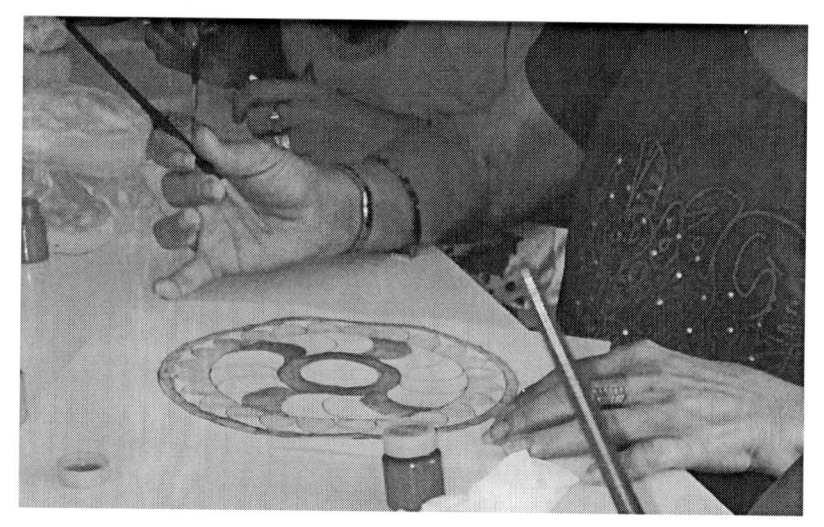

Fonte: acervo pessoal

Nas atividades de grupo, peça as mulheres para imaginar a tensão saindo do corpo, procurando esvaziar a mente das preocupações do dia. Relaxada feche os olhos e comece a focalizar a atenção em seu interior, você pode notar formas, cores, e configurações dançando diante dos olhos da sua alma. Selecione uma cor, forma ou sentimento como ponto de partida para a sua mandala. Abra os olhos e olhe as cores diante de você. Guiado pela visão interior, ou simplesmente mostrando-se sensível às cores em si mesmas, escolha uma delas para começar.

- Se a mulher iniciar do centro ou ao redor da borda do círculo (o trauma maior encontra-se na infância), se iniciar pela borda (o trauma emocional maior foi na fase adulta). Agora identifique a posição apropriada da mandala.

- Gire o desenho, olhe todos os ângulos, usando seu sentido de equilíbrio, ou a sensação vinda do seu interior. Quando for encontrada a posição desejada marque a parte de cima da mandala com um pequeno X. Coloque data, dia mês e ano (se não as datar poderá perder a cronologia do FAZER).

- Anotar a sequência em que aparecem as formas e as cores utilizadas para poder se realizar o diagnóstico, nesse momento as mulheres devem estabelecer significados.

- Coloque a mandala à sua frente a uma distância menor que um braço para se obter uma boa visão (ao levar a atividade a mulher deve colocá-la em um lugar sagrado).

- Imagine-se que está caminhando pela mandala como se ela fosse sua casa. Pergunte a si próprio qual a sensação de estar numa casa-mandala, onde você se sente bem/mal, e o que parecem ser os símbolos dessa perspectiva.

Até aqui a mulher usou imagens e sensações visuais na sua mandala. Utilizando a Sensação e a Intuição conforme a tipologia de Jung. Agora ela irá utilizar as formas verbais e racionais de Pensamento e da Percepção.

- A mulher deverá fazer usos de palavras, associações e amplificações para tornar mais claras a informações que elas contêm, para tal ela deverá seguir os seguintes passos:

  - Dê um título à sua mandala.

  - O título deve sintetizar sua primeira impressão ao olhar para ela.

  - Liste as cores que usou.

  - Anote as associações, palavras, sentimentos e imagens.

  - Lembranças que vem à mente quando você olha para a mandala, para a cor.

  - Que pessoas ela associa a cor, ideias, símbolos, sentimentos a essa mandala.

  - Suas experiências singulares de significados fornecerão indícios importantes do significado de sua mandala.

Faça uma lista dos números e formas (exemplo: gotas de chuva, onda etc.)

- Anote-os as associações à medida que vão sendo verbalizadas, não precisando ter sentido, pois o significado ficará mais claro com o decorrer do processo.

Observando a mandala acima (figura 24) pode-se destacar que as cores verde e marrom se encontram em maios quantidade dos elementos 10 elementos que representa a unidade (1+0 = 1).

Figura 24 – Estudando a mandala

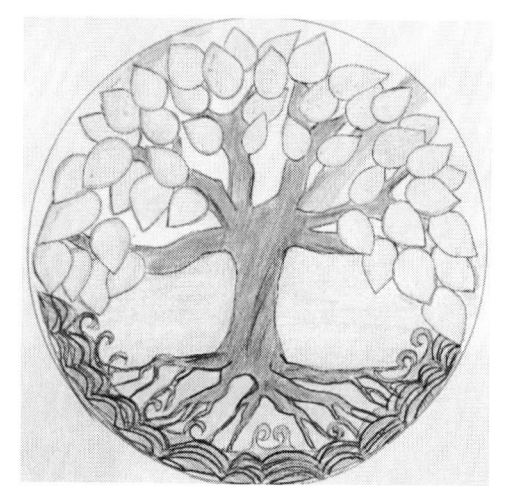

Fonte: acervo pessoal

O Verde simboliza a autocura, sua energia beneficia as mulheres em seu processo de restabelecimento emocional, atuando como bálsamo para os traumas e as agressões sofridas. Por outro lado, o verde também é uma cor com características isolante, suas vibrações impedem a entrada de energias indesejáveis. Ela atua positivamente nas emoções ligadas ao amor, ao afeto, a segurança, aos bons sentimentos e o acolhimento, integrando corpo e espírito, amor, amizade e perdão.

Entre as funções do verde encontra-se a dar e o receber, o perdoar, o abrir o coração para outras pessoas, a sintonia com Deus, pela busca do entendimento e do proposito do viver e do relacionar (neste caso, com o agente agressor). Por outro lado, quando o verde se encontra em desarmonia, a pessoa expressa ódio, intolerância, preconceito, prejulgamento, egoísmo, vingança e solidão, comportamentos esses que danifica a vida da mulher, pois ela fica exposta a violência de seu companheiro.

O Marrom nesta mandala, pode ser traduzida como mensagem do inconsciente para que a mulher reexamine suas velhas feridas que ainda se encontram latentes e precisando de alguma atenção para ser curada, pois essa cor simboliza o elemento terra que dá ao homem a base material e capacidade de acumular bens. Quanto a parte espiritual, os tons terrosos simbolizam segurança, representando a busca de e energia, o caminhar, o colocar plantas e flores dentro de caso, trabalhar numa horta – trabalhar o elemento terra. Assim, o marrom pode representar positividade, naturalidade, fertilidade e oportunidade para novos começos e recomeços, por outro a impulsividade de ir ou não e a inibição de não ir, podendo neste caso, representar os conflitos da participante com a mãe.

Em relação aos pontos cardeais dos tipos psicológicos pode-se notar que:

- A Função Pensamento – nessa mandala estabelece pouca conexão com a lógica dos fatos percebidos (agressão), normalmente se sentem discriminadas, com falta de valor afetivo e parcial em seus julgamentos.

- A Função Intuição – a que teve maior representatividade nessa mandala, onde a percepção ocorre por meio do inconsciente e a apreensão do ambiente geralmente acontece por meio de "pressentimentos", "palpites" ou "inspirações". A intuição busca os significados, as relações e possibilidades futuras da informação recebida, a qual a mulher usa para poupar seus filhos e a ela mesma de agressões (figura 25).

Figura 25 – Mandala representando a dor na mulher que sofre violência familiar

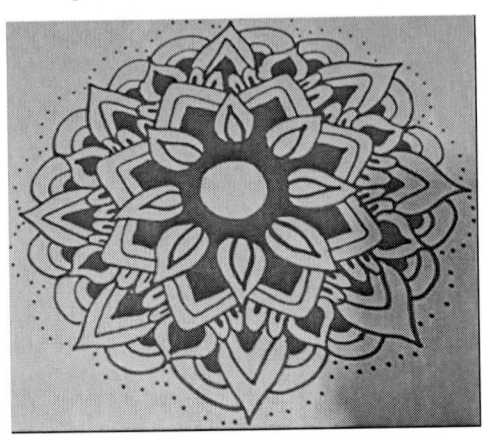

Fonte: acervo pessoal

- A Função Sentimento – julga o valor intrínseco das coisas, tende a valorizar os sentimentos em suas avaliações, preocupa-se com a harmonia do ambiente e incentiva movimentos sociais. Utiliza valores pessoais (seus ou de outros) na tomada de decisões, mesmo que essas decisões não tenham lógica do ponto de vista da causalidade.

Para Nise da Silveira, a cliente que utiliza a função Sentimento "estabelece julgamentos como o pensamento, mas a sua lógica é toda diferente. É a lógica do coração" (1988, p. 54). Essa função se caracteriza em momentos de abstração e vazio, sendo reservada e de difícil acesso, evitando ocasiões festas e aglomerados, pois sua função avaliadora do sentimento paralisa-se quando muitas coisas ocorrem ao mesmo tempo.

Figura 26 – Mandala os círculos do feminino, representando o sentimento e a sensação

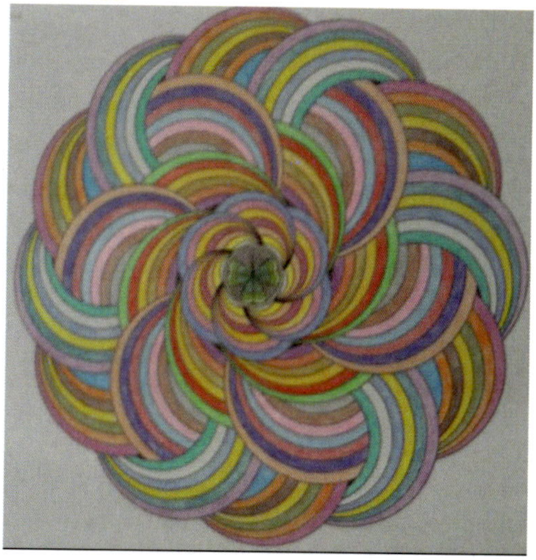

Fonte: acervo pessoal

- Função Sensação – une o passado a figura da heroína na busca de compreensão ou por carrega algo que não lhe pertence (ancestralidade). Ela se encontra mais vinculada ao seu inconsciente, sendo muitas das vezes mal compreendida ou mal interpretada. É confusão no expor suas opiniões e DESEJOS, perdendo-se se facilmente. Têm vaga noção do seu próprio corpo físico, porém possuem uma misteriosa capacidade de pressentir o futuro, utilizando esse fator para continuar sobrevivendo (figura 26).

5.3.17. Oficina Mapa da Vida

O mapa da vida é um método aplicado inicialmente no Mulheres Mil para estimular as alunas a planejarem os sonhos profissionais, mas pela sua aplicação passou a fazer parte das oficinas de mulheres com vulnerabilidade social. A técnica é simples, por meio de desenhos, elas representam suas trajetórias de vida e planejam o futuro.

Marti Jurmain, do Niagara College, explica que o método integra a metodologia de Avaliação e Reconhecimento de Aprendizagem Prévia (Arap), aplicada nas instituições canadenses. "É uma ferramenta padrão, que funciona muito bem com mulheres desfavorecidas, porque as pessoas podem ver umas às outras e é uma forma de cada um dar validade a vida do outro. Também contribuiu para a formação de elos e é uma forma de aprender muito rápido sobre as pessoas que pertencem ao grupo".

Assim, esse método ajuda a voltar no tempo e refletir sobre si mesma. "Eu desenhei minha saída de casa, passei pela minha adolescência, chegando até os dias de hoje. Com pegadas, representei minha chegada ao final do curso, numa fábrica de congelamento, que é o nosso projeto, o nosso objetivo. Foi muito interessante rever tudo o que deixei para trás, o que pude melhorar até hoje e o que posso fazer de melhor no futuro", relato de uma das participantes. Além de contribuir para o resgate das histórias, a técnica amplia a compreensão dos terapeutas ocupacionais sobre a realidade das suas clientes.

Costa (2006) refere que o Mapa é imagem, sendo tangível, virtual ou mental, pois evoca, sempre, a imagem de um território. Assim, a noção de território aqui é a mais ampla possível, podendo referir-se tanto aos recortes de natureza político-administrativa/jurídica – os territórios da oficialidade, limitados por fronteiras fixas – como ao conjunto de elementos articulados em dimensões culturais e simbólicas – as territorialidades.

Figura 27 – Mapa da vida de uma participante

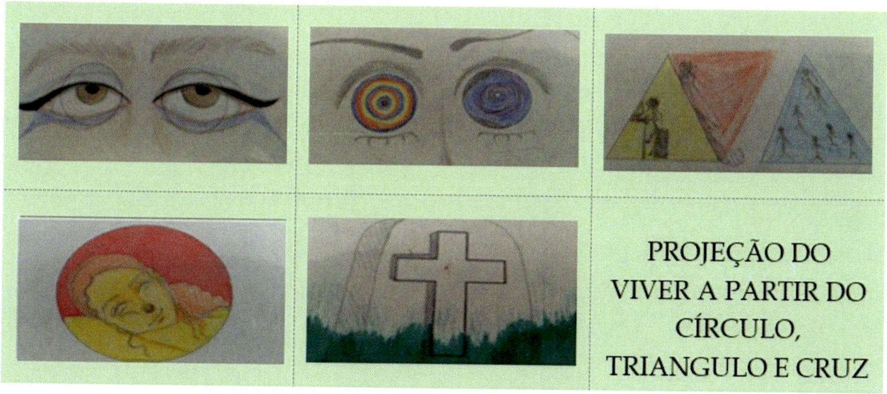

Fonte: acervo pessoal

Por outro lado, o mapa da vida se transforma em uma jornada pessoal e individual, que favorece o aprofundamento do ser a sua vida podendo criar um mapa completo, por meio do qual é possível ter reveladoras compreensões e obter uma visão mais clara sobre as repetições negativas. Assim será possível identificar a raiz do que denomina problemas que, na verdade, são oportunidades de aprendizado. Por meio do MAPA DA VIDA a mulher descobrirá que tudo o que acontece tem uma razão (figura 27).

5.3.18. Árvore da Vida

A Árvore da Vida é um símbolo sagrado dentro de muitas culturas deste mundo isso porque está relacionada às questões espirituais e materiais. Essa associação é interpretada como um elo entre o céu, a terra e o submundo. A explicação disso leva em consideração as folhas da árvore, o seu caule ou tronco, e as suas raízes.

Para as culturas que a consideram como símbolo sagrado, está árvore tem folhas que crescem em direção ao céu, e seu tronco é relacionado com a terra, sendo que suas raízes são profundas para encontrar o submundo. Nesta interpretação a árvore é representativa da imortalidade e da fecundidade e criação.

O povo Assírio é quem possui a árvore da vida mais tradicional, para eles, a árvore é um símbolo que representa a dualidade da deusa Ishtar, por um lado associado a fecundidade e fertilidade, por outro a destruição.

Numa oficina de Terapia Ocupacional, onde se buscou trabalhar com as questões subjetivas e materiais da mulher foi levado em consideração o projetar como ação espontânea, livre, propulsora de energia criativa, de experimentação e transferência inconsciente. Ação que surgiu da própria mulher, porque ela escolheu a sua árvore e ao se projetar, organizou seus pensamentos, sentimentos, desejos, sonhos e frustrações nos espaços da árvore, sua ideação e reflexão possibilitou analisar seu viver e selecionar os fatos mais marcantes, positivos ou não, selecionando imagens que de certa forma, tinham representatividade para ela.

Figura 28 – Arvore da Vida

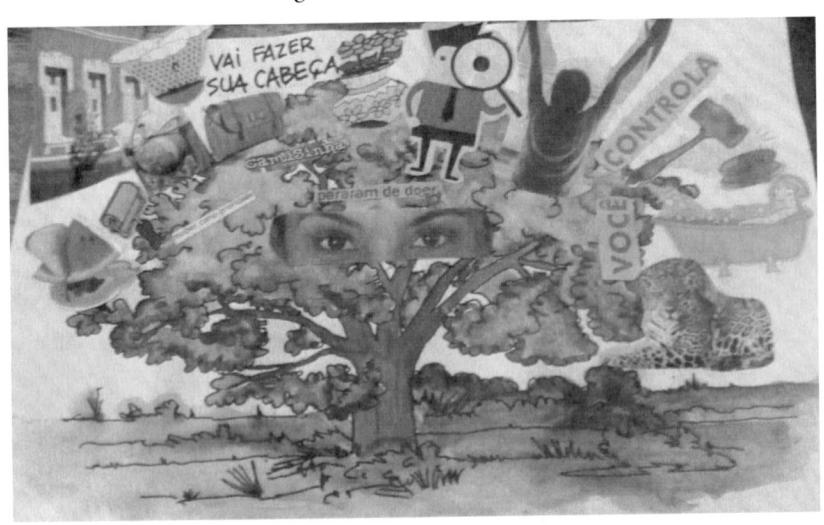

Fonte: acervo pessoal

É nesse espaço que ela entra em ação para transformar o seu mundo (figura 28), pois as imagens, tiveram como referência a sombra (JUNG, 2012), permitiram o aflorar da criatividade, a libertação da comunicação com o outro e expressou as necessidades mais profundas do ser humano (BRUNELLO, 2001), pelo favorecimento da união de seu mundo interno (fantasia) com o externo (realidade), possibilitando o vínculo entre o viver as situações concretas do cotidiano com o mundo de representações (inconsciente) desvinculadas dos acontecimentos da vida, onde encontram-se presente as agressões, o medo, a vergonha entre outras sensações advindas da violência.

As etapas da construção da árvore da vida, tiveram verbalizações associadas, antes e após a conclusão da atividade, permitindo a mulher iniciar seu caminho de sua individualização.

5.3.19. Oficina de Marionete

5.3.19.1. Oficina Teatro de Formas Animadas para Crianças e Mulheres

A oficina tem como objetivo a experiência plástica de construir bonecos e experimentar sua manipulação e encenação. A partir do uso de materiais do cotidiano, os quais as mulheres/filhos terão a oportunidade de desenvolver bonecos simples e dar vida a esses personagens por meio da manipulação (Figura 28).

Os participantes são estimulados a desenvolverem projetos para o planejamento do boneco e estudo de personagens. Os materiais reaproveitáveis como rolhas, palitos e papéis diversos servem de inspiração para a criação dos bonecos. A utilização de materiais e técnicas diversas permite a experimentação da composição estética e o domínio das habilidades plásticas desta.

Figura 29 – Formas animadas

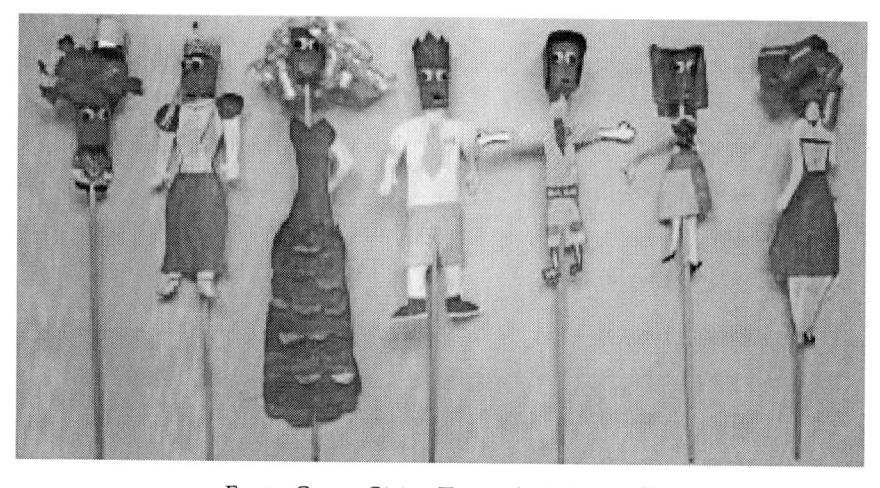

Fonte: Grupo Girino Teatro de Animação[56]

---

[56] Disponível em: https://grupogirino.com/oficinas/teatro-de-bonecos-e-formas-animadas-para-criancas/. Acesso em: 23 nov. 2021.

Além do trabalho de ateliê os participantes experimentam a manipulação de bonecos, objetos, máscaras, esculturas e origamis, criando cenas curtas e contando estórias de uma forma lúdica e expressiva.

5.3.19.2. Oficina Teatro de Bonecos de Luva [fantoche]

A oficina tem o objetivo de criar personagens planejando as características e personalidades dos bonecos (figura 30) a partir da técnica de manipulação de luvas, também conhecida como fantoches.

Figura 30 – Marionetes

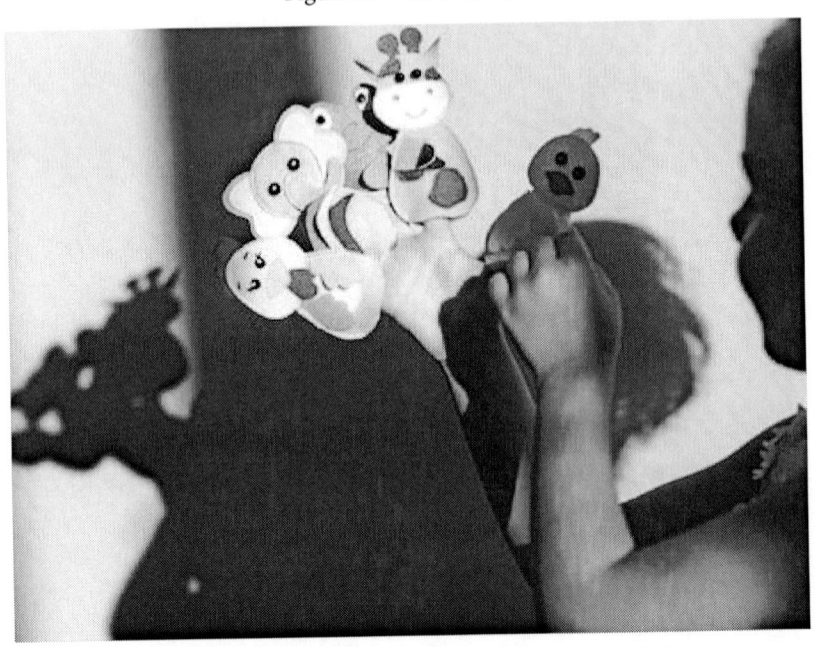

https://br.freepik.com. Acesso em 23 de novembro de 2021

A oficina permite a experimentação da composição estética e o desenvolvimento das habilidades plásticas do participante, buscando construir roteiros para criação de cenas curtas e narração de histórias com os bonecos construídos. Assim, materiais diversos, como cabaças, tecidos, borracha, papelão, lã e espuma, são utilizados como base para a definição das características estéticas dos bonecos.

5.3.20. Oficina de Máscaras

5.3.20.1. Oficinas da máscara da transformação.

Para melhor compreender o uso da máscara como recurso da Terapia Ocupacional no CUIDADO a mulher que sofre violência doméstica pode ser realizada por oficinas compostas por etapas de confecção, utilização e realização de atividades corporais, visando a manifestação de personagens internos.

A oficina envolve diferentes modalidades do FAZER, tais como: confeccionar a máscara, pintar, colar, adornar. Essas etapas visam trazer à tona os conteúdos psíquicos a ser CUIDADO, após a representação devem ser realizadas atividades expressivas de desenho (contextualização dos personagens) e verbalizações e escrita criativa para favorecer a reflexão da experiência vivida.

5.3.20.2. 1ª Oficina: Como as pessoas me veem

Figura 31– Máscaras planas

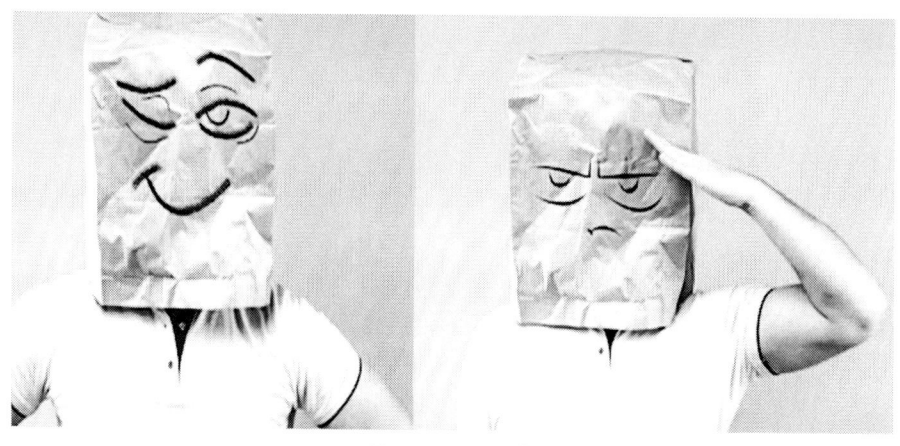

Fonte: Freepik[57]

A máscara (figura 30) deve ser bidimensional (plana). Nessa oficina o que se visa é trazer à tona a percepção da mulher frente ao seu VIVER, dessa forma, ela poderá mostrar como as relações humanas ocorrem e como ela reage frente à crítica (ataque/defesa) e quais são os símbolos que surgem no instante do desbloqueio emocional.

---

[57] Disponível em: https://br.freepik.com/. Acesso em: 23 nov. 2021.

5.3.20.3. 2ª Oficina – Enfrentando a Persona

Algumas máscaras devem ser expostas na mesa, para que a participante consiga absolver de maneira visual o que se busca confeccionar. Antes de iniciar a atividade, inicia-se o relaxamento ao som de uma música instrumental.

O objetivo dessa oficina é possibilitar que a persona apresente suas outras faces que se encontram no inconsciente (figura 32). Nesse momento, deve ser esclarecido como será realizada a modelagem, tipo de material a ser usado (argila, papel machê, massa, cartolina, gaze engessada).

Figura 32 – Máscara bidimensional

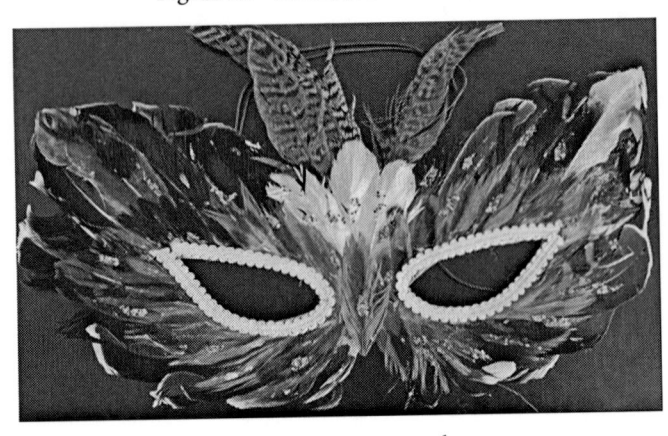

Fonte: acervo pessoal

O primeiro trabalho deve ser corporal visando estimular o corpo retirando todas as amarradas inconscientes, para tal, deve-se usar a musicalidade e a expressão corporal para que o corpo da mulher inicie o diálogo com ela mesma.

Para confeccionar a máscara, primeiro se separam as mulheres em dupla, para que cada uma possa fazer a face da outra, com a modelagem com gaze gessada. No decorrer da confecção deve ser colocado uma música com sons da natureza para que elas se mantenham relaxadas e possibilitem entrar em contato com seus arquétipos inconscientes.

Ao iniciar a modelagem o rosto deve ser coberto com papel alumínio, deixando aberta a entrada do nariz, depois este é coberto de gaze gessada e a mulher deve esperar o tempo necessário para que o gesso seque, para que se retire a máscara do rosto (figura 32).

Figura 32 – Manipulando a gaze e modelando a máscara

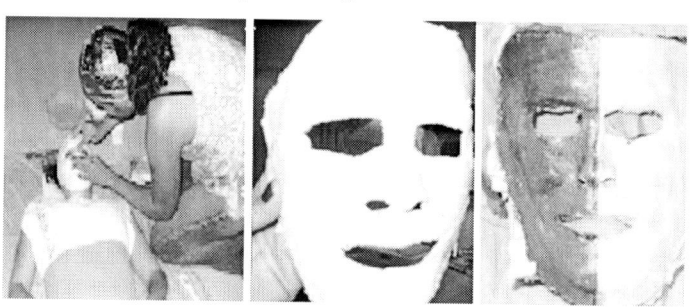

Fonte: Meu Eu Mosaico[58]

No segundo dia da oficina, as mulheres devem ficar em roda, soltar o corpo e a terapeuta favorecerá o relaxamento com sons musicais e trechos para reflexão sobre a máscara. Aos poucos, elas devem retomar o contato com sua máscara e iniciar os acabamentos, sendo liberada pelo terapeuta ocupacional, tinta, cola, lá, fitas, lantejoulas, retalhos, correntes etc., os quais favorecerão a mulher a adornar sua máscara. Após terminar esse FAZER cada mulher tem que responder as seguintes perguntas, sobre sua máscara.

- Quem é você?

- O que você traz para mim?

- O que você DESEJA de mim?

- Qual é a sua mensagem?

Na outra reunião seria realizada a apresentação das personagens, sendo necessária a colocação de figurinos (cangas), adereços (colares) etc., para que as mulheres consigam se sentir totalmente diferentes do que elas são no seu cotidiano. Nesse dia, elas devem se vestir e se apresentarem e se possível criar um diálogo entre elas, procurando significar esse VIVER mascarado. Se possível tirar fotos para que elas possam se avaliar posteriormente.

A última reunião visa compartilhar a vivência, para tal elas devem desenhar o processo e responder as seguintes perguntas:

- O que achou desta oficina?

- Estes encontros lhe trouxeram sensações, recordações ou per-cepções? Quais?

---

58 Disponível em: https://elinhapsi.blogspot.com.br/2011/02/desvelando-mascaras.html. Acesso em: 23 nov. 2021.

- Em qual momento você se sentiu mais à vontade: por quê?
- Em qual momento você se sentiu mais incomodada: por quê?
- Quando vejo a máscara eu penso que ela...
- Quando toco a máscara eu sinto...
- Quando estou perto da máscara, meu sentimento é...
- Olhando para a máscara eu me sinto...
- Quais sensações/emoções lhe vieram ao vestir a máscara?
- Quais sensações/emoções lhe vieram ao ver os outros personagens?

5.3.20.4. 3ª Oficina- Como você gostaria que as pessoas a vissem.

A máscara deve ser tridimensional com expressão séria. Nessa segunda oficina o que se visa é trazer à tona a individualidade da persona a qual pode ser interpretada e identificada como representante pessoal no mundo social, profissional e familiar, e que se encontra vinculada ao coletivo.

Para criar essa máscara a mulher deve liberar sua sensibilidade inerente a sua persona e construí-la na tridimensionalidade, onde se deixa de ser um SER plano e se transforma em um SER tridimensional, o qual transmite a sensação da percepção dos órgãos sensoriais que se vinculam aos aspectos sociocomunicantes. Esta sensação deve ser sentida tanto interna como externamente, favorecendo a emersão nos sentimentos bloqueados pelo inconsciente.

5.3.21. Oficina de Medos e Sonhos

Na vivência da violência as mulheres sentem que seus tempos sofrem reviravoltas existenciais, a cada vez que seu agressor chega em sua casa, onde as relações tomam o protagonismo das cenas a serem vividas, vivenciadas ou não, tornando-as quase insuportáveis quando ocorre as agressões. Gerando medos que se somam outros e uma infinidade de comportamentos e maneiras de lidar com eles se montam para tentar lidar com a realidade à sua volta, devido as situações de maior vulnerabilidade a possibilidade de enfrentar estas realidades ou, pelo contrário, estariam mais bem instrumentalizadas para esta batalha, dada a resiliência que algumas constroem a duras penas.

A ideia de uma oficina que trabalhasse medos e sonhos surgiu a partir de encontros com várias mulheres atendidas nos Centro de Referência de

Assistência Social, localizada na zona oeste do Rio de Janeiro. A qual consistia em colocar em relação, a conexão entre o que se encontrava encapsulado (produtor de sofrimento). Inicia-se com a possibilidade de explicitar os medos, concretos ou não, de cada participante e a partir disso abrir um espaço para as mulheres nas oficinas oportunizando a ampliação das percepções por intermédio das imagens projetadas e construídas pelo terapeuta a partir das projeções das mulheres.

Nos momentos de encontro das oficinas, com moradores que sofrem violência doméstica, elas se colocaram de forma muito sincera e espontânea, sentindo-se, portanto, acolhidas na escuta coletiva. Houve depoimentos e verbalizações bastante sensíveis, na qual elas caracterizaram este viver como representado na figura 33, onde elas se projetaram em um ambiente totalmente escuro onde ela observa seus sonhos coloridos fora de seu alcance.

Figura 33 – Colagem em hexágonos

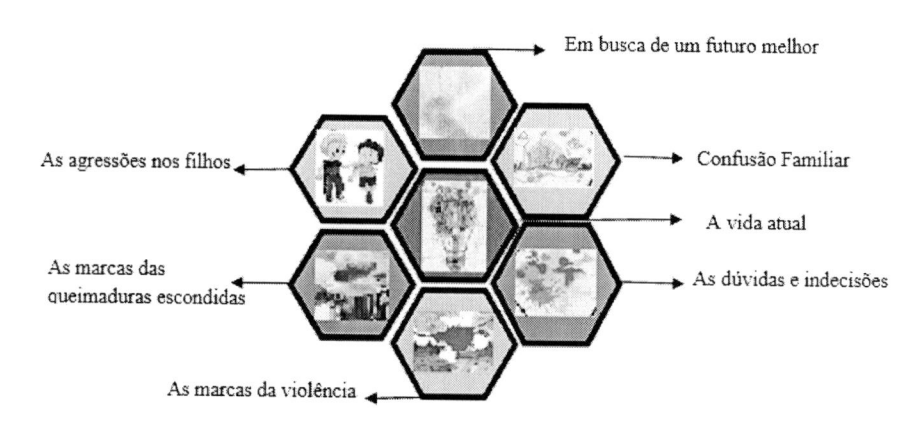

A mulher com seus medos e sonhos

Fonte: acervo pessoal

Na construção da imagem elas se manifestaram de forma sensível e mobilizadora, a atmosfera em que viviam e o incrível mundo dos sonhos, onde surgem a beleza, a cor e a força. Indagadas porque preferiram bolas que se encontram em espaço abertos, elas representaram que os fantasmas da violência as ameaças diariamente gerando receios, medos representados pelo medo de sonhar demasiado alto, medo de fracassar, medo de desiludir os outros e ainda o medo do conflito.

Para não deixar de sonhar e possibilitar que seus desejos, sonhos e liberdade sejam transformados estes devem estar soltos, para que pessoas (agressor) não os destruam. Assim, as Oficinas do Medo e dos Sonhos consistiram em espaços nos quais as angústias e os sofrimentos pudessem ser representados pelo terapeuta, favorecendo a possibilidade de sonhar desejar e ter esperança. Tais dispositivos foram e são terapêuticos, na medida em que se considera que o sofrimento psíquico pode ser positivamente transformador, mas que a condição de tal transformação é que o mesmo possa ser experimentado em situações de relação positiva, cujos diálogos e interpretações foram vivenciados não só pelo terapeuta ocupacional com todas as participantes da oficina.

Este tipo de oficina deve ser ampliado em seu contexto, não só para mulheres que sofrem violência, mas para todas que precisam acreditar em si mesma, se colocando como cuidado de si intrínseco à autonomia que se segue no desenvolvimento da trama psicossocial do cuidado de si, cuja cura que se contrapõe se caracteriza pela a alienação, o ódio ao diferente, o individualismo e a dominação.

5.3.22. Oficina de Mitos

5.3.22.1. Trabalhando com os Mitos

Em pleno século XXI, vivem-se momentos de mudanças rápidas e atordoantes que colocam em conflito questões relacionadas ao VIVER, dos clientes, às reivindicações dos seus parceiros/familiares gerando clima de insegurança e contradições. Como lidar com tudo isso? Como não sucumbir ao medo? Como viver com os ciúmes, com agressão ou pela violência velada da educação? Nesse aspecto, nova concepção de sujeito se faz necessária em que se privilegia a racionalidade, a técnica por si só não basta, assim como a fragmentação do ser humano não pode ser mais aceita. Evidencia-se uma nova subjetividade, uma nova possibilidade de ser, na qual se busque uma maior integração entre atividades cognitivas, afetivas, sociais, éticas e políticas.

Neste momento, o Mito e a Arte ganham espaço para a significação maior, oferecendo possibilidades de participação integrada, não só da natureza exterior, mas também do profundo mistério interior.

5.3.22.2. Brunhilda

Esta é uma complexa heroína que também irá morrer. Observa-se que a morte mitológica não se interpreta simbolicamente somente como fracasso, mas como o sentimento imbuído de quem vivencia esse mito: a morte representa o fim de algo, de um estado de consciência.

As Valquírias na mitologia nórdica são filhas do deus supremo Wotan, cuja missão é levar os heróis escolhidos que sucumbem em batalha para a vida eterna do Valhala, ao lado do deus. Brunhilda é uma delas e preferida do pai, que ousa rebelar-se contra ele e desafiar seus veredictos por achá-los injustos.

Ela é castigada duramente e condenada à mortalidade já que, como filha de Wotan, que era imortal, por isso fica condenada a permanecer em sono prolongado em uma rocha rodeada de círculo de fogo (figura 35), até que um homem ousasse desvirginá-la.

Figura 35 – Brunhilda a heroína do amor e da verdade

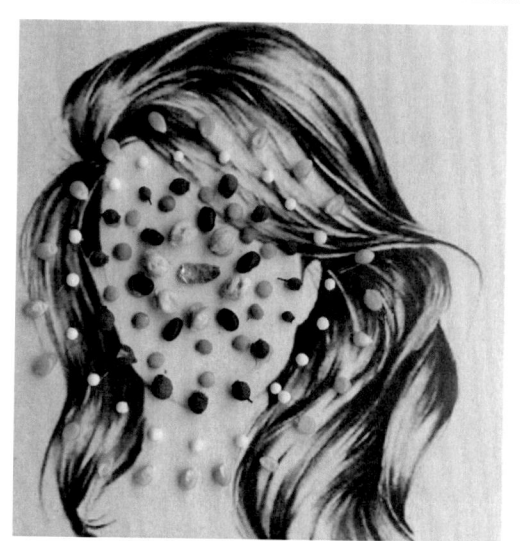

Fonte: acervo pessoal

Cabe ao herói Siegfrid, que se apaixona por ela, ter um ato de coragem e viver um intenso amor. Entrega-se ao amor por inteiro (figura 36), cuja doação da heroína não mede esforços e carinhos, se transformando em heroína do amor e da verdade, por valorizar o sentimento de partilha, de entrega, de afeto.

Figura 36 – Brunilda amando e sendo amada

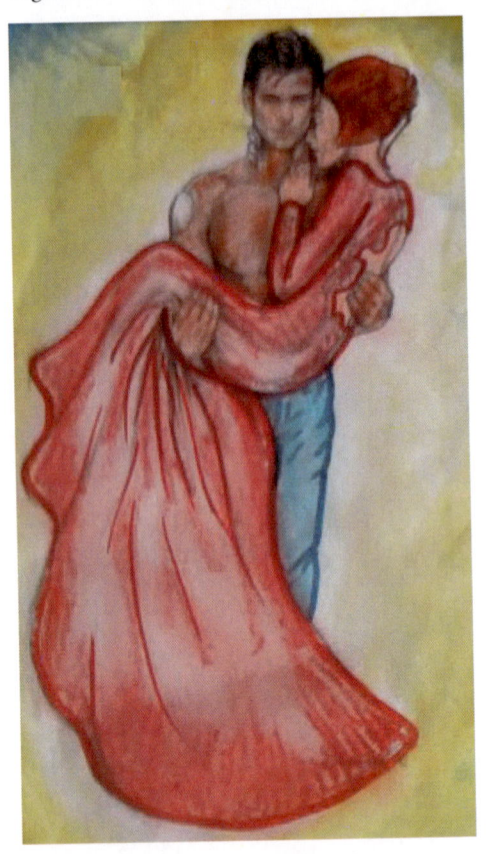

Fonte: acervo pessoal

Fato esse, muito comum nas mulheres, pois se entregam ao companheiro, de corpo e alma, homem, não avaliando o temperamento, as atitudes e a personalidade deles. Assim, a integridade e missão heroica, de cada mulher participante das oficinas, elas foram conduzidas a traçar suas metas e a buscar seus limites finitos ou não, para analisarem as relações com seus amados.

No entanto, depois de viver o longo ou curto amor intenso ele viaja e a esquece. Brunilda ao se sentir abandonada pelo seu amor, devido sua frustração, melancolia e depressão, retorna aos poucos ao seu sono profundo na rocha (figura 37).

Figura 37 – Brunilda retorna a seu sono profundo

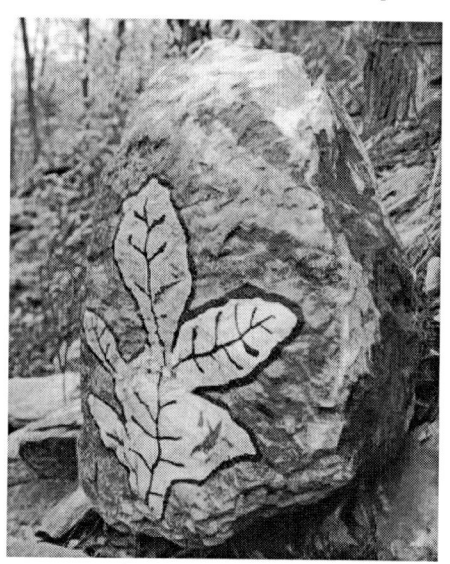

Fonte: Freepik[59]

Pode-se solicitar as participantes desta oficina, a criarem outras formas de terminarem essa história, não permitindo serem vítimas da poção do esquecimento, e não serem representadas pela mulher separada, abandonado pelo amado, que traduz para si, a culpa de sua missão não cumprida e responsável pela dissociação dos laços do casamento.

5.3.22.3. Dafne

Dafne foi o primeiro amor de Apolo. Não surgiu por acaso, mas pela malícia de Cupido. Apolo viu o menino brincando com seu arco e suas setas e, estando ele próprio muito envaidecido com sua recente vitória sobre Píton, disse-lhe: — Que tens a fazer com armas mortíferas, menino insolente? Deixe-as para as mãos de quem delas sejam dignos. Vê a vitória que com elas alcancei, contra a vasta serpente que estendia o corpo venenoso por grande extensão da planície! Contenta-te com tua tocha, criança, e atiça tua chama, como costumas dizer, mas não te atrevas a intrometer-te com minhas armas.

---

[59] Disponível em: https://br.freepik.com/. Acesso em: 23 nov. 2021.

O filho de Vênus ouviu essas palavras e retrucou: — Tuas setas podem ferir todas as outras coisas, Apolo, mas as minhas podem ferir-te. Assim dizendo, pôs-se de pé numa rocha do Parnaso e tirou da aljava duas setas diferentes, uma feita para atrair o amor; outra, para afastá-lo. A primeira era de ouro com a ponta aguçada, a segunda, de ponta rombuda, de chumbo. Com a seta de ponta de chumbo, feriu a ninfa Dafne, filha de Peneu, deus Rio, e a de ouro feriu o coração de Apolo, assim ele foi tomado de amor pela donzela e está sentiu horror à ideia de amar.

Figura 38 – Dafne só ama as plantas e os animais

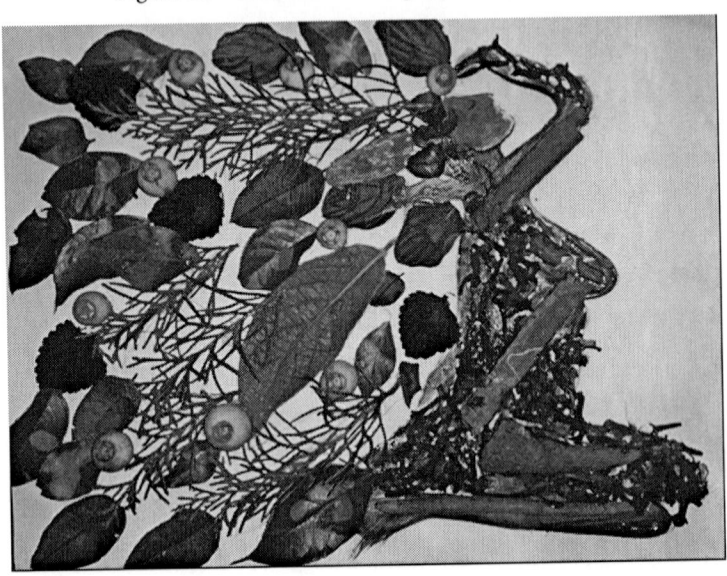

Fonte: acervo pessoal

Dafne, tinha como prazer caminhar pelos bosques e caçar. Muitos amantes a buscavam, mas ela recusava a todos, sem pensar em Cupido nem em Himeneu (figura 38). Seu pai muitas vezes lhe dizia: "Filha, deves dar-me um genro, dar-me netos". Temendo o casamento como a um crime, com as belas faces coradas, ela se abraçava ao pai, implorando: "Concede está graça, pai querido! Faze com que eu não me case jamais!".

Apolo era o guardião do oráculo do mundo, ele ao consultá-lo poderia fazer qualquer perdição, porém não foi sábio bastante para prever o seu próprio destino. Assim, amou-a e lutou para obter Dafne pois ao vê-la com seus cabelos caírem desordenados pelos ombros, ficava imaginando: "Se são tão belos em desordem, como deverão ser quando arranjados?" Viu seus olhos brilharem como estrelas; viu seus lábios, e não se deu por satisfeito só em vê-los.

Admirava suas mãos e os braços, nus até os ombros, e tudo que estava escondido da vista idealizando-a a mais bela de todas. Seguiu-a; ela fugiu, mais rápida que o vento, e não se retardou um momento ante suas súplicas. — Para, filha de Peneu! — Ele exclamou. Não sou um inimigo. Não fujas de mim, como a ovelha foge do lobo, ou a pomba do milhafre. É por amor que te persigo. Sofro de medo que, por minha culpa, caias e te machuques nestas pedras. Não corras tão depressa, peço-te, e correrei também mais devagar (figura 39).

Figura 39 – Dafne ninfa, mulher que não quer se tocado por homem

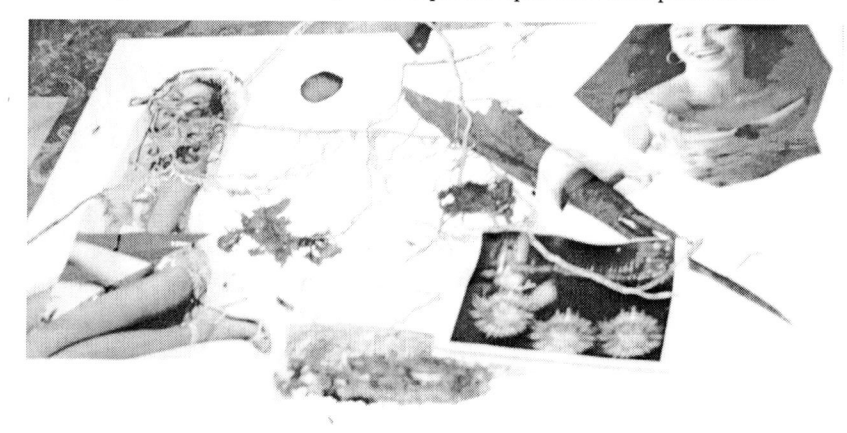

Fonte: acervo pessoal

Não sou um homem rude, um campônio boçal. Júpiter é meu pai, sou senhor de Delfos e Tenedos e conheço todas as coisas, presentes e futuras. Sou o deus do canto e da lira. Minhas setas voam certeiras para o alvo. Uma seta mais fatal que as minhas atravessou-me o coração! Sou o deus da medicina e conheço a virtude de todas as plantas medicinais. Sofro de uma enfermidade que bálsamo algum pode curar! A ninfa continuou sua fuga, nem ouvindo de todo a súplica do deus. Quanto mais ela fugia, mas ela o encantava, pois, o vento agitava-lhe as vestes e os cabelos desatados lhe caíam pelas costas. O deus sentiu-se impaciente ao ver desprezados os seus rogos e, excitado por Cupido, diminuiu a distância que o separava da jovem. Era como um cão perseguindo uma lebre, com a boca aberta, pronto para apanhá-la, enquanto o débil animal avança, escapando no último momento. Assim voavam o deus e a virgem: ela com as asas do medo; ele com as do amor.

O perseguidor é mais rápido e adianta-se na carreira: sua respiração ofegante, já atinge os cabelos da ninfa. As forças de Dafne começam a fraquejar e, prestes a cair, ela invoca seu pai, o rio-deus: — Ajuda-me, Peneu! Abre a terra para envolver-me, ou muda minhas formas, que me têm sido tão fatais!

Figura 40 – A transformação de Dafne

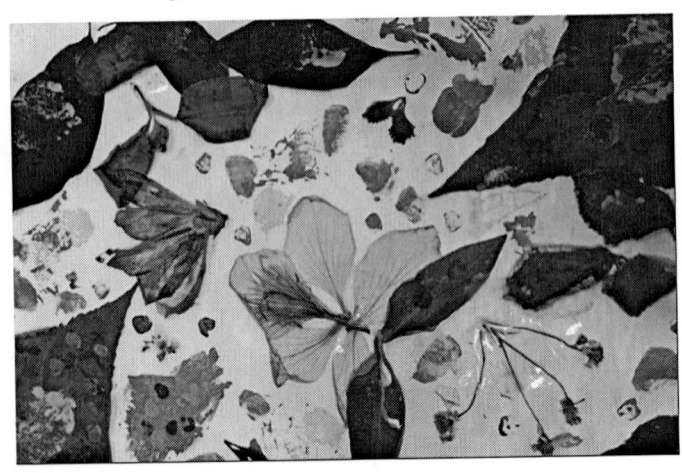

Fonte: acervo pessoal

Mal pronunciara estas palavras, um torpor lhe ganha todos os membros; seu peito começou a revestir-se de uma leve casca; seus cabelos transformaram-se em folhas; seus braços mudam-se em galhos; os pés cravam-se no chão, como raízes; seu rosto tornou-se o cimo do arbusto, nada conservando do que fora, a não ser a beleza. Apolo abraçou-se aos ramos da árvore e beijou ardentemente a madeira (Figura 40). Os ramos afastaram-se de seus lábios. — Já que não podes ser minha esposa — exclamou o deus — serás a minha planta preferida. Usarei tuas folhas como coroa; com elas enfeitarei minha lira e minha aljava; e quando os grandes conquistadores romanos caminharem para o Capitólio, à frente dos cortejos triunfais, serás usada essa coroa nas suas frontes.

Observação. Se um/a cliente ao realizar uma atividade, desenha ou cola uma pessoa perto de árvore, procure identificar como ela se relaciona com o seu animus/a.

5.3.22.4. Eros e Psique

Mito de Eros e Psique são propositais pela dualidade que concretize a relação de encantamento, de amorosidade entre o saber e o conhecimento a ser buscado e apreendido. O Eros se manifesta quando o SER vai à busca do conhecimento e do relacionamento que envolve o amor, criando uma relação permeada pelo respeito e acolhimento.

Assim, é importante buscar uma união/integração entre alma (Psique) e amor (Eros), entre razão (Psique) e emoção (Eros). O próprio Mito já diz que o ser humano não existe sem o afeto, a emoção, o amor. Psique só se entrega à realização das tarefas (como possibilidade de crescimento e autoconhecimento) depois que conhece Eros, ela precisa reconquistá-lo para poder sentir-se mais plena, precisa do seu afeto. Por outro lado, o deus do amor também percebe a importância da racionalidade de Psique e vai ao seu encontro.

É por meio dos processos de simbolização que o homem assume sua humanidade, tomando consciência de sua condição de ser no mundo. Neste sentido, a linguagem simbólica ocupa papel significativo no desenvolvimento da consciência, pois na medida em que o SER atribui sentido às coisas e ao mundo é que ele se torna humano! O símbolo nunca é precisamente definido ou de todo explicado. Ele é uma possibilidade de reflexão e de caminho, é um jeito de dar sentido às ações humanas e faz parte de um processo que pode tornar explícito o implícito, visível o invisível...

O contato com o Mito de Eros e Psique, trabalhado em Oficinas de Sensibilização, as terapeutas ocupacionais/clientes são convidadas a encontrarem como protagonistas da sua própria história, dentro da história do Mito, com todos os riscos, incertezas e acertos que a descoberta poderia lhes trazer. As vivências têm como objetivo a ampliação da consciência, pois por meio delas podem-se construir questões, conscientes ou não, implícitas no VIVER em família, no trabalho e no lazer que, podem ser tocadas e reordenadas, e até mesmo transformado em novas posturas no agir cotidiano.

Essa oficina, ela pode ser subdividida nas seguintes etapas:

Oficina As tarefas de02 Psique para obter a aprovação de Afrodite

Primeira tarefa:

Atividades foram impostas pela rancorosa Afrodite, mãe do deus grego, para que Psique resgatar o amor de Eros.

Antes de reencontrar o noivo, Psique teve que separar milhares de grãos que estavam misturados uns aos outros, no espaço de uma noite. As formigas, que conheciam tão bem as tarefas pequenas e intermináveis, ajudaram à jovem.

Oficina: saber discriminar:

Em uma leitura simbólica, a jovem teve que exercitar a discriminação, isto é, começar a diferenciar os seus desejos, o sentido das coisas, suas necessidades, o bem do mal, o prazer do desprazer. Para tal na primeira oficina, as mulheres terão que separar sementes e a colarem em um círculo, de maneira harmoniosa e organizada. Essa atividade pode ser realizada em grupo ou individualizada.

Ao confiar na capacidade do ser humano para selecionar, analisar e avaliar as situações/desafios que surgem no decorrer da caminhada pessoal e profissional, de tal forma que não conseguindo vislumbrar uma saída, uma vez que tudo parece indiferenciado, sem lógica, causando uma sensação de impotência e angústia.

Figura 41 – Oficina de Sensibilização de Sementes

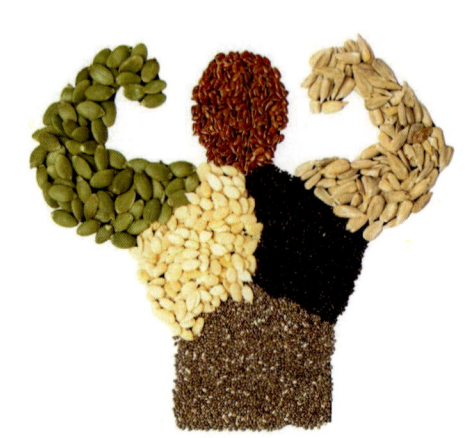

Fonte: Freepik[60]

---

[60] Disponível em: https://br.freepik.com/. Acesso em: 20 nov. 2022.

Dessa forma, a colagem possibilita o FAZER criativo e artístico ampliando a ressignificação da própria identidade e da sua condição de SER humano, buscando-se uma contextualização de significados/ação (figura 41).

Segunda tarefa:

Afrodite pediu um novelo dos fios de ouro das ovelhas ferozes. Mas o dócil caniço de bambu, que veio em sua ajuda, disse-lhe para não se aproximar das ovelhas enquanto o sol estivesse a pino, pois elas ficam muito enfurecidas por causa do calor. Psique deveria aguardar o calor diminuir e assim, mais calmas, as ovelhas iriam descansar e os flocos de lã ficariam presos nas árvores e, bastando sacudi-las, ela conseguiria colher a quantidade que quisesse. Seguindo os conselhos do caniço, a jovem volta para o palácio tendo realizado o pedido feito pela deusa.

Oficina: saber esperar:

A grande mensagem desta tarefa consiste em se poder olhar para além de si próprio, compreendendo que o universo é maior do que o nosso próprio mundo e que a solução não consiste na luta, no confronto de forças, mas no estabelecimento de um contato fecundo entre o masculino e o feminino. Como relacionar a essência dessa tarefa com o viver da mulher? Como equilibrar a força do masculino, dos logos, da razão com a sensibilidade e afetividade do feminino? Forças opostas que necessitam de equilíbrio e que permeiam o cotidiano do viver da mulher.

Figura 42 – Desenhando com giz de cera quente

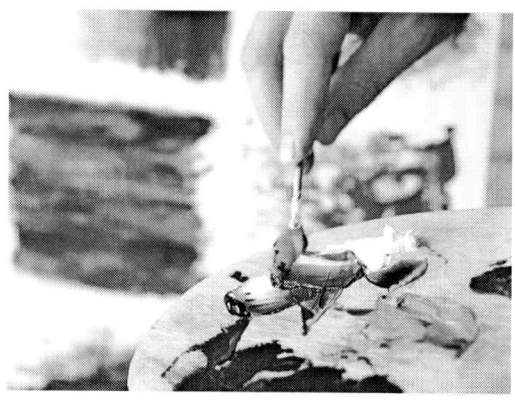

Fonte: Freepik[61]

---

[61] Disponível em: https://br.freepik.com/. Acesso em: 23 out. 2021.

A atividade mobilizou questionamentos quanto à dificuldade em se lidar com as questões da agressividade, do equilíbrio entre razão e emoção, amor e agressão, entre demandas vindas da instituição. Para tal foi solicitado que a partir de uma árvore colada em um papel fosse feito a complementação da imagem com giz de cera aquecido em uma vela. Essa atividade visa adicionar o elemento fogo, o espera e a sensibilidade (figura 42).

Terceira tarefa:

Afrodite entregou para Psique um vaso de cristal e ordenou que ela subisse em um rochedo íngreme, guardado por perigosos dragões que lá viviam e deveria encher esse vaso com a água de uma fonte que era guardada dos dois lados por perigosos ladrões. Veio em seu auxílio a águia, que abrindo suas asas, passou rapidamente por entre os dentes dos dragões e conseguiu encher o vaso, entregando-o à jovem mortal.

Oficina: saber conter a essência:

Depois de Psique ter aprendido a discriminar suas necessidades e cooperar com as necessidades alheias, agora o desafio consiste em adquirir uma "visão" mais abrangente (representada pela visão da águia) para conseguir alcançar o que deseja. Trazer a água da fonte é uma variante da água da vida, quer dizer, daquilo que se necessita efetivamente para uma realização maior, não importando a qualidade da água, mas sim, a habilidade para se obter aquilo que é fundamental para viver.

Como relacionar essa tarefa com a atividade com o viver da mulher? Seria uma atuação na oficina que motivasse as participantes a irem à busca de novos caminhos? Seria refletir sobre a própria prática e torná-la uma ferramenta de consciência política? Como atuar visando à essência desse papel?

Figura 43 – Sabonetes de melancia e maracujá

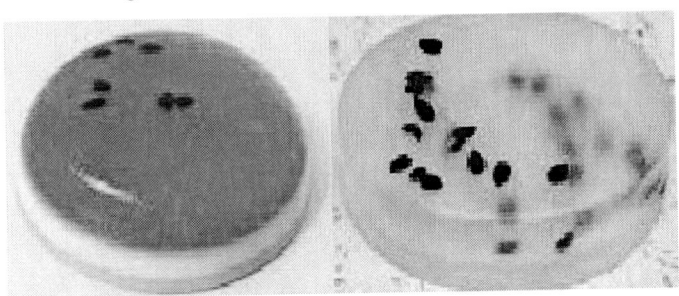

Fonte: acervo das autoras

Nessa oficina busca-se a essência, serão confeccionados velas ou sabonetes. Para tal faz-se necessário o uso de calor, o derretimento da parafina, o tingir da mesma e a mistura da essência. Enquanto aguarda o processo de resfriamento da parafina ou da glicerina (figura 43) a mulher deverá simbolizar a busca de novos caminhos.

Quarta tarefa:

A deusa inconformada deu para Psique uma caixinha e mandou que ela buscasse um pouco da beleza imortal guardada no fundo do Hades (mundo dos mortos). A torre orientou a jovem como deveria proceder durante esse caminho até conseguir seu objetivo. No entanto, a curiosidade e a vaidade se apossaram dela e, já quase terminando a tarefa, não resistiu e abriu a caixinha que não continha a beleza imortal, mas o sono infernal. Entorpecida, a princesa caiu em profundo sono.

Oficina: saber lidar com a transformação:

Esta última tarefa representa a morte simbólica de um momento, para poder recomeçar nova etapa. É a possibilidade de vivenciar a transformação no sentido de mudanças necessárias para maior esclarecimento e autoconhecimento. Quais situações de sua vida pessoal em que você se deparou com momentos de muita frustração, sentindo chegar ao seu limite, pelo sentimento de perda e, depois de um contato com o problema bem de frente, conseguiram sair-se bem, descobrindo uma solução criativa e pessoal? Lembra-se de já ter vivido alguma situação em que efetivamente achasse que teria chegado "ao fim do túnel"? Muito medo, insegurança, mas... depois de um tempo você foi se contatando com seu próprio poder, conseguindo resgatar sua força?

Nessa oficina, se buscou vivenciar não só a "consciência" e a "sensibilidade" no viver da mulher (figura 44), mas buscar sentidos e encantamentos para mobilizar uma nova identidade dela frente a si mesma e a sua família, regido pelas incertezas, onde o importante é a pensar a realidade da essência do ser mulher e ter um parceiro que não lhe corresponde no afeto e no caminhar juntos.

Figura 44 - A máscara e o viver da mulher

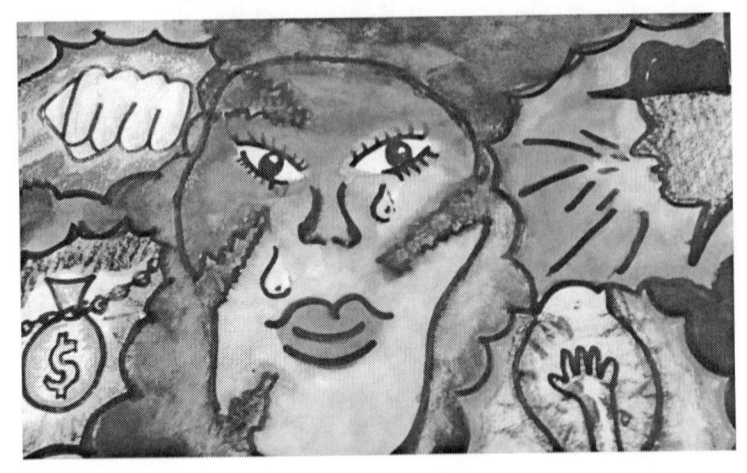

Fonte: acervo pessoal

Quinta tarefa:

Ciúmes, promiscuidade, fúria e vingança: os aspectos negativos das potências femininas e o ressentimento pela recusa do sexo e a perseguição de Afrodite pela mortal Psique e a vingança como parte de um ritual de passagem que reforça as noções de lealdade e perseverança necessárias ao amor, até a união equilibrada entre o aspecto imaterial, representado por Psique, e o desejo físico, de Eros, que terminam reunidos pela justiça divina de Zeus. Então nessa oficina se dará a união do amor de Eros e Psique, na busca do amor ideal, da união dos opostos, que ocorre com a aproximação dos dois. Esta última tarefa, efetivamente, acabou fechando o ciclo de caminhadas facilitadas pelas Oficinas de Sensibilização que permitiram, a mim, as estudantes e as mulheres buscar novos caminhos do amor, do afeto e do acolhimento.

O coração de Eros

Deve-se confeccionar o coração e dividi-lo em pedaços de tal forma que todas as participantes da oficina recebem um pedaço, sem saber o que irá se formar. Ao receber a sua parte, a mulher poderá pintar; colar (figuras, sementes etc.), após todas terem concluído suas atividades, se unirá as partes para fazerem o todo (Figura 45).

Algumas das partes poderão ficar ao inverso, pois o coração e repartido levando em conta o número dos participantes da oficina, de modo que cada pessoa receba uma parte, para que elas consigam projetar inconscientemente seu SER. No momento da construção, o grupo não tem ideia de que ao final será construído um coração, assim eles projetam individualmente seus anseios, desejos e bloqueios.

Figura 45 – Parte da construção do coração de Eros

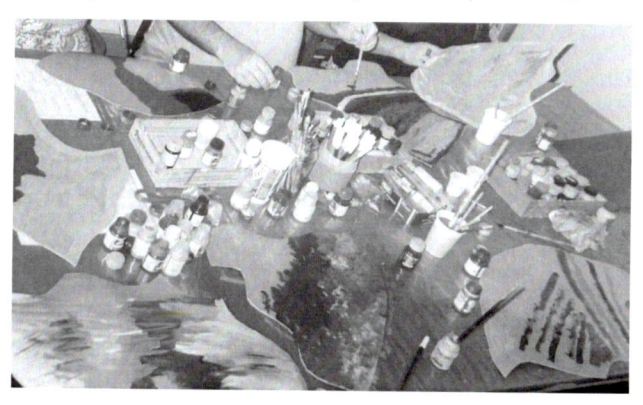

Fonte: acervo das autoras

Deve-se estimular a todas as participantes a auxiliarem na construção final do coração para que no final este se una (figura 46), representando a união dos objetivos e da harmonização do grupo.

Figura 46 – Coração de Eros dividido em partes

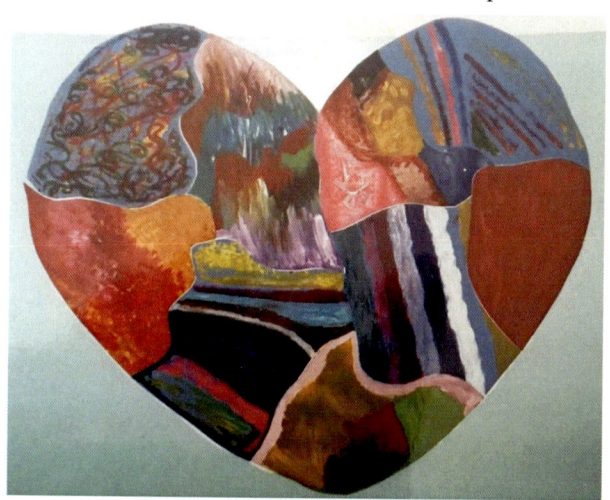

Fonte: acervo pessoal

5.3.22.5. Hipólita

Hipólita era a Grande Rainha, que reinava sobre todas as mulheres do mundo, as quais eram suas vassalas e suas ousadas guerreiras. Dentro deste reino não havia homens. No Templo da Lua, as amazonas professavam diariamente seu culto, faziam sacrifícios a Marte, o deus da guerra e adoravam sua rainha. Ela carregava junto de si, o cinturão que Vênus, a rainha do amor, lhe dera, que era o símbolo, da unidade conquistada por meio da luta, do conflito, da contenda; da maternidade e da Criança Sagrada.

A Rainha das Amazonas, as guerreiras que lutavam contra os homens e defendiam seu território, arqueiras certeiras e exímias com cavalos. São devotas à deusa Ártemis, a virgem assassina e protetora, que mata com suas temíveis flechas. Essa deusa da fertilidade e da fecundidade possui um duplo aspecto: divindade da floresta, protetora das Amazonas e de seus escolhidos, deusa dos partos, e também guerreira que amedronta.

Hipólita (BRANDÃO, 2013) tinha um cinto que lhe foi presenteado pelo deus da guerra, Ares, e uma das tarefas do herói Héracles era se apoderar deste. Ela se prontificou a entregá-lo a ele, mas devido a uma intriga de uma deusa, Héracles foi levado a acreditar que era uma traição e assim matou a corajosa rainha e tirou-lhe o cinto.

Hipólita representa, assim, a mulher que possui o poder, já que o cinto representa poder e elemento de ligação, engajamento, e se prontifica a entregar sua autossuficiência para viver o amor. O cinto de Hipólita representa a energia feminina que o homem deve saber utilizar, sem prostituir-se.

O ato de Hipólita foi consciente e, como muitas mulheres, é fadada às vezes à entrega errada e sofre uma traição. Héracles não estava à altura da grandeza da rainha e ela pagou com a vida. Devemos lembrar que o mito traz um ensinamento, pelo qual mulheres traídas, identificadas à corajosa rainha, hão de encontrar o refúgio de não serem as únicas que se deixaram enganar, para poder prosseguir a cavalgada após a queda. Ou seja, a heroína não vence todas as batalhas, até morre, assim como nos sentimos morrer após grave desilusão.

Uma das explicações desta história encontra-se vinculada a tolerância, principalmente como é praticada, ela possui um matiz de superioridade e condescendência, pois a verdadeira tolerância vai mais profundo tal, como "viver e deixar viver" é autocentrada indiferente para tudo, exceto para nossa própria verdade.

Oficina o cinto de Hipólita

Confeccionar um cinto e colocar nele todos os objetos mágicos que inspiram força e determinação. A Rainha Hipólita encontra-se vinculada a Mulher Maravilha a qual tem um cinto de muitas utilidades (figura 47), feito de trançarem com fios dourados e pratos, a cada sequência valorizar o viver e cada "Hipólita" do grupo.

Figura 47 – Cinturão de Hipólita

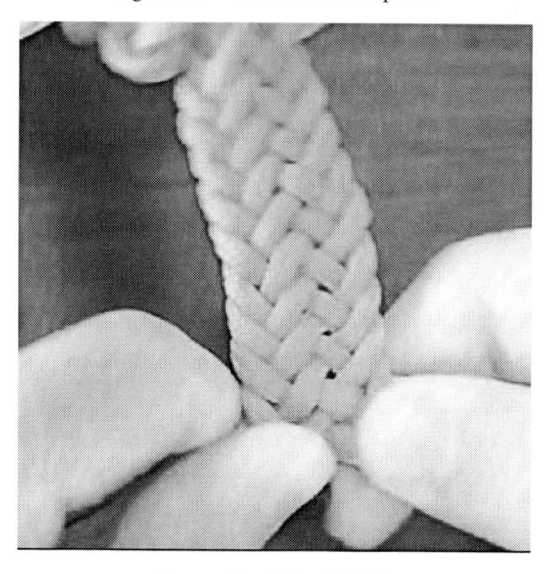

Fonte: YouTube, 2015[62]

Ao trançar a mulher, trança sua vida, cria suas metas, harmoniza cores, formas, tamanho, visando obter equilíbrio em suas ações. Opte por iniciar com três fios, inserindo gradualmente fios, sempre procurando trabalhar com número ímpares, pois facilita o deslizar um fio sobre o outro, gerando uma sincronia.

5.3.22.6. Narciso

Narciso, um jovem de extrema beleza, era filho do deus-rio Cephisus e da ninfa Liriope. Quando Narciso nasceu, sua mãe consultou o adivinho Tirésias que lhe predisse que Narciso viveria muitos anos desde que nunca

---

[62] Disponível em: https://www.youtube.com/watch?v=xOaad99een4. Acesso em 25 nov. 2022.

conhecesse a si mesmo. Narciso cresceu tornando-se cada vez mais belo e todas as moças e ninfas queriam seu amor, mas ele desprezava a todas, preferia viver só, pois não havia encontrado ninguém que julgasse merecer seu amor.

Certo dia, enquanto Narciso (AMARAL, 1995) descansava sob as sombras do bosque, a ninfa Eco se apaixonou por ele. Porém tendo-a rejeitado, as ninfas jogaram-lhe uma maldição: – *Que Narciso ame com a mesma intensidade, sem poder possuir a pessoa amada.* Nêmesis, a divindade punidora, escutou e atendeu ao pedido.

Naquela região havia uma fonte límpida de águas cristalinas da qual ninguém havia se aproximado. Ao se inclinar para beber água da fonte, Narciso viu sua própria imagem refletida e encantou-se com sua visão. Fascinado, Narciso ficou a contemplar o lindo rosto, com aqueles belos olhos e a beleza dos lábios, apaixonou-se pela imagem sem saber que era a sua própria imagem refletida no espelho das águas. Por várias vezes Narciso tentou alcançar aquela imagem dentro da água, mas inutilmente; não conseguia reter com um abraço aquele ser encantador. Esgotado, Narciso se deitou na relva e aos poucos seu corpo foi desaparecendo. No seu lugar, surgiu uma flor amarela com pétalas brancas no centro que passou a se chamar, Narciso.

Narciso foi transformado numa flor e a ela são creditadas propriedades entorpecentes devido a substâncias químicas que exalam. Os Narcisos plantados nos túmulos simbolizavam a morte apenas como um sono, que floresceria na primavera. O narcisismo, que tem o seu nome derivado de Narciso, ambos derivam da palavra grega *narke,* entorpecido, de onde também vem a palavra narcótico. Narciso simbolizava a vaidade e a insensibilidade, pois era emocionalmente entorpecido às solicitações daqueles que se apaixonaram pela sua beleza.

Pode-se analisar no mito de Narciso, que ele era incapaz de modular a resposta afetiva de acordo com a situação existencial, indicando rigidez do indivíduo na relação com o outro e/ou com o mundo. Dalgalarrondo (2008) denominou está resposta como Hipomodulação do afeto, isto é, Narciso, só percebia a si mesmo, não conseguia interagir com os outros. Existem muitos Narcisos por aí, sem consciência de seus estados as vezes patológicos, e em outros com absoluta consciência.

Oficina

O detalhe é que esse mito não fala de um garoto em particular, mas sim de uma característica típica de todo ser humano, seja bonito ou feio, novo ou velho. Para entender isso -se entender o que é a paixão. A paixão é uma força de atração, um magnetismo que em realidade que se projeta sobre o objeto do encantamento. As coisas pelas quais as pessoas se apaixonam muitas vezes não tem todo aquele brilho, mas se deposita nelas todo o brilho do mundo então as pessoas se sentem fatalmente atraídos por elas. Na verdade, a pessoa apaixonada é a grande responsável por isso, pois ela é quem se enamora e ao mesmo tempo a fonte geradora de todo magnetismo depositado.

Sentados na roda, as participantes vão responder, por escrito, com a primeira ideia que lhes vier à cabeça, aos estímulos que o terapeuta oferecer. A cada uma delas, colocarão suas respostas, sem se identificar, numa caixinha depositada no centro da roda. Distribua as tiras de papel e peça que cada um registre: uma mania que tem; depois, uma qualidade; um defeito; algo fundamental para si; algo insuportável; um capricho; um *blog* de que gosta; uma coisa a se jogar fora; uma música; um bicho de estimação; algo precioso; um cheiro bom; um lugar acolhedor; uma cor alegre e uma triste; a melhor hora do dia; uma estação do ano que sempre espera; uma comunidade na *net* etc. Após cada rodada, leia o que está escrito nas tiras para o grupo.

Depois, conversem sobre como foi o processo e que conclusões podem tirar das manifestações do grupo: foram unanimidade em todas elas? Todos gostam das mesmas coisas? O que isso significa? Pergunte se sabem o que é mito e se conhecem o mito de Narciso. Se alguém já conhece ou já ouviu falar, pode comentar com o grupo.

Em seguida, proponha que dramatizem o mito de Narciso, em pequenos grupos, mas com alguma modificação na história, quer seja no enredo, quer seja no desfecho. Depois das apresentações, peça para que falem sobre as mudanças introduzidas e as razões de terem optado por elas. A partir das mudanças, converse sobre os valores do grupo: o que eles sentem em relação ao desafio de tolerar o diferente? Será o medo que dá do diferente mostrar algo que somos e não queremos ser? Ou será que é algo que não somos e queremos ser? Será que o diferente nos deixa em dúvida sobre nós mesmos? É por isso que sempre é confortável e natural querermos que todos concordem e gostem das nossas ideias e as repitam, como a ninfa Eco?

Interpretar o mito como a história de uma pessoa enamorada de si mesma que cai no erro de confundir-se com sua imagem no lago. Muito se fala dos narcisistas, pessoas que se amam mais do que amam a qualquer outra pessoa. Também é consensual entender que a história terminou em tragédia. Porém, à luz da simbologia universal, utilizando-se das analogias presentes em todos os mitos, pode-se fazer nova leitura desta narrativa e perceber nela algo mais, que tal qual um farol nos faz olhar na direção de si mesmo.

5.3.23. Oficina os Sentidos

Refletir sobre as sensações e percepções individuais. Materiais necessários: Perfumes ou essências, frutas (olfato ou paladar), ervas, pluma ou pena, lixa, tecidos, instrumentos musicais, apito.

Com as mulheres sentadas em círculo a terapeuta solicita que se sentem confortavelmente e fechem os olhos, que deverão ficar fechados até que a ela indique ao contrário. Com voz lenta e pausada e com música ambiente relaxante, a terapeuta solicita que pouco a pouco tentem se concentrar cada vez mais naquela sala, naquele ambiente, tentando deixar outras questões de lado. Lentamente ela seleciona os estímulos e os passa a cada uma das participantes, que permanecem de olhos fechados.

A essência é passada próximo ao nariz; a pena no rosto etc. Depois de passar por cinco ou seis estímulos diferentes a terapeuta solicita que todos abram os olhos e respondam sobre a origem dos estímulos e como se sentiram (figura 48).

Assim, surge a discussão sobre o desconhecido, o que não vemos, a confiança no outro, o que é desagradável para um pode não ser para o outro, a possibilidade de aguçarmos nossos sentidos.

Figura 48 – Frutas, plumas e penas

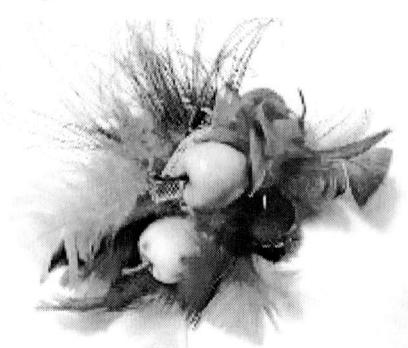

Fonte: Mercado Livre, 2019[63]

---

[63] Disponível em: https://produto.mercadolivre.com.br/MLB-1178901760-tiara-frutas-carnaval-penas-raras-2019-_JM. Acesso em: 21 set. 2021.

5.3.24. Oficina de Mosaico

O mosaico é um processo restaurador, principalmente para mulheres vítimas de violência doméstica que se sentem "destruídas a cacos", e precisam se reconstruir a si e a sua família, de maneira alternativa, convivendo com sequelas, ultrapassando suas dificuldades e se readaptando as mudanças do seu dia a dia (CORREA, 2012).

Ao materializar suas dificuldades, agressões, dores e limitações elas vão se reconstruindo não só a sua vida, mas as suas ideias e emoções que se encontram desordenadas frente ao se viver com seu algoz. Assim ao organizar seus conteúdos emocionais, sua nova imagem corporal, vai caminhando para seu autoconhecimento a partir da soma de suas partes e se reconstruindo pela valorização da sua autoestima em busca de sua individuação (JUNG, 2012).

Inicia a oficina pela desconstrução, movimento este que produz energia na maioria das vezes de maneira agressiva por meio de movimentos de martelar, quebrar... enfim descargas de energias, depois a busca e projeção de conflitos, memórias e potenciais reprimidos e enfim a construção do algo novo a partir daqueles cacos reunidos, movimento que requer perseverança para o novo conteúdo, formando uma nova estrutura de símbolos e seus significados (PHILIPPINI, 2009).

Figura 49 – Mosaico

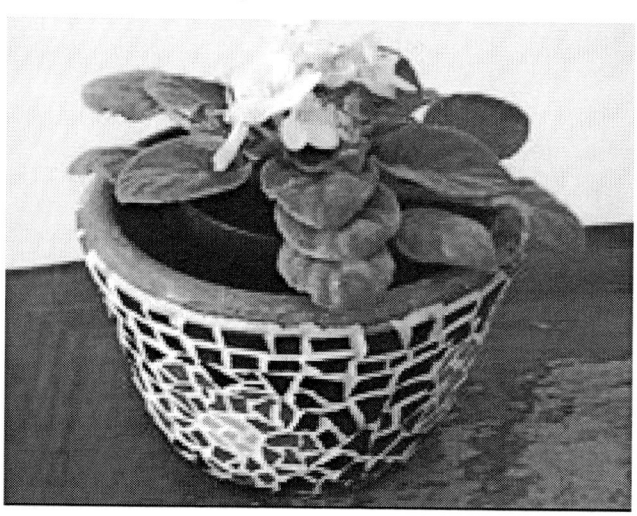

Fonte: acervo pessoal

A técnica expressiva do mosaico por meio dos cacos atuará não só com a matéria ali manuseada, mas também como elemento reorganização do caos que estava fora do controle psíquico, pois os conteúdos internos reprimidos, serão ressignificado pela transformação dos afetos, do olhar sobre a beleza do material e sobre si mesmo favorecendo e mudando suas emoções, pela reintegração, união, ordenamento, oportunizando o equilíbrio emocional, no enfrentamento para nova etapa da vida (figura 49) a ser com suas mudanças ocorrentes (ELIZARDO, 2009).

5.3.25. Oficina de Música

O intuito principal da oficina é oportunizar com maior veemência a expressão verbal dos participantes da atividade, utilizando o recurso da música no gênero musical desejado pelo grupo de atuação. Assim, torna-se possível maior geração de vínculo e intimidade para lidar com determinados assuntos, tais como violência institucional e violência doméstica por exemplo (SIQUEIRA; LAGO, 2012).

Material necessário:

- Imagens relacionadas a família, escola, vida profissional ou outra temática;

- Papel e caneta para cada participante.

A oficina se dará em cinco etapas:

1. Mostrar algumas imagens relacionadas a família, escola, vida profissional (ou outra temática que desejar trabalhar) e pedir que escrevam em uma folha a primeira palavra que pensam quando observam as imagens;

2. Separar as palavras considerando sinônimos, mesmo contexto e maior recorrência;

3. Montar com a ajuda do Terapeuta Ocupacional uma letra de uma música no gênero escolhido (processo de composição) buscando utilizar o máximo das palavras colhidas na etapa 2;

4. Colocar ritmo e treinar a letra;

5. Dialogar sobre o que os participantes acharam da oficina e colher possíveis ideias.

5.3.26. Oficina dos Pés

As oficinas de sensibilização proporcionam o acompanhamento das mulheres envolvidas na construção de seu caminho, pela possibilidade de sua inserção pessoal, pela vivencia corporal e dessa maneira, propiciar reflexões e novas maneiras de ser ao permitir as participantes a construção de parte de si.

Retondo (2000), esclarece que o desenho da figura humana pode manifestar três tipos de projeções: autoimagem, eu ideal ou ideal de ego e/ ou percepção das pessoas significativas (pais, irmãos, professores etc.). Além do eu físico, o sujeito pode projetar no desenho o eu emocional, nesse caso a mulher realiza um desenho/pintura que apesar de não corresponder a seu real aspecto físico, ela projeta a imagem que tem de si mesmo, isto é, muitas das vezes, se vê como um ser impotente, dependente e necessitado de apoio.

Ao pintar os pés, além de ser uma atividade sensorial e artística muito divertida oportuniza a liberação dos símbolos que se encontram bloqueados no inconsciente, pelo viés artístico e projetivo, pois em geral, estamos acostumados a dar ênfase as atividades que envolve as mãos. Porem os pés representam caminhos, os quais já percorremos ou que gostaríamos de andar.

Os benefícios de pintar pés ou pintar com os pés:

- Desenvolver a criatividade;
- Desenvolver habilidades motoras grossas;
- Explorar o mundo por meio do tato;
- Conhecer habilidades de outras partes do corpo.

Materiais necessários:

- Papel branco de grande tamanho;
- Pinturas de diferentes colores;
- Durex ou fita crepe;
- Superfície de plástico.

Como preparar o ambiente para pintar com os pés.

Você deve estender o largo papel branco sobre o chão, fixado com fita crepe. O papel deve ser largo, posto que a pessoa possa caminhar sobre ele. Uma cartolina, por exemplo, é um papel pequeno para realizar a atividade. As mulheres iniciam a andar sobre o papel esclarecendo os caminhos que gostariam de seguir e por quê.

Figura 50 – Pintando os pés

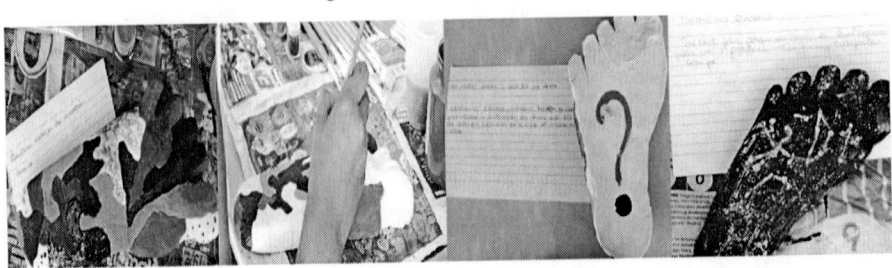

Fonte: acervo pessoal

Os pés de gesso pintados, além de formarem um caminhos eles também oportunizam projeções simbólicas que unidas com as verbalizações, favorecem a mulher a estabelecer uma ponte entre o intrapsíquico e o extra psíquico, possibilitando a percepção de si mesmo e analisando a troca com a outra e a integração do grupo (figura 49).

5.3.27. Oficina de Pintura

Pintar numa tela, no papel ou em qualquer superfície permite o cliente se expressar. Esse movimento pode ser uma forma de demonstrar sentimentos e pensamentos para pessoas que precisam se comunicar, mas não conseguem fazer isso de outra forma, por serem normalmente tímidas e retraídas. Por outro lado, existem pessoas que tem mais facilidade de se expressar e são capazes de libertar a sua criatividade e expressar sentimentos e emoções com a pintura.

Quando a terapia com pintura se realiza em um ambiente amigável, relaxado e agradável, um cliente pode alcançar grandes realizações pessoais incentivado pelo terapeuta ocupacional, e isso irá fortalecer a sua autoestima, o que pode ser um elemento facilitador para pessoas que apresentam dificuldades de codependência ou traumas (agressões), e que precisam fortalecer a autoestima e aprender a se amar e a se valorizar.

Na pintura, ambos os hemisférios cerebrais (tanto o esquerdo quanto o direito) são estimulados, pois o esquerdo implica o lado lógico e racional, enquanto o direito está relacionado com a nossa criatividade e com as nossas emoções. Nesse sentido, ao desenvolver a imaginação e a criatividade o cliente se sentirá favorecido em seus pensamentos mais profundos, deixando fluir as emoções, o experimentar felicidade, o amor, a empatia e a paz.

Desta forma, ao deixa a pintura flui, fluem ali, emoções e sentimentos, expressados. A esfera afetiva emocional fica mais sensível, pois as pinceladas lembram o fluxo respiratório, a vida (figura 51).

Figura 51 – Pintando emoções

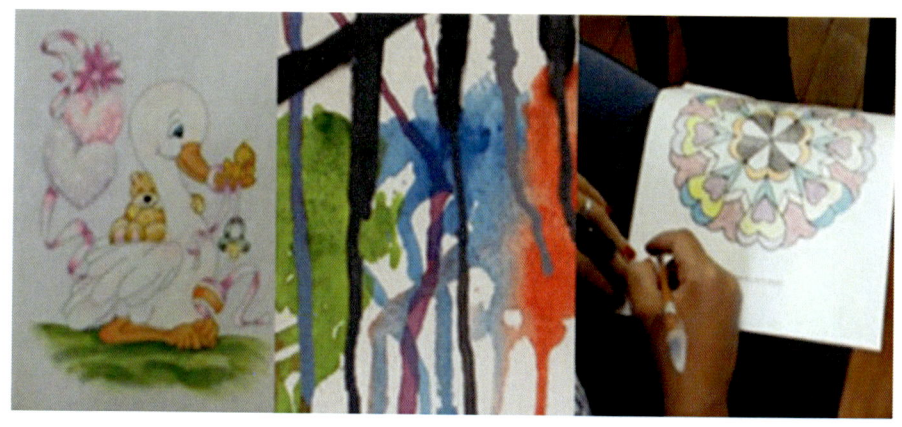

Fonte: acervo pessoal

Na pintura tem-se vários tipos de tinta, são eles:

- A tinta guache exige maior controle de movimentos, libera emoções e incentiva a imaginação;
- Quanto mais densa, mas controle dependerá;
- A aquarela, devido a sua leveza, e o uso obrigatório da água, mobiliza ainda mais o lado afetivo. Indicada para pessoas muito racionais e com dificuldade afetiva. Contraindicada para deprimidos;
- A tinta óleo, é recomendada para pessoas com depressão, pois possibilita maior equilíbrio da situação;
- O nanquim, quando puro é de fácil controle, mas exige agilidade e sensibilidade. Quando usado com água, é mais fluída, exigindo muito mais habilidade, atenção e concentração;
- Quanto mais expressão, mais autoconhecimento e mais autoconfiança;
- A pintura, assim como o desenho, pode ser livre, de cópia, ou dirigida;
- Com a pintura, trabalha-se a estruturação e a área afetiva emocional, chegando ao equilíbrio das emoções;
- E quanto mais diluída for a tinta, mais emocional é o resultado;

- A pintura favorecendo a inclusão social (figura 52).

Figura 52 – Pintando e favorecendo a inclusão social

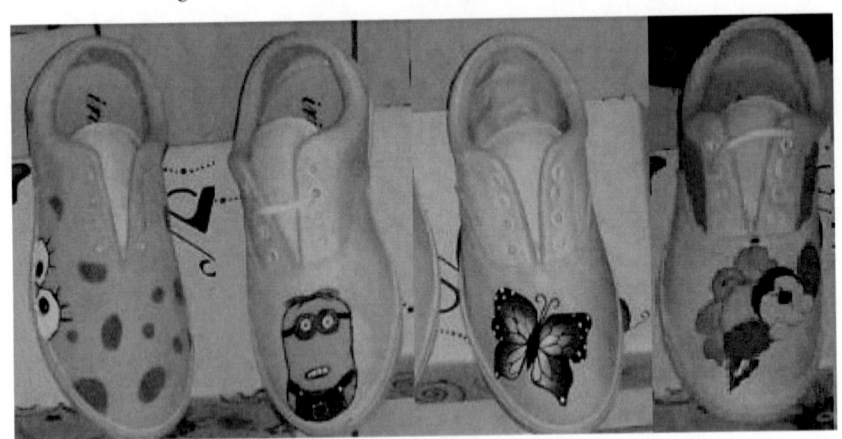

Fonte: acervo pessoal

5.3.27.1. A pintura grupal

Samea (2008) refere que a atividade grupal favorece o contato e o reconhecimento do próprio em fazer seus impasses e suas facilitações. A potencialização do fazer junto surge quando ocorre a observação da produção do outro, a percepção de semelhanças e contrastes. Contudo, torna-se necessário o cuidado ao olhar a subjetividade, pois o inconsciente pode revelar às marcas individuais de cada participante e, em contraponto, a atividade poderia ocultar a subjetividade do SER.

Nesse sentido, as atividades grupais funcionam como matéria-prima para compreender o sujeito, as articulações entre questões intrapsíquicas e extra psíquicas algumas com determinações concretas, a partir do lugar deste sujeito na estrutura social, familiar e comunitária.

Figura 53 – Pintura grupal

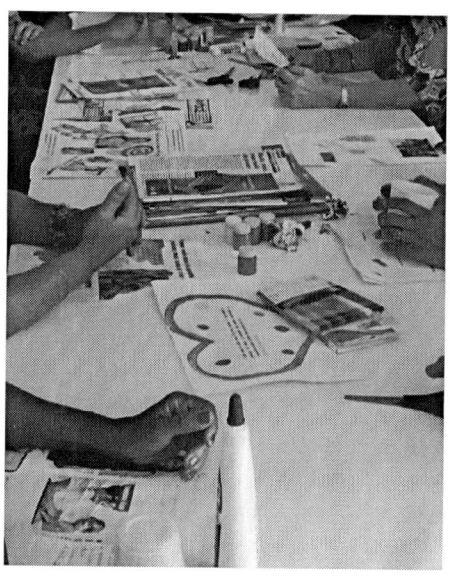

Fonte: acervo pessoal

Independentemente do local onde será realizada a atividade, ela precisa de espaço para que todos se sentem ao seu redor, com a superfície a qual será realizada a atividade no centro. O terapeuta ocupacional deve direcionar a atividade em grupo com tema específico de pintura, por exemplo "o mundo onde habito" em que os integrantes irão pintar sobre os seus mundos e suas vivências, ofertando tempo para projeções individuais e coletivas.

Nesta oficina o mais importante é que os participantes não podem se comunicarem verbalmente, somente por gestos e pelo fazer, pois para Maheirie (2003) a partir do caos do silêncio, o sujeito se abre para o tempo e o espaço, se expressando por meio da sequência de tinturas e brancos, estruturados na superfície de criação, oportunizando maior concentração, extravasamento das emoções e dos conflitos internos, devido a liberação do inconsciente (figura 52).

Visando ampliar esse desbloqueio do inconsciente concomitantemente com o fazer deve-se incentivar o uso da música, que para Gonçalez *et al.* (2008), ela afeta o corpo direta e indiretamente, atuando sobre os mecanismos fisiológicos e mobilizando as emoções, podendo propiciar relaxamento e bem-estar. De acordo com Gatti e Silva (2007), a música, evidencia uma sensação de paz, alegria, tranquilidade, descontração e bem-estar; ajuda a reduzir o estresse e a tensão, induzindo ao relaxamento. Assim ao unir a música à pintura, as pessoas serão capazes de dar forma aos sentimentos, emoções, imaginação e reflexões, já que os transforma num todo organizado e inteligível, objetivado em tele que se articulam sobre os fragmentos de silêncio.

Assim a pessoa em estado de sofrimento pode demonstrar um alto grau de ansiedade, impaciência e medo, os quais funcionam como bloqueadores e favorecerem o cuidar em terapia ocupacional. O fazer pela arte (pintura e música) podem proporcionar o rebaixamento da ansiedade e do medo e, consequentemente, aumento da autoestima e na vontade de viver, remetendo a pessoa a um estado de equilíbrio necessário à ação terapêutica, oportunizando a indução de relaxamento e a facilitação dos processos terapêuticos (PEDRAL; BASTOS, 2013).

5.3.28. Oficina de Sucata

- Significa edificar, estruturar, organizar e elaborar;
- Caracterizado por utilizar estruturas tridimensionais;
- A construção estimula os processos de interação, orientação espacial, discriminação e está diretamente relacionada com o processo de organização (VALLADARES, 2009);

Figura 54 – Reutilizando a sucata para estímulo cognitivo

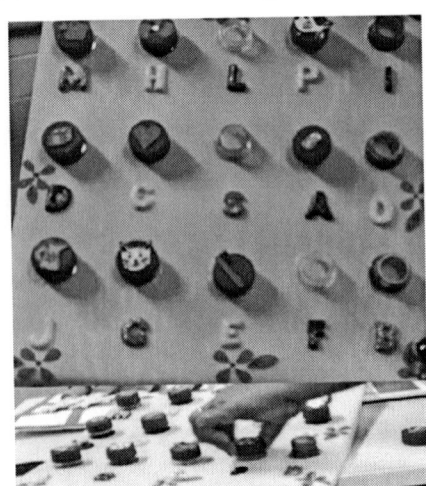

Fonte: acervo pessoal

- Oferece inúmeras possibilidades criativas;
- A pessoa tem a oportunidade de transformar os materiais e consequentemente, ela se sente mais apta e segura para dar forma, direção e movimento para a sua própria vida;
- O material ao ser reutilizado ou recriado possibilita a pessoa lidar com o seu lixo interno e assim transformar as partes que não lhe agradam (figura 54).

Ou seja, esta técnica desencadeia a ressignificação (VALLADARES, 2009).

5.3.29. Oficina de Teatro

5.3.29.1. Oficina Teatro de Bonecos de Manipulação Direta

A oficina (figura 55) visa à criação de bonecos a partir da técnica de manipulação direta de balcão, bem como, a concepção de mecanismos e articulações de bonecos. A oficina busca o desenvolvimento de projetos técnicos de construção de bonecos, além de proporcionar aos alunos uma vivência nas artes visuais, por meio de atividades que envolvam: desenho, marcenaria, modelagem, escultura, revestimentos, acabamentos, pintura, figurinos, cabelos e adereços. Também pretende se realizar uma introdução teórica e conceitual acerca do Teatro de Bonecos e Teatro de Animação, além da experimentação das possibilidades expressivas dos bonecos por meio de exercícios de manipulação direta.

Figura 55 – Bonecos de Manipulação Direta

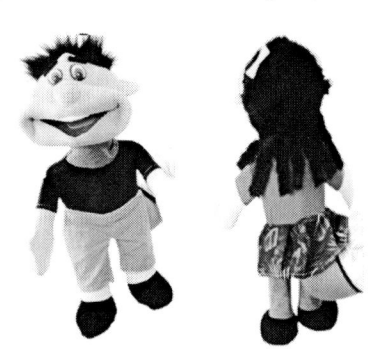

Fonte: Shopee[64]

---

[64] Disponível em: https://shopee.com.br/bragabrinquedos. Acesso em: 21 set. 2021.

5.3.29.2. Oficina Teatro de Sombras

A oficina tem por objetivo difundir as técnicas milenares do Teatro de Sombras em seus aspectos teóricos e práticos, possibilitando aos participantes experimentar as projeções de formas, silhuetas, imagens, bonecos, objetos e do próprio corpo. Além disso, a oficina visa à confecção de silhuetas em diferentes técnicas e sua manipulação, buscando construir narrativas por meio da imagem.

As Sombras remetem à fascinação primitiva do homem pelas silhuetas e ao inconsciente, que para Jung (2012), representa aquilo que não se aprecia em si mesmo. Desde a Antiguidade, os limites entre o real e o intangível tem sido experiência do pelos rituais e práticas de representação do sobrenatural por meio das sombras.

É pela interação entre homem, ambiente, situação e ferramentas favorecem a experiência e a continua integração do ser com o seu ambiente, cultura e valores, por meio do qual ele cresce e ao mesmo tempo modifica a própria natureza (SCHMITZ, 1980, p. 24). Assim, a prática do teatro de sombras, levam os participantes das oficinas a compreender os significados da experiência, relacionando-a a outra forma de conhecer o próprio sujeito e a arte teatral, pois oportunizando a comunicação, favorece a experimentação e a vivencia que pode ser compreendida como processo de reconstrução e reorganização da experiência, pela necessidade contínua de organização e reconstrução dos conhecimentos construídos e compartilhados têm por fim melhorar o que se viverá futuramente – na arte e na vida (CARDOSO, 2012).

No Teatro de Sombras, um dos seus principais objetivos é trabalhar com a imagem da sombra. Oliveira (2011, p. 72) esclarece que para trabalhar com devemos nos remeter ao início do processo de aprendizagem, pois a percepção auxilia e oportuniza a verbalização ou movimentos corporais, que estavam bloqueados pelo consciente dos participantes (JUNG, 2012). Os fenômenos da percepção (como a ilusão de ótica) são muito importantes já que estes ajudam a cativar a atenção dos espectadores principalmente pelos momentos de ilusão causados pela sombra das silhuetas – objetos, figuras ou corpos humanos (STERNBERG, 2008).

5.3.30. Oficina de Tecelagem

5.3.30.1. A Moça Tecelã

Por Marina Colasanti (2009)

Acordava ainda no escuro, como se ouvisse o sol chegando atrás das beiradas da noite. E logo se sentava ao tear. Linha clara, para começar o dia. Delicado traço cor da luz, que ela ia passando entre os fios estendidos, enquanto lá fora a claridade da manhã desenhava o horizonte.

Depois lãs mais vivas, quentes lãs iam tecendo hora a hora, em longo tapete que nunca acabava. Se for forte demais o sol, e no jardim pendiam as pétalas, a moça colocava na lançadeira grossos fios cinzentos do algodão mais felpudo. Em breve, na penumbra trazida pelas nuvens, escolhia um fio de prata, que em pontos longos rebordava sobre o tecido. Leve, a chuva vinha cumprimentá-la à janela, mas se durante muitos dias o vento e o frio brigavam com as folhas e espantavam os pássaros, bastava a moça tecer com seus belos fios dourados, para que o sol voltasse a acalmar a natureza.

Assim, jogando a lançadeira de um lado para outro e batendo os grandes pentes do tear para frente e para trás, a moça passava os seus dias. Nada lhe faltava. Na hora da fome tecia um lindo peixe, com cuidado de escamas. E eis que o peixe estava na mesa, pronto para ser comido. Se sede vinha, suave era a lã cor de leite que entremeava o tapete. E à noite, depois de lançar seu fio de escuridão, dormia tranquila.

Tecer era tudo o que fazia. Tecer era tudo o que queria fazer, mas tecendo e tecendo, ela própria trouxe o tempo em que se sentiu sozinha, e pela primeira vez pensou em como seria bom ter um marido ao lado. Não esperou o dia seguinte. Com capricho de quem tenta uma coisa nunca conhecida, começou a entremear no tapete as lãs e as cores que lhe dariam companhia. E aos poucos seus desejos foram aparecendo, chapéu emplumado, rosto barbado, corpo aprumado, sapato engraxado. Estava justamente acabando de entremear o último fio do ponto dos sapatos, quando bateram à porta.

Nem precisou abrir. O moço meteu a mão na maçaneta, tirou o chapéu de pluma, e foi entrando em sua vida. Aquela noite, deitada no ombro dele, a moça pensou nos lindos filhos que teceria para aumentar ainda mais a sua felicidade. E feliz foi, durante algum tempo. Mas se o homem tinha pensado em filhos, logo os esqueceu. Porque tinha descoberto o poder do tear, em nada mais pensou a não serem nas coisas todas que ele poderia lhe dar.

— Uma casa melhor é necessária — disse para a mulher. E parecia justo, agora que eram dois. Exigiu que escolhesse as mais belas lãs cor de tijolo, fios verdes para os batentes, e pressa para a casa acontecer, mas pronta a casa, já não lhe pareceu suficiente.

— Por que se ter uma casa; se pode ter palácio? — Perguntou. Sem querer resposta imediatamente ordenou que fosse de pedra com arremates em prata.

Dias e dias, semanas e meses trabalhou a moça tecendo tetos e portas, e pátios e escadas, e salas e poços. A neve caía lá fora, e ela não tinha tempo para chamar o sol. A noite chegava, e ela não tinha tempo para arrematar o dia. Tecia e entristecia, enquanto sem parar batiam os pentes acompanhando o ritmo da lançadeira.

Afinal o palácio ficou pronto. E entre tantos cômodos, o marido escolheu para ela e seu tear o mais alto quarto da mais alta torre.

— É para que ninguém saiba do tapete — ele disse. E antes de trancar a porta à chave, advertiu: — Faltam as estrebarias. E não se esqueça dos cavalos!

Sem descanso tecia a mulher os caprichos do marido, enchendo o palácio de luxos, os cofres de moedas, as salas de criados. Tecer era tudo o que fazia. Tecer era tudo o que queria fazer. E tecendo, ela própria trouxe o tempo em que sua tristeza lhe pareceu maior que o palácio com todos os seus tesouros. E pela primeira vez pensou em como seria bom estar sozinha de novo.

Só esperou anoitecer. Levantou-se enquanto o marido dormia sonhando com novas exigências. E descalça, para não fazer barulho, subiu a longa escada da torre, sentou-se ao tear.

Figura 56– A moça tecelã

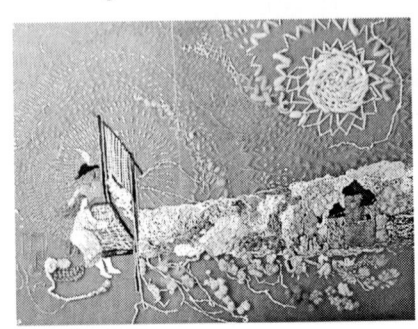

Fonte: Atividades Língua Portuguesa[65]

---

[65] Disponível em: https://atividadeslinguaportuguesa.blogspot.com/2010/10/moca-tecela.html. Acesso em: 21 set. 2021.

Desta vez não precisou escolher linha nenhuma. Segurou a lançadeira ao contrário, e jogando-a veloz de um lado para o outro, começou a desfazer seu tecido. Desteceu os cavalos, as carruagens, as estrebarias, os jardins. Depois desteceu os criados e o palácio e todas as maravilhas que continha. E novamente se viu na sua casa pequena e sorriu para o jardim além da janela.

A noite acabava quando o marido estranhando a cama dura. Acordou e espantado, olhou em volta. Não teve tempo de se levantar. Ela já desfazia o desenho escuro dos sapatos, e ele viu seus pés desaparecendo, sumindo as pernas. Rápido, o nada subiu-lhe pelo corpo, tomou o peito aprumado, o emplumado chapéu.

Então, como se ouvisse a chegada do sol, a moça escolheu uma linha clara. E foi passando-a devagar entre os fios, delicado traço de luz, que a manhã repetiu na linha do horizonte.

5.3.30.2. Análise do conto

Ao referir das atividades cotidianas da menina que tece, seus sonhos, desejos, gerando imagens da sua vida e da natureza circundante, nas mais variadas cores e matizes, ela aos poucos vai concretizando seus sentimentos, tornando-os reais. Com o ir e vir do tecer ela se descobre só, e na busca de um amparo, de alguém perto de si, ele inicia a construção de um companheiro, forte e belo, dando continuidade, ela constrói uma família, com filhos, vizinhos etc.

Ao tecer ela projeta os seres na sua materialidade, esquecendo que toda a pessoa carrega dentro de si a sua subjetividade e suas características de personalidade, que neste conto surge na figura masculina ambiciosa, com vontades absurdas, querendo cada vez mais (uma casa melhor e maior; depois um palácio, com pompas, torres, tesouros, jardins, criadagem etc.), que para que ela bordasse essas materialidades, a prende na torre, deixando-a cada dia mais só, e desiludida.

Ela, uma pessoa inteligente, sensível e decidida, ao perceber que sua vida, não teve melhora com a entrada de um companheiro, numa noite ela opta por desfazer de todo que criou, retomando a sua vida singela e ditosa, povoada de simplicidade e alegria, bondade e sonhos, gentileza e primaveras.

Essas características, encontra-se me cada mulher que participou da oficina, que na realidade buscam companhia, mas não querem sofrer com o abuso e a violência do companheiro, muitas delas verbalizaram que gostariam de ter um tear para desfazer sua vida, outras disseram que era impossível, viver sem o marido, outras estão em buscas de soluções como arrumar um emprego, estudar e sair de casa com os filhos.

5.3.31. Oficina Mulher e a Violência Doméstica

5.3.31.1. Identificando a violência por meio das Mandalas

A mandala tem uma dupla finalidade, o de conservar a ordem psíquica, se ela já existe; ou de restabelecê-la, se desapareceu, a partir dessa anamnese Jung (2012) incentiva a criação de mandalas, baseando-se em sua tipologia e nos quatro elementos (ar, fogo, ar e terra). Assim, para identificar a violência doméstica, optou-se inicialmente a cuidar com envolvimentos desses elementos assim distribuídos:

Terra – colagem com areia e pedras coloridas sobre mandala de papel → Função Sensação.

Fogo – velas e giz de cera derretidos sobre mandala de papel→ Função Intuição.

Ar – materiais gráficos coloridos (desenho) sobre modelos diversos de mandala já pré-riscadas sobre papel→Função Pensamento.

Água - pintura sobre CD Função Sentimento (figura 57).

Figura 57 – Mandala no vidro

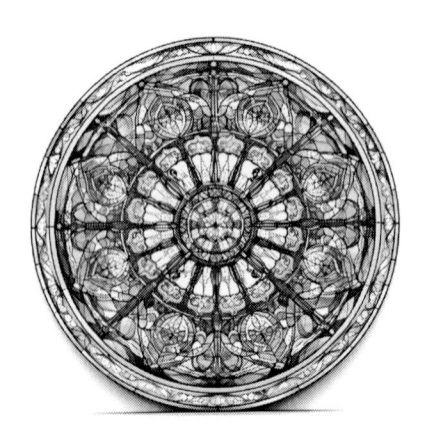

Fonte: Freepik[66]

Para Jung (2012) o desenho (Ar) permite o distanciamento emocional, trabalha a racionalidade, ajuda a organizar os fatos e as ideias; o ar é o símbolo da liberdade, da expansão, da comunicação e da criação.

A terra é firme, próximo à realidade, é um símbolo ligado às raízes e às bases da humanidade, possibilita a estruturação psíquica, permite perceber, sentir os fenômenos e favorece a imaginação criativa, assim ela é o símbolo da origem da vida, que sustenta nutri e acolhe o ser.

A água traz flexibilidade, expansão, liberdade, abertura e envolvimento, ela é o símbolo da fluidez, do frescor e do relaxamento, favorece a concretização de imagens psíquicas internas, desbloqueia os conteúdos inconsciente, sendo o centro de regenerecência e meio de purificação.

O fogo permite entrar em contato mais rápido com a luz porque faz iluminar aspectos negativos, sombrios etc., ele traz a energia intensa e por meio dele, as mulheres se perceberam, pois, o fogo é um símbolo purificador, regenerador e transformador.

Desta forma as mandalas possibilitaram o estímulo psíquico estimulando as funções menos desenvolvidas, e clareando a percepção delas sobre os eventos os quais vem sofrendo e recuperando o fluxo da energia psíquica (PHILIPPINI, 2005).

5.3.31.2. Projetando o feminino

Resgatar a identidade da mulher vítima de violência e preencher o vazio deixado pelo cônjuge e pela família, faz com que se busque trabalhar com a representação do corpo. Valadares e Carvalho (2005, p. 40), referem que o "O fato é que o autorretrato pode ser distorcido da realidade, porque muitas vezes tal imagem associa-se a aspectos idealizados ou patológicos que geralmente refletem dificuldades profundas com o próprio corpo".

Assim, foi sugerido que elas representassem inicialmente seu rosto por meio de desenho e pintura, que ele poderia ser imaginado e projetado como elas se sentiam. Depois que fizessem a representação do corpo inteiro, por meio das técnicas de colagem com pedaços de papel, tecido, colas, pingos de velas etc., podendo ser uma atividade individual ou grupal.

Figura 58 – Representando a violência vivida

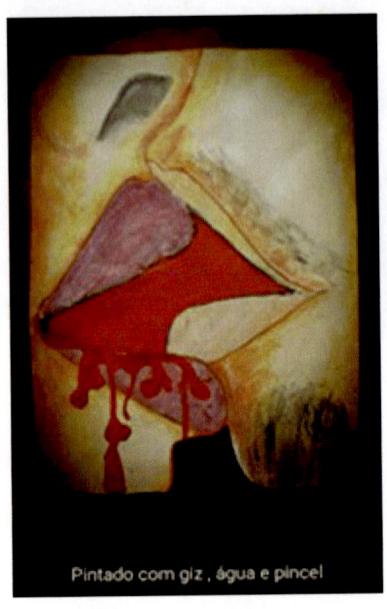

Pintado com giz , água e pincel

Fonte: acervo pessoal

A representação do próprio rosto possibilitou o expressar o mundo familiar e das agressões das mulheres (figura 58), pois a ação criativa revelou a riqueza inconsciente delas. A representação do corpo inteiro foi um trabalho de juntar fragmentos (pedaços de papel, pingos de velas ou pedras coloridas), o qual representou simbolicamente a reconstrução delas por meio de seu equilíbrio e liberação das angústias e dos medos revelados e sentidos.

5.3.31.3. Saindo do labirinto

Para elas o labirinto, surge para ocultar o fruto de uma relação perversa, sendo caracterizado pelo entrecruzamento de caminhos, múltiplas direções, onde se permite multiplicidade de escolhas e de erros, mas ele sempre é percebido como sentidos fluídos, escorregadios, imprevisíveis, incontroláveis, ao se perceber como pessoa, ao falar de si, ela se reinventa, cria outro ficcional para preenchimento dos vazios. Assim, elas vão traçando labirintos identitários em que cada caminho constitui senão possibilidades ou desejos de identificação, como companheira ou amante. A sua saída, possibilitada pela ajuda do destino, é posta pelo Fio de Ariadne que tece um único caminho como dissipador das incertezas.

Para ela que sofre violência doméstica, o "monstro", qual seja, o Minotauro (agressor), é uma aberração que nasce da relação indevida entre ele e ela, que diante do desenrolar da trama, é ocultada no interior do labirinto, o qual se faz por um tempo mítico, linear, cíclico, do eterno retorno, um tempo paralelo ao tempo do espaço real.

Figura 59 – Saindo do labirinto das agressões

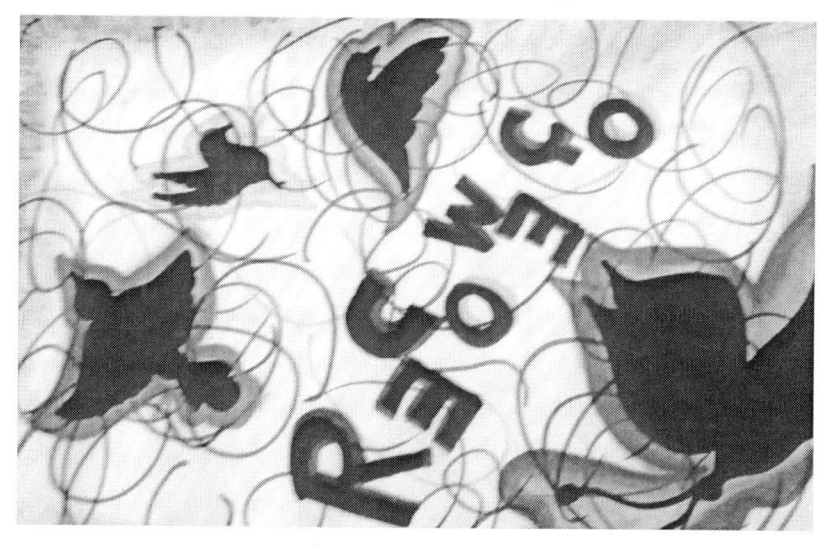

Fonte: acervo pessoal

Para sair da situação em que se encontravam foi solicitado as mulheres a criarem um desenho que as motivassem a lutar pela sua identidade, pela sua família e por elas mesmas. Assim, elas utilizando papel, canetas, desenharam, projetaram e manifestaram sua vontade de sair do ciclo de violência e alçar voos altos, com ou sem seu cônjuge, mas confiante nelas mesmas (figura 59).

REFERÊNCIAS

AMARAL, Monica Teixeira do. *Espectro de Narciso na modernidade*: de Freud a Adorno. São Paulo: Estação Liberdade, 1997.

BRANDÃO, Junito de Souza. *Mitologia Grega*. Petrópolis: Vozes, 2013. v. 3.

BRUNELLO, Maria Inês Britto Amaral, Lígia Assumpção. *Ser lúdico:* promovendo a qualidade de vida na infância com deficiência. 2001. Tese Doutorado em Psicologia - Instituto de Psicologia, Universidade de São Paulo, São Paulo.

COLASANTI, Marina. *Doze Reis e a Moça no Labirinto do Vento.* Rio de Janeiro: Global Editora, 2009.

CARDOSO NASCIMENTO, E. O sentido de experiência na prática do teatro de sombras com educadores. Móin-Móin Revista de Estudos sobre Teatro de Formas Animadas. Santa Catarina, v. 1, n. 09, p. 194-211, 2012.

CARLETO, D. G. S.; SOUZA, A. C.; SILVA, M.; CRUZ, D. M. C.; ANDRADE, V. S. de. Estrutura da Prática da Terapia Ocupacional: Domínio e Processo. *Revista Triângulo,* Uberaba, Minas Gerais, v. 3, n. 1, p. 66. 2010.

CASTRO, Eliane Dias de. Atividades Artísticas e Terapia Ocupacional: criação de linguagens e inclusão social. São Paulo, ECA/USP, 2001. Tese de doutorado. Arte, corpo e terapia ocupacional: aproximações, intersecções e desdobramentos". *Rev. Ter. Ocup. Univ.* São Paulo, São Paulo, v.11, n.1, p. 7-12, 2000.

CASTRO, Eliane Dias; DE MELO SILVA, Dilma. Habitando os campos da Arte e da Terapia Ocupacional: percursos teóricos e reflexões. *Rev. Ter. Ocup. Univ. São Paulo,* São Paulo., v. 13, n.1, p. 1-8, 2002.

CHEVALIER, Jean, Silva; GHEERBRANT, Alain. *Dicionário de símbolos*: mitos, sonhos, costumes, gestos, formas, figuras, cores, números. 11. ed. Rio de Janeiro: José Olympio, 2003.

CIRLOT, Juan Eduardo. *Dicionário de símbolos*. São Paulo: Centauro, 2005.

COLL, Cesar; PALACIOS, Jesus; MARCHESI, Álvaro. *Desenvolvimento psicológico e educação.* Necessidades Educativas Especiais e a Aprendizagem Escolar. Porto Alegre: Artes Médicas, 1990.

CORRÊA, Maria Cecilia Martins Ribeiro. Mosaico Mapas de Nós. Mosaico de Nós *Interface,* São Paulo, v.18, n.49, 2014.

COSTA, Rogério Haesbaert. *O mito da desterritorialização:* do "fim dos territórios" à multiterritorialidade. 2. ed. Rio de Janeiro: Bertrand Brasil, 2006.

COSTALL, A.P. Are Theories of Perception Necessary? A Review of Gibson's the Ecological Approach to Visual Perception, *Journal of the Experimental Analysis of Behavior,* Carolina do Norte, USA, v. 41, n. 1, p. 109-115, 1984.

CRATTY, Bryant. *Inteligência pelo movimento*. Rio de Janeiro: DIFEL, 1975.

DALGALARRONDO, Paulo. *Psicopatologia e semiologia dos transtornos mentais*. 2. ed. Porto Alegre: Artmed, 2008.

ELIZARDO, Maria Helena de Mello. Um Caminho entre Cacos Coloridos. *In:* PHILIPPINI, A. *Arteterapia:* Métodos, Projetos e Processos. Rio de Janeiro, Ed. Wak, 2ª ed., p. 91-97, 2009.

GATTI, Maria Fernanda; ZORZI, Maria Júlia Paes da. Música ambiente em serviço de emergência: percepção dos profissionais. *Rev Latino-am Enfermagem*, São Paulo, v. 15, n. 3, 2007.

GOLDENBERG, Mirian. *A arte de pesquisar*. Rio de Janeiro: Record, 1999.

GOLDSCHMIDT, Andréa Inês *et al.* A importância do lúdico e dos sentidos sensoriais humanos na aprendizagem do meio ambiente. *In:* XIII Seminário Internacional de Educação. *Anais* […]. Cachoeira do Sul, 2008.

GONÇALEZ, Daniele Fernanda de Carvalho; NOGEUIRA, Ana Teresa de Oliveira; PIGGINA, Ana Cláudia Giesbrecht. O uso da música na assistência de enfermagem do Brasil: uma revisão bibliográfica. *Cogitare Enferm*, Paraná, v. 13, p. 591-596, 2008.

GRANIERI, Liliana Rita Benedetti. *Arteterapia e a técnica da colagem no fortalecimento do vínculo das mães adolescentes e seus filhos*. Monografia do curso de Especialização em Arteterapia, Faculdade de Integração da Zona Oeste – FIZO. Osasco 20de 6.

GUATTARI, Félix. *As três ecologias*. Tradução de Maria Cristina F. Bittencourt. 20 ed. São Paulo: Papirus, 2009.

JUNG, Carl Gustav. *Memórias, Sonhos e Reflexões*. Rio de Janeiro: Ed. Nova Fronteira, 2016.

JUNG, Carl Gustav *Tipos Psicológicos*. Rio de Janeiro: Vozes, 2005.

LACERDA Aline Lopes de. A fotografia nos arquivos: produção e sentido de documentos visuais. *Hist. cienc. saude-Manguinhos*, v.19, n.1, 2011.

LIMA, Elizabeth Araújo. Oficinas e outros dispositivos para uma clínica atravessada pela criação. *In:* COSTA, CM; FIGUEIREDO, AC (org.). *Oficinas terapêuticas em saúde mental*: sujeito produção e cidadania. Rio de Janeiro: Contracapa Livraria, 2008. p. 59-81.

LIMA, Elizabeth Maria Freire de Araújo; CANGUÇU, Daniela Figueiredo; MORAES, Christiana; INFORSATO, Erika Alvarez. PACTO adolescentes: arte e corpo na invenção de dispositivos em terapia ocupacional para produção de vida e saúde na adolescência. *Rev. Ter. Ocup. Univ.* São Paulo, v. 20, n. 3, p. 157-163, set.-dez. 2009.

MAHEIRIE, Kátia. O processo de criação no fazer musical: Uma objetivação da subjetividade, a partir dos trabalhos de Sartre e Vygotsky. *Psicologia em Estudo*, Maringá, v. 8, n. 2, p. 147-153, 2003.

MELO, Walter; FERREIRA, Ademir Pacelli. Clínica, pesquisa e ensino: Nise da Silveira e as mutações na psiquiatria brasileira. *Revista Latinoamericana de Psicopatologia Fundamental*, São Paulo. v.16, n.4, p. 555-569, 2013.

OLIVEIRA, Fabiana Lazzari de. Sensação e percepção no teatro de sombras. *Móin-Móin Revista de Estudos sobre Teatro de Formas Animadas*. Santa Catarina. v. 1, n. 9, p. 164-179, 2012.

OLIVEIRA, Fabiana Lazzari de. *Alumbramentos de um Corpo em Sombras*: o ator da Companhia Teatro Lumbra de Animação. 193p. 2011. Mestrado em Teatro pelo Programa de Pós-Graduação em Teatro da Universidade do Estado de Santa Catarina PPGT/UDESC. Florianópolis. 2011.

DE SENA, Claudia Pedral Sampaio; BASTOS, Patrícia Moreira. *Terapia Ocupacional*: Metodologia e Prática. 2.ed. Rio de Janeiro: Rubio, 2013.

PHILIPPINI, Angela. *Linguagens, Materiais Expressivos em Arteterapia*: Uso, Indicações e Propriedades. Rio de Janeiro: Wak Ed., 2009.

RETONDO, Maria Florentina N. Godinho. *Manual prático de avaliação do HTP (Casa-Árvore-Pessoa) e família*. São Paulo: Casa do Psicólogo, 2000.

ROCHA, Lourdes de Maria Leitão Nunes. *Casas-abrigo no enfrentamento da violência de gênero*. São Paulo: Veras, 2007.

SAMEA, Marisa. O dispositivo grupal como intervenção em reabilitação: reflexões a partir da prática em Terapia Ocupacional. *Rev. Ter. Ocup. Univ.* São Paulo, São Paulo, v. 19, n. 2, p. 85-90, 2008.

SCHMITZ, Egídio Francisco. *O Pragmatismo de Dewey na Educação*. Rio de Janeiro: Livro técnico, 1980.

SILVA, Maria Aparecida de Moraes. Das mãos à memória. *In:* ECKERT, C.; MARTINS, J.S.; NOVAES, S.C. (org.). *O imaginário e o poético nas Ciências Sociais*. Bauru: Edusc, 2005, p. 295-315.

SILVEIRA, Nise da. *O mundo das imagens*. São Paulo: Ática, 1992. p. 23 e 24.

DE JESUS SIQUEIRA, Gustavo; RODRIGUES, Alissandra Alves. Coletivo da música: um estudo sobre relações entre arte e saúde mental. *Estudos Interdisciplinares em Psicologia*, Londrina, v. 3, n. 1, p. 93-111, jun. 2012.

STERNBERG, Robert J. *Psicologia Cognitiva*. Porto Alegre: Artmed, 2008.

VALLADARES, Ana Cláudia Afonso; CARVALHO, Ana Maria Pimenta. Arteterapia no contexto da hospitalização pediátrica: O desenvolvimento da construção com sucata hospitalar. *Revista da Escola de Enfermagem da USP*, São Paulo v. 40, p. 350-355, 2006.

VALLADARES, Ana Cláudia Afonso. *A Arteterapia Humanizando os Espaços de Saúde*. 1. Ed. São Paulo: Casa do Psicólogo, 2008.

EXPERIÊNCIAS VIVIDAS POR TERAPEUTAS OCUPACIONAIS

6.1 EXPERIÊNCIAS DE TERAPEUTAS OCUPACIONAIS

Pinho, A. C. C.
Silva,V. S. M
Souza, A. M
Corrêa, V. A. C.

6.1.1. Narrativas de cuidadores de pessoas em cuidados paliativos oncológicos sobre a roda da vida

6.1.1.1. Introdução

Segundo o Instituto Nacional do Câncer – Inca (2013), neoplasia refere um conjunto com mais de cem doenças que têm como característica o crescimento desordenado de células que invadem os tecidos e órgãos podendo espalhar-se para outros locais do corpo.

Desde o diagnóstico, a neoplasia provoca sentimentos negativos nos pacientes, como ressalta Silva *et al.* (2008), podendo ser vivenciado como sentença de morte e relacionado à intensa dor, sofrimento, mutilações físicas e psíquicas e, após o choque inicial do diagnóstico, as pessoas costumam apresentar respostas emocionais como ansiedade, raiva e depressão.

Na impossibilidade terapêutica de cura, emerge os cuidados paliativos, que "se direciona para proporcionar o conforto social, físico, psíquico e espiritual, aliviando os sofrimentos e melhorando a qualidade de vida das pessoas e familiares/cuidadores" (SILVA, 2013, p. 11).

Os cuidados paliativos são definidos pela Organização Mundial de Saúde - OMS (2002), como cuidados ativos e totais ao paciente cuja doença não responde mais ao tratamento curativo, considera como um dos principais objetivos dos cuidados paliativos, a atenção às necessidades e qualidade de vida dos familiares e cuidadores de pacientes em processo de morrer e, nesse sentido, determina que seja disponibilizada atenção especial e suporte durante o adoecimento e luto.

Segundo De Carlo (2009), esses cuidados são centrados na importância da dignidade da pessoa mesmo doente, vulnerável e limitada, de forma a aceitar a morte como uma etapa natural da vida que, mesmo nessas condições, deve ser vivida intensamente até o fim. O objetivo é fazer com que essas pessoas, fora de possibilidades terapêuticas de cura e seus familiares, estejam plenos até o momento da morte, com rigorosidade científica, porém, sendo criativos nas intervenções.

Os cuidadores principais são os responsáveis por auxiliar a pessoa que se encontra doente em situação de dependência. Geralmente, são familiares próximos, que assumem essa responsabilidade sem compensação financeira e, muitas vezes, abdicando da própria vida, restringindo-lhe a sua vida prioritariamente ao cuidar, podendo sobrecarregá-lo com as tarefas relacionadas ao cuidado, pelo tempo dispensado em sua prestação, além da experiência e sentimentos sobre seu papel nesta ocupação (OLIVEIRA, 2015; MENEGUIN; RIBEIRO, 2016). A sobrecarga sofrida pelo familiar, além de ser intensa, causa consequências psíquicas, físicas e sociais. Em períodos como cirurgias, quimioterapias, radioterapias e, quando a pessoa é encaminhada ao serviço de cuidados paliativos, podem desencadear reações como depressão, fadiga, insônia, falta de ar, tensão muscular, dores, sensação de impotência ou outros sintomas (VIANNA; SOUZA, 2014; AITKEN, 2014; SOUZA *et al.*, 2015).

A pessoa que se encontra como cuidador principal do paciente, acaba por ter que dividir-se entre suas responsabilidades profissionais, conjugais, sociais e familiares. Este cuidado torna-se desgastante, com custos físicos, sociais, financeiros, psíquicos, mas que é relatado pelos cuidadores como um tempo único e gratificante, que promove amadurecimento e crescimento espiritual e pessoal (FONSECA; REBELO, 2011). Deparar-se com situações novas e enfrentar o desconhecido causa receio, principalmente quando os impactos afetam diretamente a qualidade de vida da pessoa doente e de todos que o cercam, envolvendo questões emocionais, físicas, sociais, espirituais.

O cuidar do familiar em processo de adoecimento passa a incorporar a rotina diária do cuidador. E este cuidar, em alguns casos, é desempenhado por poucos, ou, até mesmo por uma única pessoa, chamada de cuidador principal, que é aquela pessoa que desenvolve a maior parte dos cuidados e em maior período de tempo, oferecendo apoio à pessoa doente (SILVEIRA; CALDAS; CARNEIRO, 2006). Para Magalhães (2013), nem todas as ocupações são benéficas para a saúde, sendo, então, benéficas aquelas apenas que possuem um significado inegável para uma pessoa ou comunidade.

O processo de cuidar é uma construção que atravessa as experiências de vida do cuidador familiar, e vai sendo conduzida pelas realidades familiares, orientações da equipe multiprofissional que atende o paciente e grupos ou associações de apoio (FERREIRA *et al.*, 2017).

Neste estudo, por meio de um sistema de autoavaliação chamado Roda da Vida (NETO, 2009), buscou-se compreender as narrativas a respeito das esferas da Vida de cuidadores de pessoas em cuidados paliativos oncológicos.

6.2. MATERIAIS E MÉTODO

6.2.1. Tipo de pesquisa

Trata-se de uma pesquisa mista, em que foram utilizadas a abordagem quantitativa descritiva e qualitativa. O enfoque da pesquisa quantitativa tem como características a medição dos fenômenos, utiliza estatística e análise de causa-efeito. Para tal, segue um processo sequencial, dedutivo, comprobatório e analisa a realidade objetiva. Traz como benefícios a generalização dos resultados, o controle sobre os fenômenos, a precisão, a réplica e a previsão (SAMPIERI; COLLADO; LUCIO, 2013).

Já a pesquisa qualitativa, Mól (2017) revela que tem como foco compreender os significados dos fenômenos a partir de quem os vivenciam, considerando tempos e espaços de atuações e reflexões. Esta abordagem de pesquisa propicia a compreensão, descrição e análise da realidade por meio da dinâmica das relações sociais. Aborda o universo dos significados, motivos, aspirações, crenças, valores, atitudes, percepções, opiniões, interpretações a respeito de como as pessoas vivem, constroem a si mesmas e seus artefatos, sentem e pensam (MINAYO, 2013).

A utilização de métodos mistos em pesquisa tem sido crescente em inúmeros campos do conhecimento. A conjugação de elementos qualitativos e quantitativos possibilita ampliar a obtenção de resultados em abordagens investigativas, proporcionando ganhos relevantes para as pesquisas complexas realizadas nos mais diversos campos de atuação. Minimizando possíveis dificuldades na conjugação de práticas investigativas quantitativas e qualitativas, tais pesquisas podem produzir resultados relevantes, assim como podem orientar caminhos promissores a serem explorados por pesquisadores e educadores (DAL-FARRA; LOPES, 2013).

A pesquisa foi realizada em um hospital de referência na assistência aos Cuidados Paliativos Oncológicos na Região Norte do Brasil e os participaram foram 20 cuidadores principais de pessoas internadas na Clínica de Cuidados Paliativos Oncológicos – CCPO do referido hospital. Os participantes da pesquisa foram escolhidos a partir dos atendimentos de Terapia Ocupacional com a pessoa com câncer internada, e então seus cuidadores eram avaliados de acordo com os critérios de inclusão e exclusão. Vale ressaltar que os nomes que representam os participantes são fictícios, preservando a identidade destes.

Como critérios de inclusão, participaram da pesquisa cuidadores principais familiares de pessoas em cuidados paliativos oncológicos, com idade igual ou superior a 18 anos, de ambos os sexos e que aceitaram participar da pesquisa e assinaram o Termo de Consentimento Livre e Esclarecido (TCLE). Como critérios de exclusão, foram cuidadores com idade inferior a 18 anos, que não eram familiar e/ou principal, ou que se recusaram a participar da pesquisa e não assinaram o TCLE.

6.2.2. Procedimentos de Coleta e Análise dos dados

A pesquisa foi realizada respeitando as Normas de Pesquisa Envolvendo Seres Humanos (Res. CNS 466/12) do Conselho Nacional de Saúde. Teve início após aprovação do Comitê de Ética em Pesquisa Envolvendo Seres Humanos e autorizado pela direção do hospital, bem como, pelos participantes e/ou seus responsáveis legais, por meio da assinatura do Termo de Consentimento Livre e Esclarecido – TCLE. A pesquisa ocorreu no período de janeiro a junho de 2017.

Consistiu em um encontro individual com cada participante, que foi dividido em dois momentos. O primeiro foi a realização do convite aos participantes da pesquisa, acompanhado da leitura do TCLE, apresentado em duas cópias, sendo uma entregue ao participante após a assinatura. O segundo momento foi a aplicação do protocolo de autoavaliação chamado Roda da Vida.

Utilizou-se uma adaptação do instrumento Roda da Vida, composta por um círculo com 10 divisões, sendo cada uma delas definida como uma esfera da vida (lazer, vida financeira, vida profissional, intelectual, emocional, espiritual, físico, relacionamento íntimo, relacionamento social e relacionamento familiar), consideradas fundamentais para a conquista do equilíbrio pessoal. O objetivo é que se façam reflexões periódicas observando a atenção ofertada a cada uma destas esferas, e a partir desta copreensão lançar-se a um rumo que favoreça as áreas que não estão satisfatórias. Cada esfera deve ser avaliada e atribuida uma nota de 0 a 10 de acordo com a qualidade e quantidade investida em cada esfera nos últimos meses (MAIS EQUILÍBRIO [201?]) e uma pergunta: "Como foi para você participar desta pesquisa?". Nesta pesquisa, escolheu-se o período em que a pessoa encontrava-se como cuidadora de uma pessoa em cuidados paliativos oncológicos.

Segundo os indianos, as principais esferas da vida são: lazer, vida financeira, vida profissional, intelectual, emocional, espiritual, físico, relacionamento íntimo, relacionamento social e relacionamento familiar. Antigas civilizações utilizavam-se de símbolos como forma de compreensão intuitiva, revelar o desconhecido e expressão de vivências não reveladas pela linguagem cotidiana, e cada um deles possuem muitos significados (MAIS EQUILÍBRIO, [201?]).

A aplicação do protocolo foi gravada em áudio, transcrita na íntegra e analisada. Para os dados quantitativos, a análise foi realizada por meio da alocação dos dados em uma planilha para execução da análise estatística. De acordo com a natureza das variáveis, utilizou-se análise descritiva. O banco de dados, bem como as tabelas e os gráficos foram construídos no Microsoft Excel 2007. As categorias de análise são as próprias esferas referentes à Roda da Vida.

No decorrer da pesquisa, os riscos quanto à revelação da identidade dos participantes foram mínimos, pois foram utilizados nomes próprios aleatórios. Esta pesquisa teve como benefício novos conhecimentos acerca da atenção às necessidades dos cuidadores de pessoas em cuidados paliativos, bem como possibilidades sobre as ocupações e a prática do cuidar em cuidados paliativos.

6.3. RESULTADO E DISCUSSÃO

Nesta pesquisa, 16 (80%) eram mulheres e 4 (20%) eram homens, 8 (40%) possuíam idade inferior a 50 anos, e 12 (60%) possuíam idade superior a 50 anos. Quanto ao estado civil, 14 (70%) eram casados e 6 (30%) eram solteiros. Dos 20 participantes, 14 (70%) moravam na região metropolitana, 5 (25%) vieram do interior e 1 (5%) pertencia a outro estado e estiveram presentes para o tratamento do ente querido. Dos 20 participantes, 17 (85%) não eram aposentados e 3 (15%) já estavam aposentados. Quanto ao estado civil, 14 (70%) eram casados e 6 (30%) eram solteiros, quanto a religião, 12 (60%) afirmaram ser católicos, 6 (30%) afirmaram ser evangélicos e 2 (10%) afirmaram não possuir religião.

6.3.1. As diversas esferas da roda da vida do cuidador de pessoas em cuidados paliativos oncológicos

O ser humano está constantemente ocupando-se, é possível observar que o viver é um contínuo ocupar-se. Compreendendo objetivamente, ou não, os significados de suas ocupações, o ser humano está em constante movimento, e vive em uma incessante busca de novos fazeres.

Neste sentido, o cuidar tem sido a ocupação escolhida por essas pessoas que estão com seus entes queridos internados no hospital em cuidados paliativos oncológicos. Ocupar-se de cuidar envolve extensos períodos de tempo dispensados a pessoa enferma, podendo interferir na qualidade do viver dos cuidadores (REZENDE; ABREU, 2018).

Conviver com o sofrimento do outro é desgastante, a pessoa acaba por não ter tempo de cuidar de si mesmo ou das próprias coisas por ter que cuidar do outro, e isso gera emoções ambíguas, conflitos emocionais (BIFULCO; CAPONERO, 2016).

Neste sentido, muitas outras formas de ocupar-se passam a não ser desempenhadas de forma adequada ou satisfatória por parte dos cuidadores, como foi observado na Roda da Vida, em 10 esferas da vida humana: lazer, financeiro, profissional, intelectual, emocional, espiritual, físico, relacionamento íntimo, relacionamento social e relacionamento familiar. Perguntou-se para cada um dos participantes sobre os aspectos da Roda da Vida e cada pessoa obteve seu gráfico.

Figura 1 – Avaliação da Roda da Vida em cuidadores de pessoas em cuidados paliativos oncológicos. Belém/PA, 2017

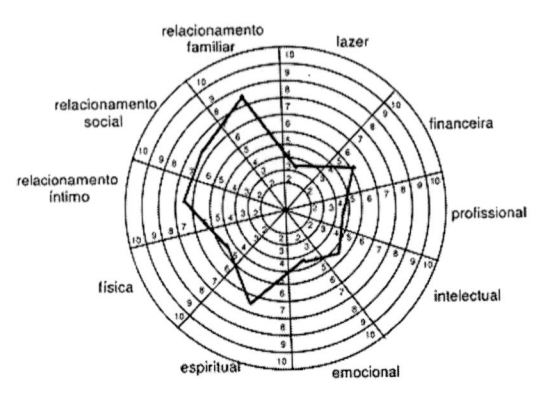

Fonte: pesquisa de campo

A partir do gráfico de cada um, foi feito um gráfico das médias de cada esfera (Figura 01). Segundo os critérios indianos, é desejável que a média em cada uma das esferas seja 6 (60%), caso o nível de satisfação esteja abaixo dessa média, mudanças serão necessárias para suprir as deficiências e manter o equilíbrio e uma vida mais feliz. Acreditam que, para situações como estas, é importante parar para refletir (MAIS EQUILÍBRIO, [201?]).

Observou-se que, das 10 esferas, 5 estiveram dentro da média desejável de satisfação ao que é considerável ao sistema indiano (Tabela 01).

Tabela 01 – Médias da avaliação das esferas da roda da vida em cuidadores de pessoas em cuidados paliativos oncológicos. Belém /PA, 2017

Esferas	Média
Relacionamento familiar	8,3
Espiritual	7,5
Relacionamento social	7,4
Relacionamento íntimo	7,0
Vida financeira	6,1

Fonte: pesquisa de campo

6.3.2. Sobre a esfera relacionamento familiar

Nesta esfera, era para responder quanto tempo era dedicado aos familiares, criação de momentos entre a família, se estava satisfeito com o relacionamento entre os membros da família. Das 20 pessoas entrevistadas, 9 pessoas (45%) atribuíram nota 10, 6 (30%) responderam nota 8; as notas 9, 7, 6, 5 e 1 foram atribuídas por 1 pessoa (5%) cada. Assim, a média aritmética correspondente a esfera do relacionamento familiar na roda da vida foi 8,3.

Os participantes da pesquisa que deram nota acima de 6 para esta esfera, afirmaram que após o adoecimento do ente querido, principalmente após comunicação de estar em cuidados paliativos, a família ficou mais próxima, os membros passaram a ser mais unidos com o objetivo de ajudar e dar forças uns aos outros, conforme relatos a seguir:

> *"Nossa família é muito pequena, aí a gente se torna muito unido, todo mundo sofre mesmo com essa situação assim... Nós estamos mais unidos, a gente já era [...] a gente tá se apoiando uns nos outros..." (Anastácia).*

O câncer é uma doença que tem grande impacto tanto na vida da pessoa quanto em seu grupo familiar, modifica a dinâmica da família, pode aproximar ou afastar membros, em especial quando existe uma grande sobrecarga de trabalho decorrente da intensificação dos sintomas e do avanço da doença (ARAÚJO *et al.*, 2009; BORGES, 2017; REZENDE; ABREU, 2018).

Os participantes afirmaram como positivo o relacionamento familiar, tornaram-se mais unidos, aproximou os que estavam mais distantes, sendo fundamental no processo de finitude. Tais manifestações têm oportunizado a vivência de desfechos, realizações, encontros etc. Segundo os relatos dos participantes desta pesquisa, estas experiências têm sido singulares e essenciais, permitindo momentos não só para a pessoa que está doente e internada, mas para outros integrantes da família.

Os participantes que deram nota inferior a 6, afirmaram que com o adoecimento desta pessoa algumas coisas ficaram desequilibradas, como a falta de atenção com quem ficou em casa, ou problemas para revezar o acompanhamento e acaba por sobrecarregar uma única pessoa, como pode-se confirmar nesta fala:

> *"Assim, no momento escolhi ficar com ela, eu me dedico muito nesse ponto, aí a família olha... "ah ela se prontificou" então fica uma sobrecarga, eu não queria ficar sozinha, achava que as outras irmãs iam ter mais consideração, mas não... tem uma que me ajuda, mas fico sobrecarregada. ...As outras tão meio assim, tem as outras ocupações delas, mas, é assim... "Tu é responsável, tu vai, tu faz...." (Santana).*

Com o adoecimento de uma pessoa da família, a estrutura, a rotina e a dinâmica ocupacional foram alteradas. Oferecer cuidado a uma pessoa que se encontra doente pode provocar uma sobrecarga à pessoa, principalmente quando se trata de um único cuidador responsável. É uma jornada intensa e há consequências físicas, psíquicas e sociais (ARAÚJO *et al.*, 2009; GALRIÇA NETO, 2003).

Há pessoas que preferim estar no hospital como cuidador a estar em sua casa, devido os conflitos familiares que passaram a existir, e devido a aproximação e fortalecimento de vínculo criado entre determinado cuidador e a pessoa, trocas de afetos, de palavras, gestos são observados.

6.3.3. Sobre a esfera espiritual

Neste aspecto, era preciso considerar o tempo dedicado às atividades religiosas, busca de equilíbrio e força por meio de um plano espiritual, colocar em prática as crenças. Entre os 20 participantes, 6 (30%) deram a nota 8, as notas 9 e 10 foram atribuídas por 4 pessoas (20%) cada uma; 3 (15%) avaliaram como 5, 2 (10%) nota 4 e 1 (5%) atribuiu nota 3. Assim, a média aritmética correspondente a esfera espiritual da roda da vida foi 7,5.

Os participantes que responderam com notas acima de 6, afirmaram que era nesta perspectiva que buscavam ânimo para conseguir viver as dificuldades, que passaram a ter mais fé e que buscaram mais Deus neste momento.

> *"Estou muito apegada a minha espiritualidade, graças a Deus, é de onde tiro forças, só Ele mesmo pra me sustentar, é Ele que me mostra que eu tenho que ajudar" (Maria).*

A espiritualidade faz parte da natureza humana, devendo ser desvelada pela vivência e pelas descobertas individuais. É diferente para cada indivíduo, podendo aparecer como propósito de vida, conexão com uma força, um algo maior, autoconhecimento, entre outras formas.

Barbosa (2015) afirma que a espiritualidade ajuda as pessoas a descobrir o propósito da vida, suas qualidades, em constante mutação, e a desenvolver relacionamentos com Deus ou com a força superior. Pode-se perceber nos relatos dos cuidadores quando dizem que é Deus quem mostra o caminho e determina o que se tem que fazer, que no momento é o cuidar.

Os participantes que responderam com notas inferiores a 6, disseram que precisavam ter mais fé, não tiveram mais tempo de ir à igreja, conforme relatos a seguir:

> *"Nem sei, não tá dando, mas a fé dela nos fortalece, nos ajuda, [...] a gente não pode também deixar, que é o principal, nos ajuda a ficar de pé" (Anastácia) e "Ah espiritual eu sou evangélica, não tive mais tempo de ir na igreja... não fui mais" (Madalena).*

Ao mesmo tempo em que as pessoas tornam-se mais íntimas de sua fé em momentos de dificuldade, há quem se distancie, seja por falta de tempo, seja por desapontamento. O sofrimento direciona o sentido que é dado às suas crenças.

De acordo com Saporetti (2009, p. 271), "a dimensão espiritual relaciona o existencial com o transcedente, seja ele Deus, a natureza, o sobrenatural ou o sagrado", o sofrimento espiritual se alicerça na violação da essência do eu, o que caracteriza frequentemente pela perda de sentido e identidade.

A religião pode ter efeitos negativos em determinadas situações, quando, por exemplo, justifica atitudes e/ou culpas, com isso ocorre um afastamento, sendo justificado por diversos motivos, seja a falta de tempo, ou porque é sua forma de viver esse aspecto da vida. Ou mesmo, pessoas que realmente nunca foram ligadas a estas concepções e não foi o momento que está vivendo que fez mudá-las.

6.3.4. Sobre a esfera relacionamento social

Nesta esfera, deveria ser considerado tempo dedicado aos amigos e vizinhos, possibilidade de comunicação, ter atitude empática com os outros, estabelecer limites de forma respeitosa com os outros. Observou-se que o que mais foi levado em consideração quanto ao relacionamento social pelos cuidadores foi o tempo que os amigos/vizinhos dedicaram a eles, e não ao contrário.

Dos 20 participantes, 7 pessoas (35%) classificaram com nota 10; em seguida, 5 pessoas (25%) atribuíram nota 8; 3 (15%) responderam com nota 7, 2 (20%) com nota 5 e as notas 1, 2 e 4 foram atribuídas por 1 pessoa cada. Então, a média aritmética correspondente ao relacionamento social da roda da vida foi 7,4.

Os participantes que responderam com nota acima de 6 afirmaram que os vizinhos ficaram mais próximos e solidários, ajudam sempre que podem doando algo ou com orações e financeiramente, e mandam mensagens de apoio, como mostra os relatos a seguir:

> *"Tenho bastante amigos, é o que conforta a gente, ligam, vem visitar a gente, as vezes chego em casa uma vizinha fez um almoço pra mim, outra traz suco..." (Madalena).*

Observou-se a necessidade destas pessoas sentirem-se confortadas e amparadas, seja por gestos, atitudes, orações ou coisas materiais. O sentimento de que não estão sozinhas nessas horas que tanto precisam, lhes dá força, incentivo e coragem.

O apoio social é fundamental para os cuidadores sentirem-se confortados, têm quem tenha os amigos e vizinhos como sua própria família, então é como se fosse, realmente, um suporte familiar. De acordo com Marchi (2012), o papel de cuidador é refletido nessa relação de reconhecimento social. Ao assumir este encargo, o cuidador espera atitudes de complacência da comunidade ao redor.

Os participantes que responderam com nota abaixo de 6 afirmaram que nas horas de dificuldades, muitos amigos sumiram ou se distanciaram, ou a própria situação vivida no momento fez com que houvesse distanciamento nas relações.

> *"Amigo é nessas alturas que a gente ve... pra beber aparece 20, e agora eu falo com 20 e não aparece nenhum..." (José).*

Como Valentini, Zimmermann e Fonseca (2010) afirmam, que a função de cuidador promove significativas mudanças nas atividades sociais, na medida em que os cuidados exigidos pelo idoso e a supervisão constante de suas atividades restringem o contato e a atividade social de quem o cuida.

Em alguns momentos da vida é necessário fazer escolhas, atividades mais significativas são tomadas como prioridade, e outras, mesmo sendo tão importantes quanto, precisam ser deixadas para depois, como o contato social, ainda que a qualidade de vida seja reduzida, aquilo que lhe vai fazer sentir-se em paz será de absoluta importância.

6.3.5. Sobre a esfera relacionamento íntimo

Na esfera do relacionamento íntimo, a pessoa avalia o tempo dedicado ao parceiro (a), satisfação com as relações íntimas, criação de momentos românticos, grau de abertura para falar e ouvir. Das 20 pessoas entrevistadas, 5 participantes (25%) atribuíram nota 7; 4 (20%) classificaram com nota 9, as notas 8 e 5 foram referidas por 3 participantes (15%) cada; 2 (10%) atribuíram nota 10, as notas 6, 4 e 1 foram atribuídas por 1 participante (5%) cada. Com isso, a média aritmética correspondente a esfera de relacionamento íntimo na roda da vida foi 7,05.

Os participantes que responderam com nota acima de 6 afirmaram que, independentemente da situação que se vive no momento, seu parceiro (a) compreendia e lhe dava todo o apoio, e para os que estavam de acompanhante de seu cônjuge, afirmavam que o importante era apenas estar perto, segundo relato a seguir:

> *"É tudo com muito amor, com muita paciência, com muito carinho assim... Eu dou muito carinho pro meu maridinho! Meu coração tá aqui com o meu marido até a hora que precisar (choro)" (Raimunda).*

Existem sentimentos que são valorizados nos relacionamentos pessoais íntimos, tais como a simpatia, a compaixão, a fidelidade, o discernimento e o amor (ARAÚJO *et al.*, 2009). Pode-se ver todos os dias durante os atendimentos a atenção, paciência, carinho diferenciados que esposos (as) têm quando estão de cuidador, geralmente estes fazem questão de estar como cuidador e não revezarem com ninguém.

Agora, quem é cuidador e precisa deixar seu parceiro (a) em casa têm uma ruptura maior em seu relacionamento, o tempo dedicado um ao outro é reduzido, além de diferenciado, pois muitas vezes, este chega em casa cansado e preocupado com o que deixou no hospital, e então, busca a compreensão e o entendimento de seu companheiro (a).

Os participantes que responderam com nota abaixo de 6 afirmaram que devido o momento que estão vivendo não tem tempo para seus parceiros (as), que o cansaço do cotidiano não permite que seja dada a atenção necessária.

"Caiu bastante, a gente chega cansado. Ne?..." (Anastácia)

Em uma pesquisa realizada por Cezana (2011) sobre o estado civil dos cuidadores, observou-se que, grande parte da amostra, era composta por pessoas casadas, portanto, sugere-se que eles já possuem outras responsabilidades relacionadas com a casa ou com o cônjuge, além do cuidado prestado ao familiar. Todas essas atribuições assumidas podem interferir no relacionamento conjugal, desencadeando situações estressantes e problemas referentes à saúde nos cuidadores.

O tempo dedicado às relações afetivas dos cuidadores com seus companheiros(as) deve ser levado em consideração, assim como qualquer outra ocupação, enquadra-se nas atividades básicas de vida diárias do ser humano.

6.3.6. Sobre a esfera vida financeira

Na esfera da vida financeira, era para ser considerada a satisfação com o dinheiro que recebe, se tem o suficiente para enfrentar o momento, se há equilíbrio entre ganhos e gastos. Então, das 20 pessoas entrevistadas, 6 pessoas (30%) atribuíram a nota 5. Em seguida, 4 pessoas (20%) atribuíram nota 8, 3 (15%) deram nota 4 e outras 3 (15%) deram nota 7; a nota 2 foi classificada por 1 pessoa (5%), assim como as notas 6, 9 e 10 por 1 pessoa (5%) cada. A média aritmética correspondente a esfera da vida financeira como uma das esferas da roda da vida foi 6,1.

Os participantes que responderam com nota acima de 6 afirmaram, com visão otimista, que apesar de estar sem emprego devido terem abandonado seu trabalho para cuidar de seu familiar doente, têm pessoas para ajudar e/ou que conseguiram a aposentadoria, ou que seu patrão continuou lhe pagando mesmo estando afastado do emprego, como forma de ajuda. Como mostra na fala deste cuidador:

> *"Olha. Nesse momento, a maior parte a gente ta vivendo de doação, ela ganha uma coisinha, mas não dá. Alguém dá um pouco daqui, outro dá um pouco dali... [...]" (Antônio).*

Os cuidadores começam a ter sensações de perda em diversas áreas da sua vida neste período, não somente a perda do familiar adoecido que está internado, a perda nas questões financeiras também está incluída e está diretamente ligada a esfera profissional, que será discutida mais adiante. Muitos deles perdem o emprego para ser cuidador, consequentemente ficam sem possibilidades financeiras, e com isso ficam dependentes da ajuda de terceiros para conseguir lidar com os custos gerados pela pessoa doente, ou sustentar sua casa.

Araújo *et al.* (2009) encontraram um estudo no qual os familiares, diante de problemas econômicos precisaram recorrer à ajuda financeira de outros familiares. Como foi observado, os cuidadores entendem como algo positivo a ajuda financeira que recebem, pois segundo eles, poderiam não estar recebendo nada e estar em uma situação mais complicada.

Essa visão otimista pode ser entendida como um mecanismo de defesa perante sentimentos de incapacidades e falta de poder de resolução que podem emergir a cada dificuldade enfrentada.

Os participantes que responderam com nota abaixo de 6 afirmaram que no momento a situação está complicada financeiramente, pois precisaram largar o emprego e por isto estão com dificuldades, principalmente por conta de transporte para as pessoas irem até o hospital, para revezarem nos cuidados, e também gastos com alimentação.

> *"Muito gasto, muito gasto mesmo, porque assim é ... se a gente vem tem que pagar passagem, se a gente manda vim tem que dar o dinheiro da passagem, tem que dar o dinheiro do café, tem que dar o dinheiro do almoço, o dinheiro de volta... é um gasto muito grande..." (Madalena).*

A sobrecarga na questão financeira é outro fator que costuma ser de estresse para o cuidador e para a família, conforme apontam alguns dos estudos que avaliaram o impacto sobre a economia doméstica nos cuidados no fim da vida (ARAÚJO *et al.*, 2009; BORGHI, 2013).

Dentre tantos momentos de estresse vivenciados pelos cuidadores, as questões financeiras tornam-se mais um quando estes passam a se dar conta dos gastos não planejados que passam a ter, como observado os companheiros (as) esforçam-se para que o sofrimento interior se torne menor. Pode-se também pensar na possibilidade de a pessoa que está doente e internada encontrar-se na situação de impotente, de incômodo, de culpada e causadora destas inquietações, principalmente se esta era a provedora de renda na família.

As outras 5 esferas que se encontraram abaixo da média desejável de satisfação ao que é considerável ao sistema indiano estão na Tabela 02:

Tabela 02 – Médias da avaliação das esferas da roda da vida em cuidadores de pessoas em cuidados paliativos oncológicos. Belém / PA, 2017Belém / PA, 2017

Esferas	Média
Físico	5,6
Intelectual	5,6
Profissional	4,9
Emocional	4,7
Lazer	3,5

Fonte: pesquisa de campo

6.3.7. Sobre a esfera física

Nesta esfera, deveria ser considerado o nível de energia e disposição, alimentação equilibrada, cansaço físico, dormir horas suficientes para sentir-se revigorado.

E, das 20 pessoas entrevistadas, 6 pessoas (30%) deram nota 5, a nota 7 foi dada como resposta por 4 (20%), as notas 6 e 8 foram atribuídas por 3 (15%) em cada nota; 2 (10%) responderam nota 4, 1 (5%) classificou com nota 3 e também 1 (5%) classificou como 1. Então, a média aritmética correspondente ao aspecto físico da roda da vida foi 5,6.

Os participantes que responderam com nota superior a 6 afirmaram que a vontade de estar ao lado do ente em cuidado e cuidar da pessoa internada é maior que o cansaço, então é superado, quando vão para casa não dormem e nem se alimentam adequadamente devido preocupação.

> *"Muito ... muito cansaço... dor... insônia que eu tenho, fraqueza... mas ai Deus tá me dando essa força, muito, muito, pra mim ... pra cuidar dela, é o que peço todos os dias, todas as noites pra terminar ne, é uma missão ne, que Deus dá pra gente, todo mundo fala "cuida que é essa agora é tua missão" e é o que eu peço que Deus me de força pra eu terminar e cuidar dela..." (Santana).*

Os cuidadores classificam essa experiência como recompensadora, embora desgastante (GALRIÇA NETO, 2003). A sensação de bem-estar por estar fazendo algo para quem se tem um sentimento afetivo, torna-se significante na vida de quem cuida. Apesar do cansaço, das dores e insônias, interferirem na qualidade do viver dos cuidadores, são vistos como sintomas derivados da doação e entrega à pessoa querida que está doente, faz todo sentido.

Então, por mais que seja de grande esgotamento físico ser cuidador, principalmente, quando este é cuidador principal e não faz esquema de troca, é sensato que esteja onde se sente melhor, com menos preocupação, mesmo que seja para dormir em poltronas no hospital, tudo isso é superado pelo prazer de cuidar.

Os participantes que responderam com nota inferior a 6 afirmaram que o cansaço é muito grande, é um desgaste físico estar no hospital, não tem como dormir e alimentar-se adequadamente, e que quando não estão no hospital, estão na rua resolvendo pendências que ficaram por resolver, e/ou cuida das tarefas de casa, não existe momento que possam descansar:

> "Hoje por exemplo eu vim passando mal, a minha irmã disse "mana, vai lá embaixo tomar medicação", não quero deixar ela... mas a gente já cansa, acaba mexendo né, não dorme direito já sabendo que tem que acordar 5h, já tem que tá com as crianças, tem que tá com aquela preocupação então... é assim ..." (Antônia).

De acordo com Rezende e Abreu (2018, p. 296), "a sobrecarga familiar foi definida como um estado psicológico produzido pela combinação de trabalho físico, pressão emocional, restrições sociais e demandas econômicas decorrentes de cuidar do enfermo".

Tudo isso é advindo do papel de cuidador e das mudanças que ocorrem na vida da pessoa, além de sintomas físicos pode associar-se transtornos psicológicos, provocando consequências negativas.

6.3.8. Sobre a esfera intelectual

Nesta esfera, os critérios a serem considerados eram o tempo dedicado a leituras, aprimoramentos, busca e aceitação de feedbacks, capacidade de criar e empreender mudanças. Dentre os participantes, 6 pessoas (30%) deram nota 6, em seguida 4 (20%) atribuíram nota 8, assim como outras 4 (20%) responderam nota 5; 2 (10%) classificaram o aspecto intelectual como 7; e as notas 1, 2, 3 e 4 foram dadas por 1 pessoa (5%) cada. Sendo assim, a média aritmética correspondente a esfera intelectual da roda da vida foi 5,6.

Os participantes que responderam com nota superior a 6 afirmaram que apesar de estarem no hospital, buscam algo que possa distrair a mente, principalmente leitura da bíblia que os ajudaram a fortalecer a fé, como pode-se observar no relato a seguir:

"Só faço ler a bíblia..." (Antônia), e "Às vezes eu pego um caça-palavras para fazer (risos) " (Madalena).

O aspecto intelectual é mais um processo de perda observado dentre as demais perdas sofridas pelos cuidadores. É o menos observado por eles até que se fosse solicitado para avaliarem e darem uma nota, nas respostas perguntavam se estava correto o que estavam pensando sobre o que seria o aspecto intelectual.

Os participantes que responderam com nota inferior a 6 afirmaram que por estarem quase todo o tempo dentro do hospital, ficam sem possibilidades e motivação, que quando leem algo é sobre a doença de seu familiar internado, para que possam compreender mais a situação:

"Ainda assistia televisão, mexia com a minha mente, mas agora... so tomo banho, deito e durmo..." (Madalena).

Observou-se que a saúde mental de alguns cuidadores está sendo prejudicada, reduzindo o potencial intelectual deles e, consequentemente, reduzindo a qualidade de vida. Isto ajuda a aumentar o estresse causado pela rotina, pois para estes cuidadores nada que lhes tiram o foco para outras ocupações, e muitos deles optam por não realizarem outras ocupações.

Sugere-se que muitos fatores interferem para que a vida intelectual dos cuidadores fique afetada, além do estresse, como já citado, tem também a preocupação, falta de tempo, ansiedade, medos, sentimento de perda dentre outros.

6.3.9. Sobre a esfera profissional

Na esfera profissional, deveriam julgar a autoimagem profissional, objetivos, habilidades, metas e oportunidades de crescimento profissional. Das 20 pessoas entrevistadas, 6 pessoas (30%) atribuíram nota 8, as demais, 4 (20%) deram nota 3, 3 (15%) classificaram como 5, 2 (10%) responderam nota 1, assim como 2 também responderam 2, 2 pessoas responderam 7; 1 pessoa (5%) atribuiu nota 4. A média aritmética correspondente ao aspecto profissional como uma das esferas da roda da vida foi 4,95.

Os participantes que responderam com nota superior a 6 afirmaram que seria pior se não tivesse nenhum emprego, ou que mesmo que ganhe pouco, ao menos conseguem se sustentar, e também pela satisfação de conseguirem a aposentadoria. Como é observado:

> *"Eu já estava desempregada ne, então acho que foi até uma benfeitoria pra ele, porque eu posso ficar aqui e ajudar de alguma forma" (Telma).*

Esta visão positiva dos cuidadores frente a difícil situação do ato de cuidar é, realmente, surpreendente e fora das expectativas, pois, das perdas esta é uma das maiores para os cuidadores, muitos precisaram largar seu emprego, dos 20 participantes, 13 afirmaram ter largado seu trabalho para, definitivamente, ser um cuidador.

Porém, há perdas que para algumas pessoas são vistas como agradáveis e até necessárias, como afirma Bifulco e Caponero (2016), a perda é encarada como uma troca, deixa-se alguma coisa por algo novo, como exemplifica a passagem da infância para a vida adulta, deixa-se uma estrutura antiga para assumir uma nova estrutura.

Estes cuidadores que avaliaram o aspecto profissional com uma nota positiva, provavelmente, seguem ao raciocínio que Bifulco e Caponero (2016, p. 100) que afirmam que "perder é o preço que pagamos para viver. É fonte de grande parte do nosso crescimento e de nossos ganhos".

Os participantes que responderam com nota inferior a 6 afirmaram que este aspecto estava complicado, pois precisaram largar o emprego, como aconteceu com muitos ou que não estavam conseguindo desempenhar perfeitamente seu trabalho devido as preocupações, também estavam precisando modificar o horário do trabalho, e/ou sair antes do tempo para poder conseguir adequar ao horário que precisa estar no hospital.

> *"Eu disse que ia largar tudo, e larguei, pra me dedicar a ela [...] deixei totalmente as minhas coisas assim pra poder viver pra ela, cuidar dela ne" (Santana).*

Como confirma Araújo *et al.*, (2009), em todo esse processo, há casos de perda de emprego, perda quase que total, ou total, das reservas financeiras existentes e perda da principal fonte de renda.

Deixar de desempenhar seu trabalho, o que lhe sustenta e direciona sua vida pode ser também algo frustrante, algo que pode mudar completamente sua vida, pois não serão cuidadores para sempre, então se pensa: e quando deixarem de ser cuidadores? Quando voltarão a ter as ocupações perdidas? Voltarão?

6.3.10. Sobre a esfera emocional

Nesta esfera, era necessário julgar a capacidade de lidar com as circunstâncias do momento, compreender os sentimentos intensos, lidar com conflitos, busca de motivação. Das 20 pessoas entrevistadas, 6 pessoas (30%) atribuíram a nota 5; 4 (20%) classificaram como sendo nota 6, as notas 7 e 1 foram dadas por 3 pessoas (15%) cada uma; as notas 2, 3, 4 e 8 foram atribuídas por 1 pessoa (5%) cada. Nesse sentido, a média aritmética correspondente a esfera emocional da roda da vida foi 4,75.

Os participantes que responderam com nota superior a 6 afirmaram que apesar de todo este momento que está vivendo ser muito difícil, tentam ser fortes para não deixar transparecer a pessoa internada, como pode-se observar nos relatos a seguir:

> *"Está equilibrado, mas não sei como vai ser depois, se vou desabar de uma vez. Tem hora que eu desabo... tem hora que eu seguro, tá equilibrado" (Alaíde).*

Alguns cuidadores controlam ou até mesmo escondem suas fraquezas emocionais, não se permitem dividir com a pessoa cuidada seus sentimentos, anseios e medos, e isto é muito comum entre os cuidadores, demonstrarem-se fortes para repassar essa fortaleza ao doente. Como já foi citado, cuidar de uma pessoa querida é visto por muitos como algo positivo para sua vida, e por isso não se libertam para extravasar sua angústia.

Porém, sabe-se que é prejudicial para a saúde e qualidade de vida guardar todos esses sentimentos que geram desconforto, por trás de tanta valentia há alguém que está sofrendo emocionalmente. Menezes, *et al.,* (s/d) confirma isto em sua pesquisa afirmando que o cuidador precisa demonstrar uma força, que muitas vezes não tem, mas necessita ao menos fingir, uma vez que toma a responsabilidade de passar esperança e entusiasmo ao familiar doente.

Os participantes que responderam com nota inferior a 6 afirmaram que estavam emocionalmente muito abalados, desesperados, cheios de sentimentos ruins, também tinham preocupação de como ia ser após o óbito de seu familiar que está doente.

> *"...Tá meio desequilibrado, mas to pedindo muita força a Deus, então com sinceridade, eu to muuuuito... principalmente agora que ele piorou eu to ó (apontou para as olheiras), porque sem querer isso mexe com a gente... ai o que acontece, a gente não dorme direito..." (Tereza).*

Devido a essa jornada, o cuidador pode apresentar redução da qualidade de vida e piores níveis de bem-estar psicológico devido a uma combinação de exigências físicas e sofrimento psicológico prolongado, podendo também haver sentimento de perda antecipada (REZENDE, 2016). É inevitável que sentimentos ruins perpassem pela vida dos cuidadores, muitas vezes estes tornam-se extensão do outro, as dores, angústias e sofrimentos recaem sobre estes.

6.3.11. Sobre a esfera lazer

Na esfera do lazer, deveria ser considerado o tempo destinado a fazer aquilo que lhe trazia prazer, satisfação com as atividades de lazer, formas de relaxar e divertir-se. De acordo com a Associação Americana de Terapia Ocupacional (AOTA, 2008), no lazer é considerada toda atividade não obrigatória que é intrinsecamente motivada e desenvolvida durante o tempo livre, ou seja, tempo livre das ocupações obrigatórias, tais como o trabalho, o autocuidado ou o sono.

Das 20 pessoas entrevistadas, 8 pessoas (40%) atribuíram 1 como resposta, 4 (20%) responderam 5 como nota de seu lazer, 2 (10%) deram nota 2; as notas 3, 4, 6, 7, 8 e 10 foram classificadas por 1 pessoa (5%) cada. Com isso, a média aritmética correspondente ao lazer como uma das esferas da roda da vida foi 3,5.

Os participantes que responderam com nota superior a 6 afirmaram que fazem coisas que lembrem o familiar internado, houve um participante que deu nota máxima ao seu lazer por estar ao lado de sua esposa, mesmo ela estando internada, ficar lá era seu lazer porque era prazeroso, se estivesse em casa que seria ruim, como pode-se observar:

> *"Meu lazer... ta bom... porque eu to do lado dela nela, lutando junto com ela ... considero bom ... pior seria se ela tivesse ai e eu tivesse distante sem poder vir... sem poder ver ela..." (Antônio).*

De acordo com Batista (2012), em relação às atividades de lazer, estas são definidas como atividades não-obrigatórias, de interesse e desejo do indivíduo, escolhidas livremente, e para as quais se sente motivado. Então, isto explica a opção feita por Antônio, de preferir estar como cuidador de sua esposa no hospital.

Sabe-se que as atividades prazerosas dos cuidadores neste período de vida que enfrentam reduzem quase totalmente, muitas perdem o sentido por não terem ao seu lado aquela pessoa importante na qual vivenciavam todos os momentos do dia juntos. Já outras, fazem questão de realizar determinada atividade por lembrar-se da pessoa doente que se encontra internada, fato este que muito se repete quando o ente querido falece.

Os participantes que responderam com nota inferior a 6, afirmaram que no momento não têm nenhum lazer, que não é momento para isto, e que nem teriam tempo também, confirmado em pesquisa realizada por Melo *et al.,* (2009) onde os cuidadores realizam cuidados pesados e específicos, além dos domésticos; sentindo dor no corpo e realizando poucas atividades de lazer. Como é comprovado a partir das falas destes cuidadores:

> *"Meu lazer? Não... meu lazer deixa pra depois... não tá pior porque apesar de eu tá aqui eu me distraio um pouquinho ne... ele sorri, interage com a gente..." (Raimunda).*

E sendo mais uma perda, dentre tantas sofridas pelos cuidadores, o lazer dos cuidadores é prejudicado, esquecido, deixado para segundo plano, um outro momento, quem sabe uma outra oportunidade, sugere-se que estes cuidadores veem como momento inoportuno, talvez falta de respeito com quem está doente e sem possibilidades de também poder usufruir de momentos prazerosos.

Bifulco e Caponero (2016) afirmam que é importante para o cuidador ter um momento para si, precisa conviver com algo fora do contexto da doença, e que seja motivo de prazer e alegria.

Sendo assim, pode-se afirmar que o cuidador é um doente em potencial, a partir do momento em que se tornam cuidadores é como se passassem a viver em um outro mundo, onde precisam adequar-se, reorganizar-se, reconhecer-se com uma nova identidade. Aquela pessoa que antes era conhecida como a moça que trabalha em um escritório agora passa a ser a moça que é cuidadora de um familiar que se encontra internado, por exemplo, e como se sabe, o momento de lazer proporciona o redirecionamento da atenção, pelo menos por um momento, para outro foco, sem isso, é grande a possibilidade de estresse, sentimento de impotência, depressão.

6.4 CONSIDERAÇÕES FINAIS

O estudo permitiu compreender o repertório de atividades, as quais demonstram que importantes atividades da vida do ser humano ficam prejudicadas, como o lazer, que apresentou o menor índice de todas as dez esferas, e por outro lado nos leva à reflexão de que este momento que vivem favorece o relacionamento familiar.

Foi possível observar que a vida de um cuidador fica condicionada a este cuidar, há impactos muito significantes no cotidiano destas famílias, e principalmente, deste familiar que se tornou cuidador, como a perda do emprego, perda de relacionamentos sociais, dificuldade em dar atenção ao relacionamento íntimo, além dos impactos emocionais e físicos que afetam diretamente esses cuidadores.

O instrumento favorece a autorreflexão a respeito desses diversos campos, o contato com o aqui e agora e a tomada de posição a respeito de possíveis mudanças a serem realizadas com o objetivo de melhor adaptação a esse momento. A forma gráfica de apresentação estimula o processo auto avaliativo e amplia percepções a respeito de como se encontra o cuidador no momento presente.

Ocupar-se da pessoa em cuidados paliativos, exercendo a função de cuidador principal, implica em alterações no viver podendo resultar em adoecimento ao cuidador. Sugere-se e estimula-se a necessidade de cuidados ao cuidador.

REFERÊNCIAS

AITKEN, Eleny Vassão de Paula. *Um dia de cada vez.* São Paulo: Cultura Cristã, 2014.

ARAÚJO, Laís Záu Serpa *et al.* Cuidador principal de paciente oncológico fora de possibilidade de cura, repercussões deste encargo. *Rev. Bras. Enfermagem,* São Paulo, v.62, p. 32-37, 2009.

AMERICAN OCCUPATIONAL THERAPY ASSOCIATION. Occupational therapy practice framework: Domain and process (2nd ed.). *American Journal of Occupational Therapy*, 62, 625–683. http:// dx.doi.org/10.5014/ajot.62.6.625, 2008.

BARBOSA, Marcela Flávia Lopes *et al.* Qualidade de vida dos cuidadores de idosos físicos dependentes: um estudo de enfermagem. *Revista Portal de Divulgação,* São Paulo, n.46,2015.

BATISTA, Marina Picazzio Perez et al. Repercussões do papel de cuidador nas atividades de lazer de cuidadores informais de idosos dependentes. *Rev. Ter. Ocup. Univ. São Paulo*, São Paulo, v. 23, n. 2, p. 186-192, maio/ago. 2012.

BIFULCO, Vera Anita; CAPONERO, Ricardo. *Cuidados Paliativos:* conversas sobre a vida e a morte na saúde. Barueri: Manole, 2016.

BORGES, Eliana Lourenço et al. Sobrecarga do cuidador familiar: a sobrecarga de cuidar de pacientes com câncer de pulmão, de acordo com o estágio do câncer e a qualidade de vida do paciente. *J Bras. Pneumol.* Brasília, v. 43, n. 1, 2017.

CEZANA, Amanda Recepute et al. Perfil dos cuidadores familiares de pacientes acamados assistidos por um serviço de assistência domiciliar. *Revista Brasileira de Pesquisa em Saúde.* Vitória, Espírito Santo, v. 13, n. 2, p. 43-48, 2011.

DAL-FARRA, Rossano André; LOPES, Paulo Tadeu Campos. Métodos mistos de pesquisa em educação: pressupostos teóricos. *Nuances:* estudos sobre Educação, Presidente Prudente, São Paulo, v. 24, n. 3, p. 67-80, 2013.

DE CARLO, Marysia Mara Rodrigues do Prado. *Terapia Ocupacional em Cuidados Paliativos*. Ribeirão Preto: USP, 2009.

FERREIRA, Dharah Puck Cordeiro; CORIOLANO, Maria das Graças Wanderley de Sales; LINS, Carla Cabral dos Santos Accioly. A perspectiva do cuidador da pessoa com Parkinson: revisão integrativa. *Rev. Bras. Geriatr. Gerontol.* Rio de Janeiro, v. 20, n. 1, 2017.

FONSECA, João Vicente César; REBELO, Teresa. Necessidades de cuidados de enfermagem do cuidador da pessoa sob cuidados paliativos. *Revista Brasileira de Enfermagem*, São Paulo, v. 64, n. 1, p. 180-184, 2011.

GALRIÇA NETO, Isabel. A conferência familiar como instrumento de apoio à família em cuidados paliativos. *Rev. Port. Clin. Geral.*, n. 19, p. 68-74, 2003.

INSTITUTO NACIONAL DE CÂNCER. *O que é o câncer?* 2013. Disponível em: http://www1.inca.gov.br/conteudo_view.asp?id=322. Acesso em: 20 ago. 2020.

MAGALHÃES, Lilian. Ocupação e atividade: tendências e tensões conceituais na literatura anglófona da Terapia Ocupacional e da ciência ocupacional. *Cadernos de Terapia Ocupacional da UFSCar,* São Carlos, v. 21, n. 2, p. 255-263, 2013.

MAIS EQUILÍBRIO. *Roda da Vida.* s/d. Disponível em: http://www.maisequilibrio. com.br/bem-estar/roda-da-vida-7-1-6-656.html. Acesso em: 20 ago. 2020.

MARCHI, Andressa Pereira Lima, *Desempenho ocupacional e habilidades sociais de cuidadores:* grupo de suporte com foco educativo. Curitiba: UFPR, 2012.

DE MELO, Thaisa Mara; RODRIGUES, Inês Gimenes; SCHMIDT, Denise Rodrigues Costa. Caracterização dos cuidadores de pacientes em cuidados paliativos no domicílio. *Revista Brasileira de Cancerologia,* Distrito Federal, v. 55, n. 4, p. 365-374, 2009.

MENEGUIN, Silmara; RIBEIRO, Rafaela. Dificuldades de cuidadores de pacientes em cuidados paliativos na estratégia da saúde da família. *Texto & Contexto--Enfermagem,* São Paulo, v. 25, n. 1, 2016.

MENEZES, Afonso Henrique Novaes *et al. Cuidado e angústia*: análise das implicações emocionais em cuidadores familiares de pacientes com câncer. Universidade Federal do Vale do São Francisco, 2007.

MINAYO, Maria Cecília de Souza. *O Desafio do Conhecimento:* pesquisa qualitativa em saúde. 13. ed. São Paulo: Hucitec, 2013.

MÓL, Gerson de Souza. Pesquisa qualitativa em ensino de química. *Revista Pesquisa Qualitativa,* São Paulo (SP), v. 5, n. 9, 2017.

OLIVEIRA, Rafaela Azevedo Abrantes *et al.* Tensão do papel de cuidador principal diante do cuidado prestado a crianças com câncer. *Revista Cubana de Enfermería.* Cuba, v.31, n. 2, 2015.

ORGANIZAÇÃO MUNDIAL DA SAÚDE (OMS), *Câncer.* 2002. Disponível em: http://www.who.int/mediacentre/factsheets/fs297/en/.

REZENDE, Gabriela. Sobrecarga de cuidadores de pessoas em cuidados paliativos. *Medicina,* Ribeirão Preto, v. 49, n. 4, p. 344-354, 2016.

REZENDE, G.; ABREU, C.B.B. Condições de envelhecimento e cuidadores de idosos em contextos hospitalares e cuidados paliativos. *In:* DE CARLO, M. M. P; KUDO, A. M. *Terapia Ocupacional em contextos hospitalares e cuidados paliativos.* São Paulo: Editora Payá, 2018.

SAMPIERI, R. H.; COLLADO, C. F.; LUCIO, M. P. B. *Metodologia de Pesquisa.* 5 ed. Porto Alegre: Penso Editora, 2013.

SAPORETTI, Luís Alberto. Espiritualidade em cuidados paliativos. *In:* SANTOS, F.S. *Cuidados Paliativos:* discutindo a vida, a morte e o morrer. São Paulo: Ed. Atheneu, 2009.

SILVA, Shirley de Souza; AQUINO, Thiago Antônio Avellar de; SANTOS, Roberta Montenegro dos. O paciente com câncer: cognições e emoções a partir do diagnóstico. *Rev. bras.ter. cogn.,* Rio de Janeiro, v. 4, n. 2, p. 73-89, dez. 2008.

SILVA, Ana Cristina Cardoso da. *Diferentes Intervenções de Terapia Ocupacional em Cuidados Paliativos*: Revisão Sistemática de Literatura. Ribeirão Preto: USP, 2013.

SILVEIRA, T. M.; CALDAS, C. P.; CARNEIRO, T. F. Cuidando de idosos altamente dependentes na comunidade: um estudo sobre cuidadores familiares principias. *Cad. Saúde Pública,* Rio de Janeiro, v. 22, n.8, p. 1629-1638, 2006.

SOUZA, L. R. Sobrecarga no cuidado, estresse e impacto na qualidade de vida de cuidadores domiciliares assistidos na atenção básica. *Cad. Saúde Colet.,* Rio de Janeiro, v. 23, n. 2, 2015.

VALENTINI, I. B.; ZIMMERMANN, N.; FONSECA, R. P. Ocorrência de depressão e ansiedade em cuidadores primários de indivíduos com demência tipo Alzheimer: estudos de casos. *Estud. interdiscipl. envelhec.,* Porto Alegre, v. 15, n. 2, p. 197-217, 2010.

VIANNA, M. L.; SOUZA, W. Qualidade de vida em cuidadores de pacientes em cuidados paliativos. *In:* Jornada de Estudo e Pesquisa em Bioetica. *Anais* [...]. Pontifícia Universidade Católica do Paraná, Curitiba, 2014.

SOBRE OS AUTORES

Airle Miranda de Souza

Doutor em Ciências Médicas pela Universidade Estadual de Campinas, pós-graduada em Logoterapia e Análise Existencial pela Associação Portuguesa de Logoterapia -APL instituição credenciada pelo Viktor Frankl Institute, mestrado em Saúde Mental pela Universidade Estadual de Campinas, formação para Orientação do Desenvolvimento Humano pela Fundação Argentina de Logoterapia, de Psicólogo pela União das Escolas Superiores do Pará. Prof. Titular da Universidade Federal do Pará, com ênfase em prevenção e Intervenção psicológica: logoterapia e análise existencial, processos de luto, cuidados paliativos, sentidos do amor no ato de cuidar, intervenções nas crises e emergências e educação para vida e morte.

Orcid: 0000-0001-9478-6865

Aline Bittencourt Fernandes da Silva

Possui graduação em comunicação social pela Universidade Estácio de Sá (2004). MBA em Marketing, foi docente da Universidade Anhanguera, é consultoria para o sucesso e responsável pelo Marketing do ISAFAC.

Orcid: 0000-0003-1916-1982

Aline da Cruz Cavalcante de Pinho

Terapeuta Ocupacional graduada pela Universidade do Estado do Pará – UEPA (2015). Mestra em Psicologia pela Universidade Federal do Pará (UFPA). Especialização pelo Programa de Residência Multiprofissional em Oncologia com ênfase em Cuidados Paliativos no Hospital Ophir Loyola – HOL (2018). Especialização em Arteterapia na Faculdade Integrada Brasil Amazônia – FIBRA (2018). Docente do curso de Terapia Ocupacional da Universidade Federal do Pará – UFPA. Possui experiência teórica e prática nas áreas do contexto Hospitalar, Oncologia, Cuidados Paliativos, Arteterapia, Reabilitação física e Tecnologia Assistiva.

Orcid: 000-0002-6750-5893

Angela Maria Bittencourt Fernandes da Silva

Terapeuta Ocupacional pela Escola de Reabilitação do Rio de Janeiro, mestrado e doutorado em Clínica Médica pela UFRJ, pós-doutoramento pela Unirio. Colaborador no Programa de Pós-Graduação em Clínica Médica da UFRJ e do Mestrado Profissional em Ciência e Tecnologia de Alimentos do IFRJ, coordenador do Comitê de Ética e Pesquisa. Experiência profissional com ênfase em Pneumologia, Mulheres e Relações de Gênero; Educação, inclusão e violência escolar, Economia Criativa, geração de renda e Empreendimentos Econômicos Solidários; Redução das Desigualdades Sociais e Inovação para Inclusão Social – tecnologias sociais. Líder dos Grupos de Pesquisa do CNPq.

Orcid: 0000-0003-1917-2294

Claudia Donelate

Possui graduação em Administração pela Universidade Gama Filho (1990) e Especialização em Gestão de Recursos Humanos pela Universidade Cândido Mendes (2004). Membro do Comitê de Ética em Pesquisa e do Núcleo de Pesquisa em Gênero e Tecnologias Sociais do Instituto Federal do Rio de Janeiro. Tem experiência na área de Gestão Acadêmica, Pesquisa e Desenvolvimento, com ênfase em gerenciamento de projetos.

Orcid: 0000-0003-3591-5203

Elisa Cressioni Martini

Terapeuta Ocupacional, especialista em Atividades da Vida diária e Integração Sensorial. Coordenadora do curso de pós-graduação em Integração Sensorial do Instituto Superior da Associação Fluminense de Amparo aos Cegos – ISAFAC.

Orcid: 0009-0000-3256-9187

Joyce Chaves da Silva Araújo

Terapeuta Ocupacional, mestre em Ciência pela Universidade Federal do Estado do Rio de Janeiro.

Orcid: 0000-0002-2832-2509

Julia da Silva Leal Tavares

Possui graduação em Terapia Ocupacional pelo Instituto Federal de Educação, Ciência e Tecnologia do Rio de Janeiro (2022). É terapeuta ocupacional – Clínica Multiverso e Espaço Terapêutico Multidisciplinar SER. Tem experiência na área da infância, com ênfase em Transtorno do Espectro Autista, atuando principalmente nos seguintes temas: terapia ocupacional, sexualidade, saúde mental, infância e autismo.

Orcid: 0000-0003-2700-7504

Karina Lois Pereira

Graduação em Terapia Ocupacional pelo IFRJ, especialização em Saúde Pública na Escola Nacional de saúde Pública, na Fiocruz. Trabalhou no Centro de Apoio ao Deficiente Visual de São Gonçalo por sete meses, onde desempenhou atividades pertinentes à Orientação e Mobilidade e Atividades de Vida Diária. Atuou como acadêmica bolsista na Associação Brasileira Beneficente de Reabilitação nos setores de: Atividades de Vida Diária, Órteses e Adaptações, e Terapia Ocupacional Geral. Ainda como acadêmica bolsista, atuou no Hospital Estadual Adão Pereira Nunes, onde obteve experiência na área de ortopedia e pediatria. Tem experiência na área de reabilitação visual, reabilitação física e reabilitação intelectual.

Lattes: 3569063657185765

Lídia Ferreira de Oliveira Machado

Terapeuta Ocupacional, pós-graduada em Psicomotricidade pelo IBMR e pós-graduada pelo Programa de Residência multiprofissional em Saúde do HUCFF na área de Terapia Ocupacional em clínica médica. Experiência na área da infância, com ênfase em Transtorno do Espectro Autista, atuando principalmente nos seguintes temas: terapia ocupacional, sexualidade, saúde mental, infância e autismo.

Orcid: 0000-0002-8716-853X

Marcia Karolyne Garcia de Quadros

Terapeuta Ocupacional. Experiência na área da infância, com ênfase em Transtorno do Espectro Autista, atuando principalmente nos seguintes temas: terapia ocupacional, sexualidade, saúde mental, infância e autismo.

Orcid: 0000-0003-0999-8527

Míriam Barrozo de Almeida

Tem experiência na área de saúde, atuando principalmente nos seguintes temas: estado mental e cognição do idoso. Terapeuta Ocupacional do Ministério da Justiça e Segurança Pública.

Orcid: 0000-0003-3179-5259

Monique da Silva Vasconcellos Dias

Possui graduação em Terapia Ocupacional pelo Instituto Federal de Educação, Ciência e Tecnologia do Rio de Janeiro (2022). É coordenadora de terapia ocupacional do Studio Sensorial, clínica de referência, onde é estruturada e organizada a base sensorial. Tem experiência na área da infância, com ênfase em Transtorno do Espectro Autista, atuando principalmente nos seguintes temas: terapia ocupacional, infância, autismo e integração sensorial.

Orcid: 0009-0009-2885-7878

Noelle Pedroza Silva

Possui graduação em Terapia Ocupacional pelo Instituto Federal de Educação, Ciência e Tecnologia do Rio de Janeiro (2016) e mestrado em Clínica Médica pela Universidade Federal do Rio de Janeiro (2022). Formação em Técnico em enfermagem pelo curso técnico profissionalizante da Faculdade Bezerra de Araújo (2009). Tem experiência na área de Terapia Ocupacional em atendimento domiciliar, educação básica e pesquisa.

Orcid: 0000-0001-8890-0780

Samara Cristina Rosa de Lima

Terapeuta Ocupacional da Secretaria Estadual de Saúde do Rio de Janeiro.

Orcid: 0000-0001-7244-0097

Thauana dos Santos Fernandes

Terapeuta Ocupacional, mestre em Ciência pela Universidade Federal do Rio de Janeiro. Experiência na área da infância, com ênfase em Transtorno do Espectro Autista, atuando principalmente nos seguintes temas: terapia ocupacional, sexualidade, saúde mental, infância e autismo.

Orcid: 0000-0002-7560-4701

Thaynan da Silva Santos

Graduado em Terapia Ocupacional do Instituto Federal do Rio de Janeiro. Tem experiência na área de Fisioterapia e Terapia Ocupacional.

Orcid: 0000-0002-6230-0717

Thiago Vinicius Bittencourt

Tem experiência na área de Fisioterapia e Terapia Ocupacional, com ênfase em Fisioterapia e Terapia Ocupacional.

Orcid: 0009-0006-6685-7295

Vanessa do Socorro Mendes da Silva

Terapeuta Ocupacional, pós-graduada em Psicomotricidade, com certificação internacional na Abordagem de Integração Sensorial da Ayres. Atua no contexto hospitalar nas clínicas de cuidados paliativos oncológicos e oncologia clínica do Hospital Ophir Loyola-PA, bem como em neuropediatria com expertise em deficiências, e transtornos do desenvolvimento.

Orcid: 0000-0002-6765-0679

Victor Augusto Cavaleiro Corrêa

Graduado em Terapia Ocupacional pela Universidade do Estado do Pará. Doutor em Doenças Tropicais pelo Núcleo de Medicina Tropical e mestre em Psicologia da UFPA. Possui Especialização em Saúde da Família pela UEPA e Aperfeiçoamento em Ciência da Ocupação pela Escola de Terapia Ocupacional do Chile. Docente da Faculdade de Fisioterapia e Terapia Ocupacional do Instituto de Ciências da Saúde da UFPA. Professor do Programa de Pós-Graduação em Psicologia da UFPA Pesquisador dos Grupos de Pesquisa Grupo de Estudos sobre o Luto e Saúde e Terapia Ocupacional e Ciência Ocupacional.

Orcid: 0000-0003-0133-7927